JN057230

新 訂 版

看護医学用語 の 読み方と意味

第3版

監修

山口 瑞穂子

元・茨城キリスト教大学看護学部教授

サイオ出版

まえがき

保健医療の進歩は目覚ましく、その一端を担う看護を取り巻く環境も日々変化しています。常に新しい学習を積み重ねていかなければ、専門職としてその役割を遂行することが難しいのが現状です。また、現在の看護実践の場において重視されているのは、科学的思考を基盤にし、論理的に看護を実践する能力です。そのためには看護の基本的な学習を積んでいかなければなりません。

学習の基本は、看護・医学の専門用語の理解から始めていきます。しかし、初学者である看護学生は、意欲的に授業に参加しようとしても聞き慣れない専門用語ばかりで、その意味がわからなければ講義の内容を理解することはできません。

本書は、看護学を学ぶ人たちが最初に手にとる看護・医学用語集として、1963（昭和38）年に初版が発行されてました。初学者である看護学生にとって手ごろな看護・医学用語集として好評を博し、何回かの改訂を積み重ねながら、看護をめざす新入生たちの用語理解のパートナーとして、愛読されてきました。

看護の学習において必要と思われる基本的な看護・医学用語を収載し、読み方と簡潔な解説が加えられています。内容構成として、初学者の学習に便利になるように、項目は分野別の50音順に並べています。さらに他の分野で疑問を感じた場合でもすぐに引けるように索引を掲載し、索引項目についてもふりがなをつけてあります。また、略語、頻用カタカナ用語、難読漢字・難読病名についても掲載しています。

今回の改訂では全面的な見直しを図るとともに、最新の用語についてもできるだけ掲載しました。

常に本書を手元に置き、基本的な知識をくり返し確認し、確かなものとしたうえで専門的な知識を身につけてほしいと思います。

2022年12月

山口瑞穂子

CONTENTS

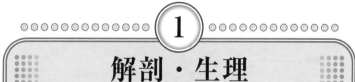

解剖・生理

●細胞の構造●

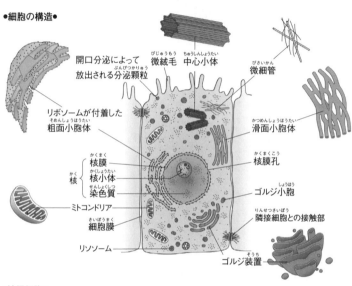

開口分泌によって放出される分泌顆粒

微絨毛 中心小体 微細管

リボソームが付着した粗面小胞体

滑面小胞体

核膜
核 核小体
染色質

核膜孔

ゴルジ小胞

ミトコンドリア

細胞膜

隣接細胞との接触部

リソソーム

ゴルジ装置

●神経細胞●

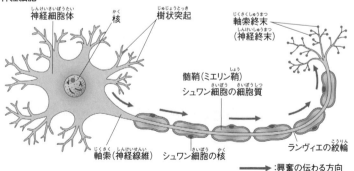

神経細胞体 核 樹状突起

軸索終末（神経終末）

髄鞘（ミエリン鞘）
シュワン細胞の細胞質

軸索（神経線維） シュワン細胞の核

ランヴィエの絞輪

━━━➤：興奮の伝わる方向

図1-1 細胞の構造、神経細胞

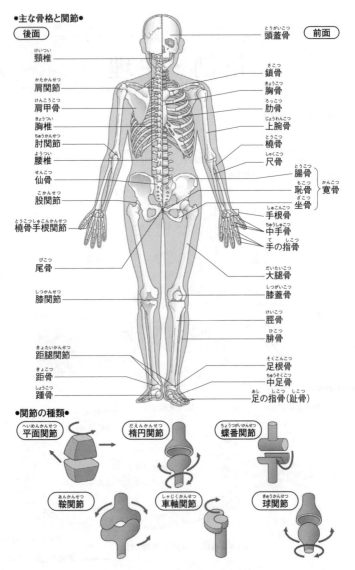

●主な骨格と関節●

後面　　　　　　　　　　　　　前面

とうがいこつ
頭蓋骨

けいつい
頸椎

かたかんせつ
肩関節

さこつ
鎖骨

きょうこつ
胸骨

けんこうこつ
肩甲骨

ろっこつ
肋骨

きょうつい
胸椎

じょうわんこつ
上腕骨

ちゅうかんせつ
肘関節

とうこつ
橈骨

ようつい
腰椎

しゃくこつ
尺骨

せんこつ
仙骨

とうこつ
腸骨

ちこつ
恥骨

かんこつ
寛骨

こかんせつ
股関節

ざこつ
坐骨

とうこつしゅこんかんせつ
橈骨手根関節

しゅこんこつ
手根骨

ちゅうしゅこつ
中手骨

て　　ゆびこつ
手の指骨

びこつ
尾骨

だいたいこつ
大腿骨

しつかんせつ
膝関節

しつがいこつ
膝蓋骨

けいこつ
脛骨

ひこつ
腓骨

きょたいかんせつ
距腿関節

そくこんこつ
足根骨

きょこつ
距骨

ちゅうそくこつ
中足骨

しょうこつ
踵骨

あし　　しこつ　しこつ
足の指骨（趾骨）

●関節の種類●

へいめんかんせつ
平面関節

だえんかんせつ
楕円関節

ちょうつがいかんせつ
蝶番関節

あんかんせつ
鞍関節

しゃじくかんせつ
車軸関節

きゅうかんせつ
球関節

図1-2　主な骨格と関節、関節の種類

8

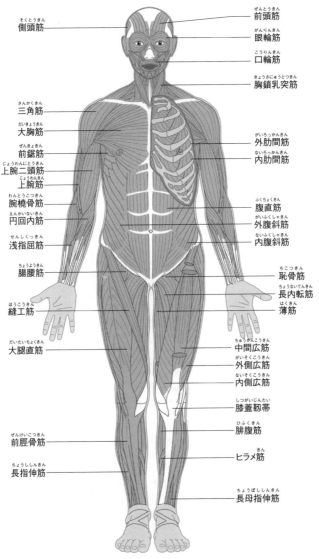

側頭筋（そくとうきん）
前頭筋（ぜんとうきん）
眼輪筋（がんりんきん）
口輪筋（こうりんきん）
胸鎖乳突筋（きょうさにゅうとつきん）
三角筋（さんかくきん）
大胸筋（だいきょうきん）
外肋間筋（がいろっかんきん）
前鋸筋（ぜんきょきん）
内肋間筋（ないろっかんきん）
上腕二頭筋（じょうわんにとうきん）
上腕筋（じょうわんきん）
腕橈骨筋（わんとうこつきん）
腹直筋（ふくちょくきん）
円回内筋（えんかいないきん）
外腹斜筋（がいふくしゃきん）
浅指屈筋（せんしくっきん）
内腹斜筋（ないふくしゃきん）
腸腰筋（ちょうようきん）
恥骨筋（ちこつきん）
長内転筋（ちょうないてんきん）
縫工筋（ほうこうきん）
薄筋（はくきん）
大腿直筋（だいたいちょくきん）
中間広筋（ちゅうかんこうきん）
外側広筋（がいそくこうきん）
内側広筋（ないそくこうきん）
膝蓋靱帯（しつがいじんたい）
腓腹筋（ひふくきん）
前脛骨筋（ぜんけいこつきん）
ヒラメ筋（きん）
長指伸筋（ちょうししんきん）
長母指伸筋（ちょうぼししんきん）

図1-3　主な筋（前面）

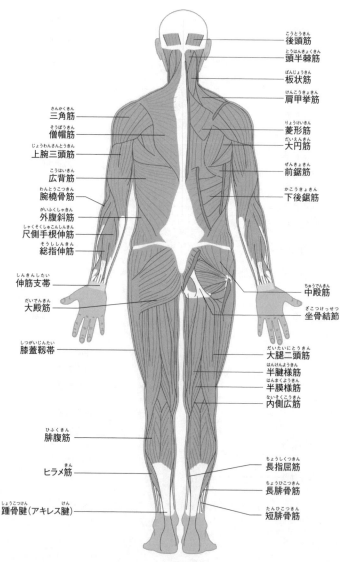

後頭筋（こうとうきん）
頭半棘筋（とうはんきょくきん）
板状筋（ばんじょうきん）
肩甲挙筋（けんこうきょきん）
三角筋（さんかくきん）
僧帽筋（そうぼうきん）
上腕三頭筋（じょうわんさんとうきん）
広背筋（こうはいきん）
腕橈骨筋（わんとうこつきん）
外腹斜筋（がいふくしゃきん）
尺側手根伸筋（しゃくそくしゅこんしんきん）
総指伸筋（そうししんきん）
伸筋支帯（しんきんしたい）
大殿筋（だいでんきん）
膝蓋靱帯（しつがいじんたい）
腓腹筋（ひふくきん）
ヒラメ筋（きん）
踵骨腱（アキレス腱）（しょうこつけん）（けん）
菱形筋（りょうけいきん）
大円筋（だいえんきん）
前鋸筋（ぜんきょきん）
下後鋸筋（かこうきょきん）
中殿筋（ちゅうでんきん）
坐骨結節（ざこつけっせつ）
大腿二頭筋（だいたいにとうきん）
半腱様筋（はんけんようきん）
半膜様筋（はんまくようきん）
内側広筋（ないそくこうきん）
長指屈筋（ちょうしくつきん）
長腓骨筋（ちょうひこつきん）
短腓骨筋（たんひこつきん）

図1-4　主な筋（後面）

●主な静脈●

●主な動脈●

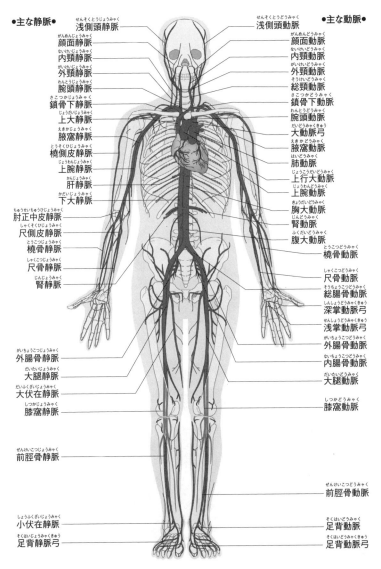

浅側頭静脈（せんそくとうじょうみゃく）
顔面静脈（がんめんじょうみゃく）
内頸静脈（ないけいじょうみゃく）
外頸静脈（がいけいじょうみゃく）
腕頭静脈（わんとうじょうみゃく）
鎖骨下静脈（さこつかじょうみゃく）
上大静脈（じょうだいじょうみゃく）
腋窩静脈（えきかじょうみゃく）
橈側皮静脈（とうそくひじょうみゃく）
上腕静脈（じょうわんじょうみゃく）
肝静脈（かんじょうみゃく）
下大静脈（かだいじょうみゃく）
肘正中皮静脈（ちゅうせいちゅうひじょうみゃく）
尺側皮静脈（しゃくそくひじょうみゃく）
橈骨静脈（とうこつじょうみゃく）
尺骨静脈（しゃくこつじょうみゃく）
腎静脈（じんじょうみゃく）
外腸骨静脈（がいちょうこつじょうみゃく）
大腿静脈（だいたいじょうみゃく）
大伏在静脈（だいふくざいじょうみゃく）
膝窩静脈（しつかじょうみゃく）
前脛骨静脈（ぜんけいこつじょうみゃく）
小伏在静脈（しょうふくざいじょうみゃく）
足背静脈弓（そくはいじょうみゃくきゅう）

浅側頭動脈（せんそくとうどうみゃく）
顔面動脈（がんめんどうみゃく）
内頸動脈（ないけいどうみゃく）
外頸動脈（がいけいどうみゃく）
総頸動脈（そうけいどうみゃく）
鎖骨下動脈（さこつかどうみゃく）
腕頭動脈（わんとうどうみゃく）
大動脈弓（だいどうみゃくきゅう）
腋窩動脈（えきかどうみゃく）
肺動脈（はいどうみゃく）
上行大動脈（じょうこうだいどうみゃく）
上腕動脈（じょうわんどうみゃく）
胸大動脈（きょうだいどうみゃく）
腎動脈（じんどうみゃく）
腹大動脈（ふくだいどうみゃく）
橈骨動脈（とうこつどうみゃく）
尺骨動脈（しゃくこつどうみゃく）
総腸骨動脈（そうちょうこつどうみゃく）
深掌動脈弓（しんしょうどうみゃくきゅう）
浅掌動脈弓（せんしょうどうみゃくきゅう）
外腸骨動脈（がいちょうこつどうみゃく）
内腸骨動脈（ないちょうこつどうみゃく）
大腿動脈（だいたいどうみゃく）
膝窩動脈（しつかどうみゃく）
前脛骨動脈（ぜんけいこつどうみゃく）
足背動脈（そくはいどうみゃく）
足背動脈弓（そくはいどうみゃくきゅう）

図1-5　主な血管

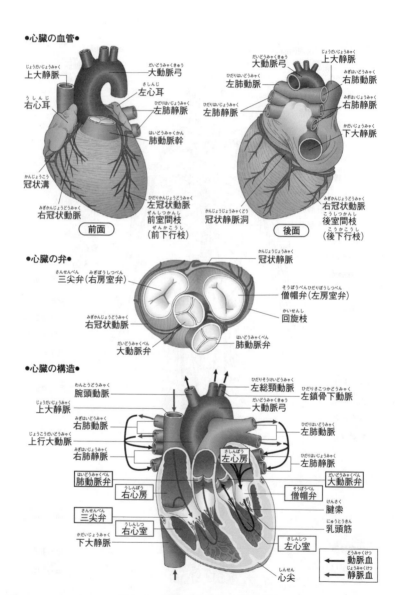

●心臓の血管●

じょうだいじょうみゃく
上大静脈

うしんじ
右心耳

だいどうみゃくきゅう
大動脈弓

さしんじ
左心耳

ひだりはいじょうみゃく
左肺静脈

はいどうみゃくかん
肺動脈幹

かんじょうこう
冠状溝

みぎかんじょうどうみゃく
右冠状動脈

ひだりかんじょうどうみゃく
左冠状動脈
ぜんしつかんし
前室間枝
（前下行枝）

前面

だいどうみゃくきゅう
大動脈弓

ひだりはいどうみゃく
左肺動脈

ひだりはいじょうみゃく
左肺静脈

かんじょうじょうみゃくどう
冠状静脈洞

じょうだいじょうみゃく
上大静脈

みぎはいどうみゃく
右肺動脈

みぎはいじょうみゃく
右肺静脈

かだいじょうみゃく
下大静脈

みぎかんじょうどうみゃく
右冠状動脈
こうしつかんし
後室間枝
（後下行枝）

後面

●心臓の弁●

さんせんべん　みぎぼうしつべん
三尖弁（右房室弁）

みぎかんじょうどうみゃく
右冠状動脈

だいどうみゃくべん
大動脈弁

かんじょうじょうみゃく
冠状静脈

そうぼうべんひだりぼうしつべん
僧帽弁（左房室弁）

かいせんし
回旋枝

はいどうみゃくべん
肺動脈弁

●心臓の構造●

わんとうどうみゃく
腕頭動脈

じょうだいじょうみゃく
上大静脈

じょうこうだいどうみゃく
上行大動脈

みぎはいどうみゃく
右肺動脈

みぎはいじょうみゃく
右肺静脈

はいどうみゃくべん
肺動脈弁
右心房

さんせんべん
三尖弁

かだいじょうみゃく
下大静脈
右心室

ひだりそうけいどうみゃく
左総頚動脈

ひだりさこつかどうみゃく
左鎖骨下動脈

だいどうみゃくきゅう
大動脈弓

ひだりはいどうみゃく
左肺動脈

さしんぼう
左心房

ひだりはいじょうみゃく
左肺静脈

だいどうみゃくべん
大動脈弁

そうぼうべん
僧帽弁

けんさく
腱索

にゅうとうきん
乳頭筋

さしんしつ
左心室

しんせん
心尖

どうみゃくけつ
動脈血

じょうみゃくけつ
静脈血

図1-6　心臓の血管と弁、心臓の構造

12

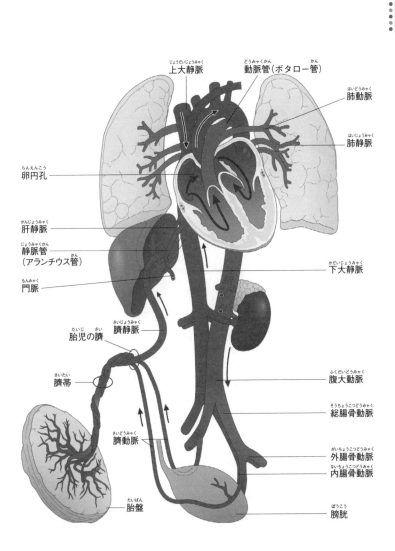

上大静脈 <small>じょうだいじょうみゃく</small>

動脈管（ボタロー管）<small>どうみゃくかん かん</small>

肺動脈 <small>はいどうみゃく</small>

肺静脈 <small>はいじょうみゃく</small>

卵円孔 <small>らんえんこう</small>

肝静脈 <small>かんじょうみゃく</small>

静脈管<small>じょうみゃくかん</small>
（アランチウス管）<small>かん</small>

門脈 <small>もんみゃく</small>

下大静脈 <small>かだいじょうみゃく</small>

胎児の臍 <small>たいじ さい</small>

臍静脈 <small>さいじょうみゃく</small>

臍帯 <small>さいたい</small>

腹大動脈 <small>ふくだいどうみゃく</small>

総腸骨動脈 <small>そうちょうこつどうみゃく</small>

臍動脈 <small>さいどうみゃく</small>

外腸骨動脈 <small>がいちょうこつどうみゃく</small>

内腸骨動脈 <small>ないちょうこつどうみゃく</small>

胎盤 <small>たいばん</small>

膀胱 <small>ぼうこう</small>

図1-7　胎児循環

13

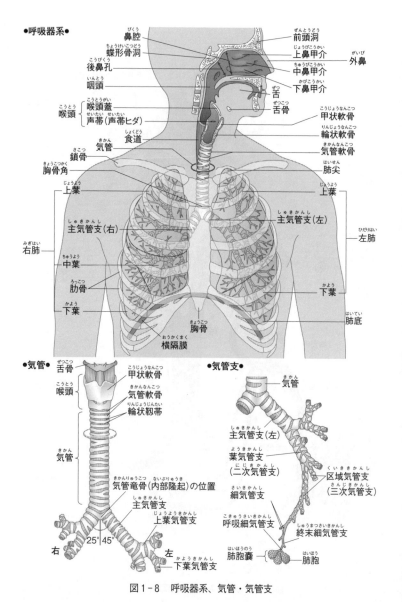

●呼吸器系●

鼻腔（びくう）
蝶形骨洞（ちょうけいこつどう）
後鼻孔（こうびこう）
咽頭（いんとう）
喉頭蓋（こうとうがい）
喉頭（こうとう）
声帯（声帯ヒダ）（せいたい）
食道（しょくどう）
気管（きかん）
鎖骨（さこつ）
胸骨角（きょうこつかく）
上葉（じょうよう）
主気管支（右）（しゅきかんし）
右肺（みぎはい）
中葉（ちゅうよう）
肋骨（ろっこつ）
下葉（かよう）
胸骨（きょうこつ）
横隔膜（おうかくまく）

前頭洞（ぜんとうどう）
上鼻甲介（じょうびこうかい）
外鼻（がいび）
中鼻甲介（ちゅうびこうかい）
下鼻甲介（かびこうかい）
舌（ぜつ）
舌骨（ぜっこつ）
甲状軟骨（こうじょうなんこつ）
輪状軟骨（りんじょうなんこつ）
気管軟骨（きかんなんこつ）
肺尖（はいせん）
上葉（じょうよう）
主気管支（左）（しゅきかんし）
左肺（ひだりはい）
下葉（かよう）
肺底（はいてい）

●気管●

舌骨（ぜっこつ）
喉頭（こうとう）
気管（きかん）
右

甲状軟骨（こうじょうなんこつ）
気管軟骨（きかんなんこつ）
輪状靭帯（りんじょうじんたい）
気管竜骨（内部隆起）の位置（きかんりゅうこつ（ないぶりゅうき）のいち）
主気管支（しゅきかんし）
上葉気管支（じょうようきかんし）
25°45°
左
下葉気管支（かようきかんし）

●気管支●

気管（きかん）
主気管支（左）（しゅきかんし）
葉気管支（二次気管支）（ようきかんし（にじきかんし））
区域気管支（三次気管支）（くいききかんし（さんじきかんし））
細気管支（さいきかんし）
呼吸細気管支（こきゅうさいきかんし）
終末細気管支（しゅうまつさいきかんし）
肺胞嚢（はいほうのう）
肺胞（はいほう）

図1-8　呼吸器系、気管・気管支

14

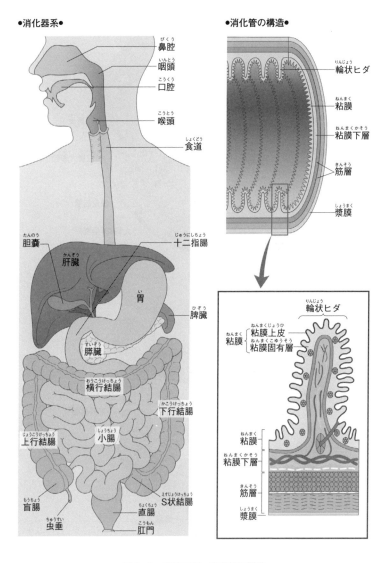

●消化器系●

- 鼻腔（びくう）
- 咽頭（いんとう）
- 口腔（こうくう）
- 喉頭（こうとう）
- 食道（しょくどう）
- 胆嚢（たんのう）
- 肝臓（かんぞう）
- 十二指腸（じゅうにしちょう）
- 胃（い）
- 脾臓（ひぞう）
- 膵臓（すいぞう）
- 横行結腸（おうこうけっちょう）
- 下行結腸（かこうけっちょう）
- 小腸（しょうちょう）
- 上行結腸（じょうこうけっちょう）
- 盲腸（もうちょう）
- 虫垂（ちゅうすい）
- S状結腸（えすじょうけっちょう）
- 直腸（ちょくちょう）
- 肛門（こうもん）

●消化管の構造●

- 輪状ヒダ（りんじょう）
- 粘膜（ねんまく）
- 粘膜下層（ねんまくかそう）
- 筋層（きんそう）
- 漿膜（しょうまく）

輪状ヒダ（りんじょう）
粘膜（ねんまく） 粘膜上皮（ねんまくじょうひ） 粘膜固有層（ねんまくこゆうそう）
粘膜（ねんまく）
粘膜下層（ねんまくかそう）
筋層（きんそう）
漿膜（しょうまく）

図1-9　消化器系、消化管の構造

●胃●

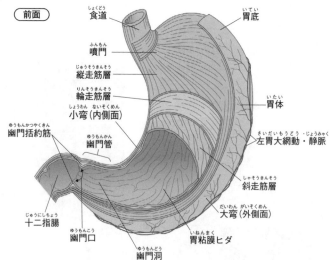

●胃●

前面

食道 (しょくどう)
噴門 (ふんもん)
縦走筋層 (じゅうそうきんそう)
輪走筋層 (りんそうきんそう)
小弯(内側面) (しょうわん ないそくめん)
幽門括約筋 (ゆうもんかつやくきん)
幽門管 (ゆうもんかん)
十二指腸 (じゅうにしちょう)
幽門口 (ゆうもんこう)
幽門洞 (ゆうもんどう)

胃底 (いてい)
胃体 (いたい)
左胃大網動・静脈 (さいだいもうどう・じょうみゃく)
斜走筋層 (しゃそうきんそう)
大弯(外側面) (だいわん がいそくめん)
胃粘膜ヒダ (いねんまく)

●大腸●

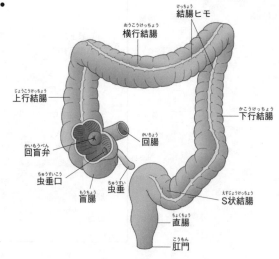

結腸ヒモ (けっちょう)
横行結腸 (おうこうけっちょう)
上行結腸 (じょうこうけっちょう)
回盲弁 (かいもうべん)
虫垂口 (ちゅうすいこう)
盲腸 (もうちょう)
虫垂 (ちゅうすい)
回腸 (かいちょう)
下行結腸 (かこうけっちょう)
S状結腸 (えすじょうけっちょう)
直腸 (ちょくちょう)
肛門 (こうもん)

図1-10　胃、大腸

●肝臓●

<u>前面</u>

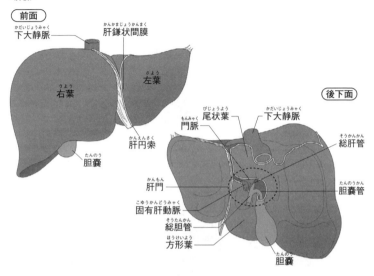

下大静脈 <small>かだいじょうみゃく</small>

肝鎌状間膜 <small>かんかまじょうかんまく</small>

左葉 <small>さよう</small>

右葉 <small>うよう</small>

肝円索 <small>かんえんさく</small>

胆嚢 <small>たんのう</small>

<u>後下面</u>

尾状葉 <small>びじょうよう</small>

門脈 <small>もんみゃく</small>

下大静脈 <small>かだいじょうみゃく</small>

総肝管 <small>そうかんかん</small>

肝門 <small>かんもん</small>

胆嚢管 <small>たんのうかん</small>

固有肝動脈 <small>こゆうかんどうみゃく</small>

総胆管 <small>そうたんかん</small>

方形葉 <small>ほうけいよう</small>

胆嚢 <small>たんのう</small>

●胆嚢・十二指腸・脾臓●

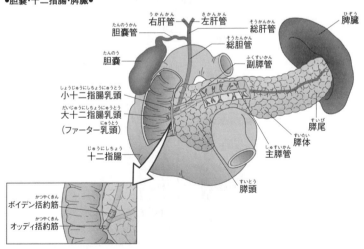

右肝管 <small>うかんかん</small>

左肝管 <small>さかんかん</small>

総肝管 <small>そうかんかん</small>

脾臓 <small>ひぞう</small>

胆嚢管 <small>たんのうかん</small>

総胆管 <small>そうたんかん</small>

胆嚢 <small>たんのう</small>

副膵管 <small>ふくすいかん</small>

小十二指腸乳頭 <small>しょうじゅうにしちょうにゅうとう</small>

大十二指腸乳頭（ファーター乳頭）<small>だいじゅうにしちょうにゅうとう（にゅうとう）</small>

膵尾 <small>すいび</small>

膵体 <small>すいたい</small>

十二指腸 <small>じゅうにしちょう</small>

主膵管 <small>しゅすいかん</small>

膵頭 <small>すいとう</small>

ボイデン括約筋 <small>かつやくきん</small>

オッディ括約筋 <small>かつやくきん</small>

図1-11　肝臓、胆嚢・十二指腸・脾臓

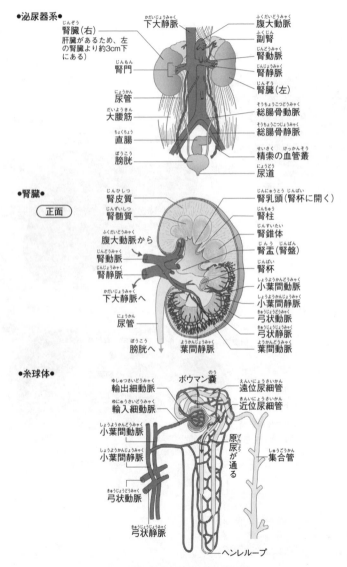

●泌尿器系●

腎臓（右）
肝臓があるため、左の腎臓より約3cm下にある）

下大静脈

腹大動脈

副腎

腎動脈

腎静脈

腎臓（左）

腎門

尿管

大腰筋

直腸

膀胱

総腸骨動脈

総腸骨静脈

精索の血管叢

尿道

●腎臓●

正面

腎皮質

腎髄質

腹大動脈から

腎動脈

腎静脈

下大静脈へ

尿管

膀胱へ

腎乳頭（腎杯に開く）

腎柱

腎錐体

腎盂（腎盤）

腎杯

小葉間動脈

小葉間静脈

弓状動脈

弓状静脈

葉間静脈

葉間動脈

●糸球体●

ボウマン嚢

輸出細動脈

輸入細動脈

小葉間動脈

小葉間静脈

弓状動脈

弓状静脈

遠位尿細管

近位尿細管

原尿が通る

集合管

ヘンレループ

図1-12　泌尿器系、腎臓、糸球体

●女性生殖器の全景●

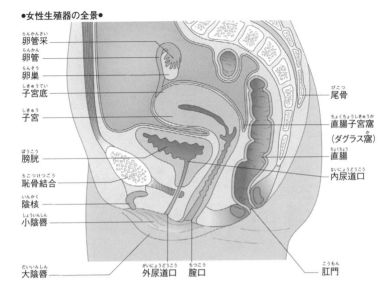

●子宮●

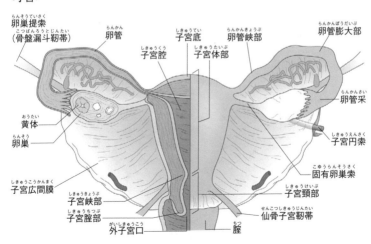

図1-13 女性生殖器の全景、子宮

●男性生殖器の全景●

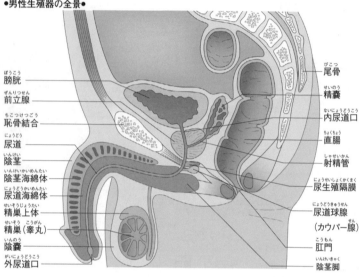

膀胱（ぼうこう）
前立腺（ぜんりつせん）
恥骨結合（ちこつけつごう）
尿道（にょうどう）
陰茎（いんけい）
陰茎海綿体（いんけいかいめんたい）
尿道海綿体（にょうどうかいめんたい）
精巣上体（せいそうじょうたい）
精巣（睾丸）（せいそう こうがん）
陰嚢（いんのう）
外尿道口（がいにょうどうこう）

尾骨（びこつ）
精嚢（せいのう）
内尿道口（ないにょうどうこう）
直腸（ちょくちょう）
射精管（しゃせいかん）
尿生殖隔膜（にょうせいしょくかくまく）
尿道球腺（にょうどうきゅうせん）（カウパー腺）
肛門（こうもん）
陰茎脚（いんけいきゃく）

●男性生殖器●

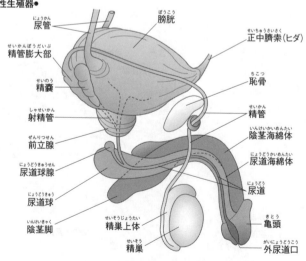

尿管（にょうかん）
精管膨大部（せいかんぼうだいぶ）
精嚢（せいのう）
射精管（しゃせいかん）
前立腺（ぜんりつせん）
尿道球腺（にょうどうきゅうせん）
尿道球（にょうどうきゅう）
陰茎脚（いんけいきゃく）
精巣上体（せいそうじょうたい）
精巣（せいそう）

膀胱（ぼうこう）
正中臍索(ヒダ)（せいちゅうさいさく）
恥骨（ちこつ）
精管（せいかん）
陰茎海綿体（いんけいかいめんたい）
尿道海綿体（にょうどうかいめんたい）
尿道（にょうどう）
亀頭（きとう）
外尿道口（がいにょうどうこう）

図1-14　男性生殖器の全景、男性生殖器

20

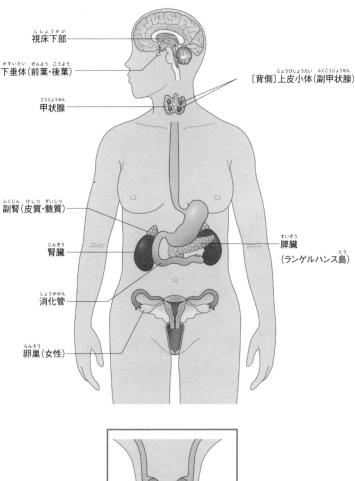

視床下部

下垂体（前葉・後葉）

甲状腺

〔背側〕上皮小体（副甲状腺）

副腎（皮質・髄質）

腎臓

膵臓
（ランゲルハンス島）

消化管

卵巣（女性）

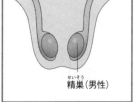

精巣（男性）

図1-15　内分泌系

●脳の構造●

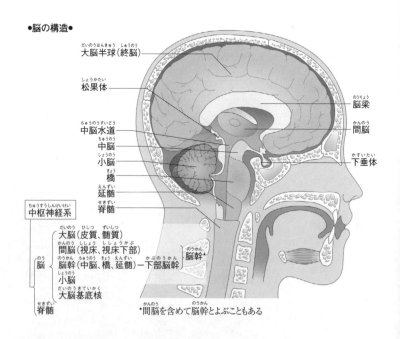

大脳半球（終脳）
だいのうはんきゅう しゅうのう

松果体
しょうかたい

脳梁
のうりょう

間脳
かんのう

中脳水道
ちゅうのうすいどう

中脳
ちゅうのう

小脳
しょうのう

橋
きょう

延髄
えんずい

脊髄
せきずい

下垂体
かすいたい

中枢神経系
ちゅうすうしんけいけい

脳
のう

大脳（皮質、髄質）
だいのう ひしつ ずいしつ

間脳（視床、視床下部）
かんのう ししょう ししょうかぶ

脳幹（中脳、橋、延髄）－下部脳幹
のうかん ちゅうのう きょう えんずい かぶのうかん

小脳
しょうのう

大脳基底核
だいのうきていかく

脳幹*
のうかん

脊髄
せきずい

*間脳を含めて脳幹とよぶこともある
かんのう のうかん

●大脳の区分（左半球）●

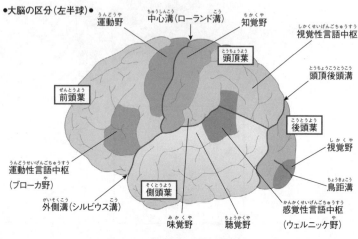

運動野
うんどうや

中心溝（ローランド溝）
ちゅうしんこう こう

知覚野
ちかくや

視覚性言語中枢
しかくせいげんごちゅうすう

頭頂葉
とうちょうよう

頭頂後頭溝
とうちょうこうとうこう

前頭葉
ぜんとうよう

後頭葉
こうとうよう

視覚野
しかくや

鳥距溝
ちょうきょこう

運動性言語中枢
うんどうせいげんごちゅうすう
（ブローカ野）
や

外側溝（シルビウス溝）
がいそくこう こう

側頭葉
そくとうよう

味覚野
みかくや

聴覚野
ちょうかくや

感覚性言語中枢
かんかくせいげんごちゅうすう
（ウェルニッケ野）
や

図1-16　脳の構造、大脳の区分

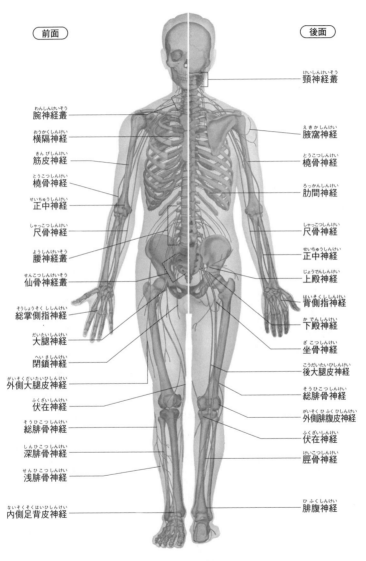

（前面）　　　　　　　　　　　　　　（後面）

けいしんけいそう
頸神経叢

わんしんけいそう
腕神経叢

えきかしんけい
腋窩神経

おうかくしんけい
横隔神経

とうこつしんけい
橈骨神経

きんぴしんけい
筋皮神経

とうこつしんけい
橈骨神経

ろっかんしんけい
肋間神経

せいちゅうしんけい
正中神経

しゃっこつしんけい
尺骨神経

しゃっこつしんけい
尺骨神経

ようしんけいそう
腰神経叢

せいちゅうしんけい
正中神経

せんこつしんけいそう
仙骨神経叢

じょうでんしんけい
上殿神経

そうしょうそくししんけい
総掌側指神経

はいそくししんけい
背側指神経

だいたいしんけい
大腿神経

かでんしんけい
下殿神経

へいさしんけい
閉鎖神経

ざこつしんけい
坐骨神経

がいそくだいたいひしんけい
外側大腿皮神経

こうだいたいひしんけい
後大腿皮神経

ふくざいしんけい
伏在神経

そうひこつしんけい
総腓骨神経

そうひこつしんけい
総腓骨神経

がいそくひふくひしんけい
外側腓腹皮神経

しんひこつしんけい
深腓骨神経

ふくざいしんけい
伏在神経

せんひこつしんけい
浅腓骨神経

けいこつしんけい
脛骨神経

ないそくそくはいひしんけい
内側足背皮神経

ひふくしんけい
腓腹神経

図1-17　主な体性神経

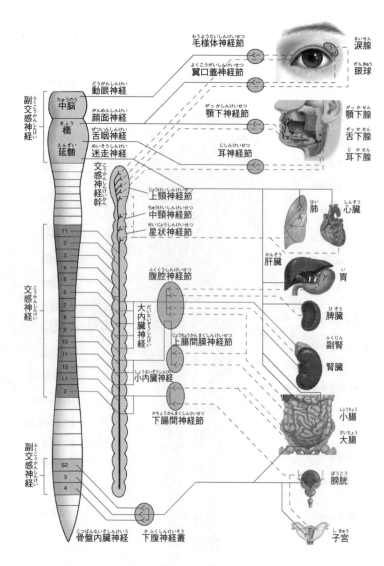

図1-18　自律神経

●眼●

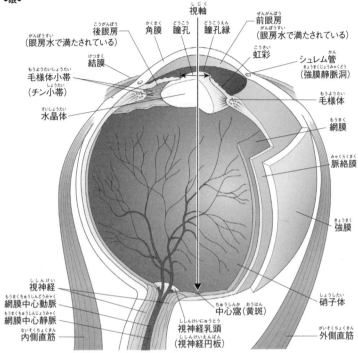

●眼筋●

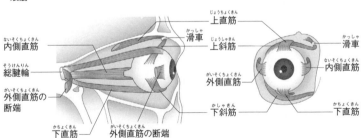

図1-19 眼、眼筋

●耳●

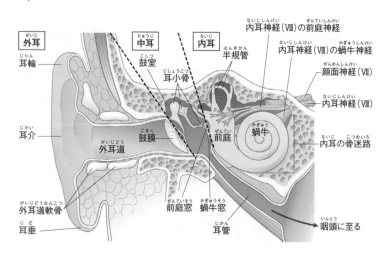

| 外耳（がいじ） | 中耳（ちゅうじ） | 内耳（ないじ） |

耳輪（じりん）
耳介（じかい）
外耳道（がいじどう）
外耳道軟骨（がいじどうなんこつ）
耳垂（じだ）
鼓膜（こまく）
鼓室（こしつ）
耳小骨（じしょうこつ）
前庭（ぜんてい）
前庭窓（ぜんていそう）
蝸牛窓（かぎゅうそう）
耳管（じかん）
半規管（はんきかん）
前庭（ぜんてい）
蝸牛（かぎゅう）

内耳神経（Ⅷ）の前庭神経（ないじしんけい・ぜんていしんけい）
内耳神経（Ⅷ）の蝸牛神経（ないじしんけい・かぎゅうしんけい）
顔面神経（Ⅶ）（がんめんしんけい）
内耳神経（Ⅷ）（ないじしんけい）
内耳の骨迷路（ないじ・こつめいろ）
咽頭に至る（いんとう）

●内耳●

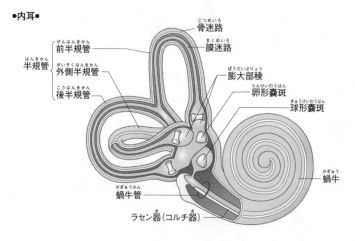

骨迷路（こつめいろ）
膜迷路（まくめいろ）
半規管（はんきかん）
前半規管（ぜんはんきかん）
外側半規管（がいそくはんきかん）
後半規管（こうはんきかん）
膨大部稜（ぼうだいぶりょう）
卵形嚢斑（らんけいのうはん）
球形嚢斑（きゅうけいのうはん）
蝸牛（かぎゅう）
蝸牛管（かぎゅうかん）
ラセン器（コルチ器）
蝸牛（かぎゅう）

図1-20　耳、内耳

— あ —

胃【い】
腹腔内の横隔膜直下で正中線より少し左寄りにある臓器。噴門で食道と、幽門で十二指腸と連続する。胃底・胃体・幽門部の3部に分かれ、大弯・小弯がある（図1-10）。

胃液【いえき】
胃腺からの分泌物。遊離塩酸および乳酸、ペプシンおよび他の酵素を含む。1日の分泌量は平均1,500mL。

異化作用【いかさよう】
生体に摂取された物質、蓄えられている物質を、簡単な分子へ分解し、エネルギーを産生する作用。

胃腺【いせん】
胃粘膜にある胃液を分泌する腺。ペプシノゲンを分泌する主細胞と塩酸を分泌する壁細胞、粘液を分泌する副細胞からなる。

1回拍出量【いっかいはくしゅつりょう】
心臓の収縮時に大動脈中に送り出される血液量。通常50〜100mL（平均60mL）。

陰茎【いんけい】
尿路と精路をかねた男性の交接器で、尿道海綿体と勃起の主役である陰茎海綿体からなる。根・体・亀頭の3部に分けられる（図1-14）。

咽頭【いんとう】
鼻腔、口腔の後ろ、喉頭の後ろ上方部にある。上方は頭蓋底に、下方は喉頭および食道に続く（図1-8、図1-9）。

陰嚢【いんのう】
精巣、精巣上体および精索下部を包む皮膚嚢である（図1-14）。

烏口腕筋【うこうわんきん】
上腕にある屈筋の1つ。

右心室【うしんしつ】
心臓内の腔所の1つで、肺動脈が出る（図1-6）。

右心房【うしんぼう】
上・下大静脈と冠状静脈洞が開く心臓内の腔所（図1-6）。

うっ血【—けつ】
静脈の血液が局所的にたまった状態。暗紫色を呈する（チアノーゼ）。

永久歯【えいきゅうし】
乳歯に変わって生える歯。28〜32本あり、切歯2、犬歯1、小臼歯2、大臼歯3の構成。6〜7歳ごろ第1大臼歯が生え、20歳前後で第3大臼歯（生えない場合もある）が生える。

会陰【えいん】
外陰部と肛門までの間。

嚥下【えんげ】
食物が、咽頭から食道に送り込まれること。このとき喉頭蓋が反射的に閉じられ、食塊が喉頭内に入ることを防ぐ。

延髄【えんずい】
脳の最下端部で、脊髄に続く。上方は橋に続き、背側に第四脳室がある。心臓・血管運動中枢、呼吸中枢、嚥下中枢などがある（図1-16）。

横隔神経【おうかくしんけい】
頸髄から出る脊髄神経。横隔膜に分布する（図1-17）。

横隔膜【おうかくまく】
胸腔と腹腔の境となる筋性の膜。収縮により胸腔が拡大し、吸気が行われる。3つの孔（大動脈裂孔、食道裂孔、大静脈孔）がある（図1-8）。

黄体【おうたい】
排卵後の卵胞にできる特殊な細胞の小塊をいう。卵子が受精すると妊娠中黄体は存続し、黄体ホルモンを分泌するが、受精が成立しないと白体となる。

嘔吐【おうと】
胃の幽門が閉じ、噴門が開き、横隔膜と腹壁筋が収縮し、胃の内容物を吐き出させる運動のことをいう。

━━━━━ か ━━━━━

外陰部【がいいんぶ】
男性では陰茎と陰嚢を、女性では尿道と腟の外口にある腟前庭、およびその周囲の総称で、大陰唇・小陰唇・陰核などをいい、大前庭腺（バルトリン腺）を含む（図 1 - 13、図 1 - 14）。

回外【かいがい】
後方または内方に向けた手掌を前方に回す運動。足の運動にはこの用語は使わない。

外耳【がいじ】
耳介と外耳道からなる。音波を中耳に導く（図 1 - 20）。

外転【がいてん】
体肢を体幹から遠ざけ、あるいは指を手や足の中軸から遠ざける運動。これを起こす筋を外転筋という。

回内【かいない】
回外の逆方向の運動。前方に向けた手掌を内方から後方に回す運動。

灰白質【かいはくしつ】
核のある神経細胞は主として中枢（脳・脊髄）に密集し、肉眼的に灰白色を呈するので灰白質という。脳では皮質（表層）に、脊髄では中心部にある。

外鼻【がいび】
鼻の一部。気道の入口にあたる（図 1 - 8）。

外腹斜筋【がいふくしゃきん】
側腹部の筋の1つ。この筋の腱膜のうち、上前腸骨棘と恥骨との間の部分が肥厚して、鼠径靱帯となる（図 1 - 3）。

解剖学【かいぼうがく】
人体の構成、すなわち人体内の各器官の位置・形状・構造などを調べる。

核【かく】
中枢神経の白質中に神経細胞がつくる集団のこと。

角質器【かくしつき】
表皮が角化変形したもので、爪および毛がある。

下肢【かし】
大腿、膝、下腿、足の各部の総称。

下肢帯【かしたい】
体幹と自由下肢骨を連結する。寛骨（腸骨、坐骨、恥骨）からなる。

下垂体【かすいたい】
大脳底部（間脳）から下垂し、蝶形骨トルコ鞍内に納まる内分泌腺。後葉および前葉ホルモンを分泌する（図 1 - 15）。

下腿三頭筋【かたいさんとうきん】
腓腹筋とヒラメ筋の2筋をいう。下腿の背面にあり、1本の腱（踵骨腱またはアキレス腱）となって踵骨につく。足を足底に曲げる（図 1 - 4）。

滑液包【かつえきほう】
四肢に分布する筋または腱と、骨との間にある小嚢で、中に滑液があり、

筋運動を円滑にさせる。

滑車【かっしゃ】
筋の運動方向を変えるための装置で、結合組織・軟骨・骨などからなる。上斜筋（眼筋）などにある。

滑膜【かつまく】
関節包・腱鞘・滑液包の内面にある薄い膜で、滑液を分泌する。

感覚器系【かんかくきけい】
外からの刺激を受け入れて、神経系に伝える器官系をいう。視覚器、味覚器、嗅覚器、平衡聴覚器、一般感覚器（皮膚感覚および深部感覚）がある。

含気骨【がんきこつ】
骨中に空気を含む空洞のある骨。副鼻腔を構成する篩骨、上顎骨、前頭骨、蝶形骨がある。

眼球【がんきゅう】
眼窩内の球形の器官。網膜の視細胞により光の刺激を受けとり、視神経に伝える。外層：前方 $1/6$ は角膜で、後方 $5/6$ は強膜で包まれる。中層：脈絡膜、毛様体、虹彩からなる。内層：網膜からなる。内部に水晶体、硝子体、眼房（眼房水を入れる）がある（図 $1-19$）。

眼筋【がんきん】
眼球の運動をつかさどる横紋筋。上直筋、下直筋、内側直筋、外側直筋、上斜筋、下斜筋および上眼瞼の運動に関係する上眼瞼挙筋がある（図 $1-19$）。

眼瞼【がんけん】
まぶたのこと。眼球の前面をおおう皮膚のひだ。上下の眼瞼に分かれる。後面にある膜を眼瞼結膜という。

冠状動脈【かんじょうどうみゃく】
心臓壁を養う動脈で、大動脈起始部から出る。心臓壁に分布した血液は冠状静脈洞を経て右心房に帰る（図 $1-6$）。

関節【かんせつ】
骨と骨の結合形式のうち可動性のもの。2個または2個以上の骨の連結面（関節面）に関節軟骨があり、その間に滑液を入れた関節腔がある。多くの場合一方が凸（関節頭）、一方が凹（関節窩）となる。関節腔は滑膜（上皮組織）および結合組織で包まれ、これを関節包という。関節包は靱帯、筋などで補強されている。球関節（股関節・肩関節）、楕円関節（顎関節・橈骨手根関節）、鞍関節（手根中手関節）、蝶番関節（肘関節・膝関節・指関節）、車軸関節（肘関節の上橈尺関節）、半関節（仙腸関節）などがある（図 $1-2$）。

肝臓【かんぞう】
膵臓とともに2大消化腺をなすもので人体中最大の実質器官である。色は暗赤褐色、重量は体重の約 $1/50$ で、$1,200〜1,500$ g である。胆汁を分泌し、脂肪の消化吸収に関係するほか、多くの作用ある（図 $1-11$）。

環椎【かんつい】
第1頸椎のこと。後頭骨と環椎後頭関節をつくる。椎体を欠いた特殊な形をしている（→軸椎）。

間脳【かんのう】
脳の一部で、視床および視床下部からなり、体温調節・物質代謝・睡眠などの中枢がある。内部に第三脳室をもつ（図 $1-16$）。

間膜【かんまく】
　体腔の内表面をおおった漿膜は一定の部位で反転して内臓表面を包んでいるが、その反転部の二重の漿膜を間膜といい、血管や神経などの通路となっている（たとえば腸間膜）。

肝門【かんもん】
　肝臓の下面中央部にあり、門脈、固有肝動脈、肝管、神経、リンパ管などが出入する（図1-11）。

気管【きかん】
　喉頭から続く半円形の管で、長さ約10cm。前頸部皮下に気管軟骨の配列が触れられる（図1-8）。

器官【きかん】
　種々の組織の集まりをいい、胃、腸、腎臓、肺、心臓、血管、眼球、脳、脊髄などは器官で、それぞれ独立した働きを営む。

器官系【きかんけい】
　器官系統。多くの器官が集まって一定の目的に協力して共同の生理作用を営む器官群をいう。骨格系、筋系、循環器系、呼吸器系、消化器系、泌尿器系、生殖器系、内分泌系、神経系、感覚器系の10系統がある。

気管支【きかんし】
　気道の一部。気管分岐部で気管から左右に分かれ、肺門に入るまでをいう（図1-8）。

拮抗筋【きっこうきん】
　互いに相反する方向の運動を行う筋のこと。屈筋と伸筋、内転筋と外転筋など（→協力筋）。

気道【きどう】
　肺の肺胞に至るまでの空気の導出入路で上・下気道に分けられる。上気道：外鼻―鼻腔―咽頭。下気道：喉頭―気管―気管支―気管支枝―肺胞（図1-8）。

嗅覚器【きゅうかくき】
　気体（化学物質）の刺激を受けとる感覚器。鼻腔上部の粘膜の嗅上皮の嗅細胞が刺激を受けとり、嗅神経によって大脳の嗅覚中枢に伝えられる。

嗅上皮【きゅうじょうひ】
　鼻腔の後上方部にみられ、嗅細胞をもち、嗅覚に携わる。

橋【きょう】
　中脳の下方にあり、延髄に連なる。大脳と小脳、延髄の連絡にあたる。

胸郭【きょうかく】
　12個の胸椎、12対の肋骨、1個の胸骨からつくられたかご状の骨格。胸部内臓（心臓、肺、食道、大血管など）を入れる。

胸管【きょうかん】
　左上半身と左右下半身のリンパを集め左鎖骨下静脈と左内頸静脈の合流する静脈角に注ぐ。

胸鎖乳突筋【きょうさにゅうとつきん】
　胸骨、鎖骨に始まり、側頭骨の乳様突起につく筋（図1-3）。

胸式呼吸【きょうしきこきゅう】
　主として外肋間筋の働きにより行われ、胸郭を拡大して呼吸する型で女性に多くみられる。腹式呼吸と併用する際は胸腹式呼吸という。

強縮【きょうしゅく】
　筋線維に反復して刺激が加わったとき、筋線維に起こる持続した収縮状態のことをいう。

胸腺【きょうせん】
　胸骨のすぐ後ろにあるリンパ組織。

思春期以後は萎縮して脂肪に置き換えられる。

強直【きょうちょく】

硬直ともいい、水、化学物質、熱などで筋タンパク質が変性を起こしてかたくなること。死後、乳酸の蓄積、あるいはATP（アデノシン三リン酸）の減少などで起こる強直をとくに死後強直という。死後2～3時間で始まり、24～48時間で再びやわらかくなる。

胸膜【きょうまく】

肺の表面を包む上皮組織よりなる漿膜。

胸膜腔【きょうまくくう】

臓側胸膜と壁側胸膜の間の空隙で漿液を入れる。

協力筋【きょうりょくきん】

共同筋ともいう。同一方向の運動をなす筋のこと。上腕二頭筋と上腕筋、烏口腕筋など（→拮抗筋）。

近位と遠位【きんい—えんい】

身体の中央に近い方（体肢では上方）が近位、遠い方（下方）が遠位。

筋組織【きんそしき】

収縮することにより身体または身体の一部を運動させる。構成する筋細胞の種類により、①平滑筋組織（内臓筋・不随意筋）、②骨格筋組織（横紋筋・随意筋）、③心筋組織（横紋筋・不随意筋）に分ける。

筋電図【きんでんず】

筋が刺激によって収縮するときに生ずる電気（活動電流）を記録した図形をいう。

筋頭【きんとう】

筋の起始部（身体の中央に近いほう、

またはあまり動かないほう）をいい、多くは腱（結合組織）である。2つ以上あることもある。

筋の緊張【きん—きんちょう】

筋にみられる一定度の弱い収縮状態のことをいい、常にみられる。運動を起こすほど強くはなく、また疲労も起きない。

筋尾【きんび】

筋の停止部（身体の中央から遠い方、または大きく動く側の方）をいい、多くは腱である。

筋腹【きんぷく】

筋の中央部。中間腱によって2～4腹をもつものもある（二腹筋または多腹筋）。

筋膜【きんまく】

筋の表面を個々に、あるいは共同に包む結合組織線維の膜で、筋を保護する。

屈曲【くっきょく】

2骨の間の角度を0度に近づける運動。これを起こす筋を屈筋という。

クモ膜下腔【—まくかくう】

軟膜とクモ膜の間の隙間をいい、脳脊髄液で満たされている。

頸神経叢【けいしんけいそう】

頸部から起こる頸神経叢は主に頸部や肩の皮膚や筋を支配する。

血圧【けつあつ】

血管内の血液の圧力をいう。大動脈で最も高く末梢にいくにつれて低くなる。成人の上腕部では、心臓の収縮期（最大血圧）で110～130mmHg、拡張期（最小血圧）で60～80mmHgである。

血液【けつえき】

体液のうち、血管内にあるもの。赤血球、白血球、血小板の有形成分と、血漿の液状成分とからなる。

血液型【けつえきがた】
血液中の凝集原と凝集素の性質によって分類される血液の区別をいう。人の血清を用いて凝集反応を検査すると、人の血液型にはA、B、AB、Oの4型があり、これをABO型という。ほかにMN型、Rh型など、分類の方法は多い。

血液の凝固【けつえき―ぎょうこ】
血液が血管外に出るとゼリー状に固まる現象をいう。血液は凝固することによって、血餅と血清に分かれる。

血球の凝集反応【けっきゅう―ぎょうしゅうはんのう】
異種の血液が混じたとき赤血球が互いに集まって小塊をつくる現象で、血液中の凝集原と凝集素の反応によって起こる（凝固とは異なる）。

月経【げっけい】
排卵された卵子が受精しなかったとき、肥厚充血している子宮粘膜の機能層が剥離して出血すること。

結合組織【けつごうそしき】
広義の結合（支持）組織の1つで、器官と器官、器官と組織を結合または充てんをする組織。細胞は少なく、基質として線維状のものが多く含まれる。腱、靱帯、皮下組織、脂肪組織などは結合組織よりなる。

血漿【けっしょう】
血液中の液状成分で、90%が水。タンパク質（線維素原→凝固時に線維素となる、アルブミン、グロブリンなど）のほか、少量のブドウ糖、

NaClその他の無機塩類、酸素、二酸化炭素、免疫体、ホルモンを含む。線維素が分離すると血清となる。

血小板【けっしょうばん】
栓球ともいい血液中の細胞の一種。血液凝固にはたらく。1μL中20万～50万個ある。

血清【けっせい】
凝固した血液を放置したときに血餅と分離する液体で、血漿から線維素（線維素原）を除いた成分に等しい。

血栓【けっせん】
血液の凝固が病的に心臓あるいは血管内で起こること。

結腸【けっちょう】
盲腸に続く大腸の主部で、上行、横行、下行、S状結腸に区分される（図1‐10）。

血餅【けっぺい】
血球を不溶性の線維素が包んだ状態で、ゼリー状である。

結膜【けつまく】
眼球の前面（角膜は除く、眼球結膜）と眼瞼の後面（眼瞼結膜）をおおう薄い膜（図1‐19）。

原形質【げんけいしつ】
細胞を構成する物質。半流動性のコロイド状で、水、タンパク質、糖質（炭水化物）ならびに微量の無機塩類からなる。水は全体の2/3を占め、生物の生命現象は原形質の特性によって起こる。

肩甲挙筋【けんこうきょきん】
浅背筋の1つ（図1‐4）。

腱鞘【けんしょう】
四肢に分布する筋の腱を包む鞘で、滑液鞘ともいう。滑液を入れて腱運

動を円滑にさせる。

減数分裂【げんすうぶんれつ】
　生殖細胞のできるときに行われる有糸分裂の一種。染色体数は半減する。成熟分裂ともいう。

腱膜【けんまく】
　板状の筋の起始、あるいは停止部で薄く広がった結合組織の膜のこと。白色絹糸のような光沢をもち強靭である。

口蓋【こうがい】
　口腔の上壁をなす。前半の骨のある硬口蓋と、後半の筋性の軟口蓋とからなる。

口蓋垂【こうがいすい】
　軟口蓋の中央端から下垂しているもの。

口蓋扁桃【こうがいへんとう】
　舌の基部両側に小指状に突起して存在する。通常扁桃腺といわれる。リンパ節と同構造をもつ。

交感神経【こうかんしんけい】
　胸髄および腰髄から出る自律神経。脊髄灰白質から出た第1の神経元（節前線維）は、幹神経節（約22対）に入り、ここで第2の神経元（節後線維）に連絡し末梢に分布する。交感神経幹神経節は上下に鎖状に連絡している（図1-18）。

口腔【こうくう】
　消化管の入口である口に続く腔所。底に舌、上方に口蓋があり、後方口峡によって咽頭に続いている（図1-9）。

後根【こうこん】
　脊髄灰白質後柱に入る知覚神経線維の束。脊髄に入る直前で脊髄神経節

をつくる。

甲状腺【こうじょうせん】
　前頸部で喉頭と気管の移行部にある蝶形の内分泌腺。サイロキシン、トリヨードサイロニン、カルシトニンを分泌する（図1-15）。

喉頭【こうとう】
　咽頭に続き前頸部の正中で食道の前を下がる不規則な円筒部である。下方は気管に移行する。気道の一部であるとともに、発声器を入れている（図1-8、1-9）。

喉頭軟骨【こうとうなんこつ】
　喉頭の壁にある支柱をなす軟骨。甲状軟骨、輪状軟骨、披裂軟骨、喉頭蓋軟骨などがある（図1-8）。

喉頭隆起【こうとうりゅうき】
　俗にノドボトケともいわれる。甲状軟骨の中央部が皮下に突出するもので、思春期の男子に発達する。

広背筋【こうはいきん】
　浅背筋の1つ（図1-4）。

硬膜静脈洞【こうまくじょうみゃくどう】
　脳に分布した血液の集まる特殊な静脈で、脳硬膜中にあり、最後には1つに集まり、内頸静脈となる。

肛門【こうもん】
　消化管の末端。内肛門括約筋（平滑筋性）と外肛門括約筋（横紋筋性）とがみられる（図1-10）。

呼吸【こきゅう】
　人体が活動するために必要なO_2（酸素）を外界からとり入れ、体内に生じたCO_2（二酸化炭素）を体外に排出する働きをいう。肺呼吸と組織呼吸の方法で行われる。

呼吸運動【こきゅううんどう】

胸腔の拡大・縮小により吸気・呼気の行われる運動。通常は外肋間筋と横隔膜の2筋の収縮により吸気が、この2筋の弛緩により呼気が行われる（主な呼吸筋）。強い（深い）吸気にあたっては大胸筋、小胸筋、僧帽筋などの多くの補助呼吸筋が参加する。強い呼気のとき、内肋間筋が働く。

呼吸器系【こきゅうきけい】
鼻、咽頭、喉頭、気管、気管支、肺がこれに属する（図1-8）。

呼吸気量【こきゅうきりょう】
安静時に肺に出入りする呼吸気の量。約500mLである。

呼吸数【こきゅうすう】
成人では1分間15〜20回。幼小児はこれより多く、新生児では50〜60回である。

呼吸中枢【こきゅうちゅうすう】
延髄に左右1対ある。この中枢からの規則正しい刺激が神経を伝わって肋間筋や横隔膜に達し、その運動を支配している。

鼓室【こしつ】
中耳にあり、耳小骨がある。耳管によって咽頭につながる（図1-20）。

骨学【こつがく】
骨格系についての学問。骨格の生理的作用は、①支柱、②保護、③筋の起始・停止の場所の提供、④筋による受動的運動、⑤造血の5つである。骨の数は全身200個余り。

骨格筋【こっかくきん】
骨格に分布して、身体を支え、また運動を行わせる。横紋筋であり、随意筋である。運動神経により支配される（図1-3、1-4）。

骨質【こつしつ】
緻密質（外層）と海綿質（内層）からなる。緻密質中には血管や神経の通るハバース管が走り、海綿質の小腔中は骨髄が満たしている。

骨髄【こつずい】
骨幹の中心部の髄腔や海綿質の小腔を満たす軟組織。造血機能をもつものは赤く見え（赤色骨髄）、脂肪化したものは黄色く見える（黄色骨髄）。

骨組織【こつそしき】
支柱となる。骨細胞と基質からなり人体中で歯を除いて最もかたい。基質はリン酸カルシウム、炭酸カルシウムなどの無機塩類と膠原線維からなる。

骨端軟骨【こったんなんこつ】
長骨の骨幹と骨端の間にある軟骨で、骨の長さの発育をつかさどり、この軟骨が骨化（そのあとを骨端線という）すると発育が止む。

骨盤【こつばん】
左右の寛骨、仙骨、尾骨により構成された、すり鉢状の部をいう。上方に開いた大骨盤と、下方に深くすぼまった小骨盤とに分けられ、小骨盤によってできた腔所を骨盤腔という。骨盤内臓（直腸、膀胱、子宮、卵巣、卵管など）を入れる。

骨膜【こつまく】
骨を包む結合組織の膜で、血管と知覚神経に富む。骨の保護と栄養をつかさどる。骨の太さの成長や再生にあずかる。

骨迷路【こつめいろ】
前庭、半規管、蝸牛の3部からなる。

膜迷路を入れる（図1-20）。

━━━━━ さ ━━━━━

細胞【さいぼう】
　生物体の基本的構成単位をなすもので、核膜に包まれた核（核質からなる）と、細胞体（細胞形質からなる）とからなり、細胞体は細胞膜によって包まれる。核質も細胞形質もともに原形質からなり、生まれ、生き、成長するなどの生命現象はこの原形質の働きによる。形状や種類は多種多様であるが10〜30μmの直径をもつものが多い。人体は約30兆の細胞からなる（図1-1）。

細胞分裂【さいぼうぶんれつ】
　細胞の行う生命現象の1つで、細胞が分裂して数が増えることをいう。有糸分裂が主で、核内に一定数の染色体が表れ、縦に二分して2細胞に分かれる。間接分裂ともいい、分裂後の染色体の数は変わらない。無糸分裂（直接分裂）では染色体が出現せず細胞はそのまま二分する。生殖細胞のできるときは減数分裂による。

坐骨神経【ざこつしんけい】
　腰髄下部・仙髄から出る脊髄神経。下肢に分布。下腿で脛骨神経・総腓骨神経に分かれる（図1-17）。

左心室【さしんしつ】
　心臓の腔所で上行大動脈が出る（図1-6）。

左心房【さしんぼう】
　肺静脈（通常4本）が開く（図1-6）。

三角筋【さんかくきん】
　肩峰部にある三角形の筋。上腕を外転させる。

三尖弁【さんせんべん】
　右房室弁ともいう。三枚の弁膜からなる（図1-6、→房室弁）。

視覚器【しかくき】
　光を受け入れる器官。頭蓋の眼窩内にある。眼球および副眼器（眼瞼、結膜、涙器、眼筋など）からなる。

耳管【じかん】
　咽頭の側壁と鼓室との連絡路をなす管（図1-20）。

子宮【しきゅう】
　骨盤内で、膀胱と直腸の間にある扁平な、なす型の器官（長さ7cm、幅4cm、厚さ2cm）。粘膜は周期的に変化する（図1-13）。

糸球体【しきゅうたい】
　輸入細動脈が毛細血管となり糸玉状になっている部分。血液がここを通過する際に濾過され、原尿がつくられる（図1-12、→腎小体）。

軸椎【じくつい】
　第2頸椎のこと。環椎とともに頭蓋の前後左右の傾斜や、回転が都合よくできるような関節をつくっている。

刺激伝導系【しげきでんどうけい】
　心臓にある特殊な心筋線維の束で、心房と心室の拍動の調節を行う。洞結節−房室結節−房室束（ヒスの束）を経て心室の壁に分布する。

視細胞【しさいぼう】
　眼球の網膜にある光を感ずる細胞。杆状体（色は感じない、明暗のみ）と錐状体（色を感ずる）とがある。

耳小骨【じしょうこつ】
　鼓室にある3つの小骨。ツチ骨、キ

ヌタ骨、アブミ骨（図1-20）。

矢状正中面【しじょうせいちゅうめん】
矢状面のうち、身体を左右均一に分ける面。正中面と体表との交線を正中線という。

矢状面【しじょうめん】
身体を正面から垂直に切り下した面（多くある）をいう。

舌【した】
口腔底にある。味覚をつかさどるほか、咀嚼・嚥下を助け、または発声器の一部をなす。

膝蓋腱反射【しつがいけんはんしゃ】
大腿四頭筋の停止腱である膝蓋靭帯を叩くと、筋が反射的（脊髄反射）に収縮して、屈曲した下腿が伸展する現象をいう。臨床検査の一方法。

実質器官【じっしつきかん】
その器官特有の構造と機能を営む組織、すなわち実質で充実している器官。肝臓、膵臓、肺、腎臓、精巣、卵巣などをいう。

悉無律【しつむりつ】
（→全か無かの法則）

シナプス
1つの神経元の神経突起と他の神経元の樹状突起が連結して伝導の連絡を行う部分のこと。神経突起から樹状突起の方向にのみ刺激が伝わる。

射精管【しゃせいかん】
精管の末端で前立腺を貫き、左右別々に尿道に開口する（図1-14）。

縦隔【じゅうかく】
左右の肺（正しくは内側の胸膜腔）によってはさまれた胸腔の中隔をなす部分をいう。心膜に包まれた心臓、気管、食道、胸管、大血管、神経など

の臓器を入れる。

自由下肢骨【じゆうかしこつ】
大腿骨、膝蓋骨、脛骨、腓骨、足根骨（7個）、中足骨（5個）、足の指骨（14個）からなる。

充血【じゅうけつ】
組織内に血液量が増した状態で、動脈の拡張による。

自由上肢骨【じゆうじょうしこつ】
上腕骨、橈骨、尺骨、手根骨（8個）、中手骨（5個）、手の指骨（14個）からなる。

十二指腸【じゅうにしちょう】
小腸のはじめの部分で約25cmの長さである。十二指腸乳頭に総胆管と膵管が開口する（図1-11）。

絨毛【じゅうもう】
小腸粘膜にあるビロード状の小突起のこと。毛細血管と毛細リンパ管が分布し、栄養物の吸収にあずかる。

樹状突起【じゅじょうとっき】
神経細胞から出る突起の1つ。短い数本の突起で、神経細胞の方向に刺激を伝える（図1-1）。

出血【しゅっけつ】
血管が破れることによって起こる。動脈性出血、毛細血管性出血、静脈性出血があり、また体表面に出る外出血と、体内の組織中への内出血がある。

循環器系【じゅんかんきけい】
脈管系ともいう。血管系として心臓、動脈、毛細血管、静脈。リンパ系としてリンパ節、リンパ管、および脾臓。身体の諸組織に酸素や栄養物を配給し、老廃物を肺と腎臓に運ぶ。

消化管【しょうかかん】

口─咽頭─食道─胃─小腸（十二指腸、空腸、回腸）─大腸（盲腸、結腸、直腸）─肛門の順に連なり、全長約9m、上部40cm以外はすべて腹腔内にある（図1-9）。

消化器系【しょうかきけい】
　食物を消化・吸収するための器官の集まり。消化管および消化腺からなる。

消化腺【しょうかせん】
　消化液を分泌する器官で、大口腔腺（唾液腺）、肝臓、膵臓など。

松果体【しょうかたい】
　間脳の後上部にある小豆大の内分泌腺（図1-16）。

小胸筋【しょうきょうきん】
　浅胸筋の1つ。

上肢【じょうし】
　肩峰、上腕、腋窩、肘、前腕、手の各部の総称。

上肢帯【じょうしたい】
　体幹と自由上肢骨とを連結する部分で、鎖骨と肩甲骨からなる。

小腸【しょうちょう】
　胃の幽門に続く、右側の腸骨窩で大腸に移行する管で全長6～7m、直径4～6cm、終末部では2～3cmである。起始部から順に十二指腸、空腸、回腸と区別される。消化管壁の構造は、内腔より粘膜、筋層、漿膜よりなり、小腸粘膜には多数の輪状ヒダが存在する（図1-9）。

小脳【しょうのう】
　大脳の後下方にあり、左右の半球と虫部からなる。深部感覚、体位平衡、歩行調節などの中枢がある。

上皮小体【じょうひしょうたい】

副甲状腺ともいう。甲状腺の後面にある左右2対の内分泌腺。パラトルモンを分泌する（図1-15）。

上皮組織【じょうひそしき】
　身体や器官の表面や内腔面および体腔の内面をおおう上皮細胞からなる組織。機能としては①体の保護、②吸収、③分泌（腺をつくる）、④排泄などがある。形のうえから①扁平上皮、②円柱上皮、③立方上皮、④移行上皮、⑤線毛上皮に分ける。

漿膜【しょうまく】
　器官の外表面（臓側葉）および体腔の内表面（壁側葉）をおおう上皮組織の膜。漿液を分泌する。心膜、胸膜、腹膜の3種がある。

静脈【じょうみゃく】
　血液を末梢から心臓に迎え入れる管をいう。弁がある（図1-5）。

小網【しょうもう】
　肝臓下面と胃小弯との間に張っている腹膜の一部をいう。

上腕筋【じょうわんきん】
　上腕にある屈筋の1つ。前腕を屈曲させる。

上腕三頭筋【じょうわんさんとうきん】
　上腕にある伸筋。前腕を伸展させる（図1-4）。

上腕二頭筋【じょうわんにとうきん】
　上腕にある屈筋の1つ。前腕を屈曲させる（図1-3）。

食道【しょくどう】
　消化管で咽頭と胃の間にある長さ25cmの管。食道裂孔で横隔膜を貫く（図1-9）。

触媒【しょくばい】
　自らは化学変化を受けず単に化学反

応の速度を速くする物質。酵素も生体触媒の1つ。

植物性神経系【しょくぶつせいしんけいけい】
自律神経系すなわち交感神経および副交感神経をいう。

女性生殖器【じょせいせいしょくき】
卵巣、卵管、子宮、腟、大前庭腺、乳腺など。

自律神経系【じりつしんけいけい】
平滑筋と腺に分布し、その運動または分泌を支配する神経系で、内臓、血管、汗腺などに分布する。交感神経と副交感神経の2つがあり、両者は拮抗的に働く（図1-18）。

腎盂【じんう】
腎盤ともいう。腎臓にあって、腎杯に集まった尿を尿管につなぐ部分（図1-12）。

心音【しんおん】
心室の筋の収縮と房室弁が閉じるときに出るやや調子の低い第Ⅰ心音と、心室の弛緩の際に起こる大動脈弁および肺動脈弁の閉じるときに出る調子が高く歯ぎれのよい第Ⅱ心音とがある。

心筋【しんきん】
心臓壁をつくる筋。横紋筋の1つ。不随意筋で、自律神経により働きを調節される。

神経系【しんけいけい】
中枢神経（脳および脊髄）、末梢神経（脳・脊髄神経および自律神経）よりなり、身体の内・外で起こった刺激を中枢に伝え、また中枢の興奮を身体各部に伝えて反応を起こさせる働きをもつ（図1-17）。

神経細胞【しんけいさいぼう】
ニューロンのこと。刺激伝達の単位。核を中心にもつ神経細胞体と、そこから出る突起をあわせていう。神経元ともいう（図1-1）。

神経節【しんけいせつ】
末梢神経の走行の途中で、神経細胞体が密集してつくる膨大部のこと。

神経線維【しんけいせんい】
神経細胞体から出る突起のことをいう。多くは神経突起の集まりである。中枢では白質を構成し、末梢では数本集まって束となって走る。

神経叢【しんけいそう】
末梢神経の走行の途中で付近の神経線維の束が互いに連絡してつくる神経線維の束の網のこと。脊髄を出てすぐつくられる神経叢（脊髄神経）と末梢にのみみられる神経叢（自律神経）とがある（図1-17）。

神経組織【しんけいそしき】
脳・脊髄、末梢神経（脳・脊髄神経、自律神経）をつくる。これを構成する神経細胞体には2種の突起（樹状突起・軸索）があり、細胞と突起をあわせてニューロンという（図1-1）。

神経突起【しんけいとっき】
神経細胞体から出る突起の1つ。軸索ともいう。刺激を神経細胞体から離れる方向に伝導する。

心室中隔【しんしつちゅうかく】
右心室と左心室との間の隔壁。

腎小体【じんしょうたい】
細動脈の密網（糸球体）を、尿細管の始部（糸球体嚢）が杯状に包んだもので、大きさは0.1～0.2mmである。

主として腎臓の皮質に存在し、その数は約200万個といわれる(図1-12)。

心尖拍動【しんせんはくどう】
心室が収縮するたびに心尖部が前胸壁にぶつかることをいう。左乳首のやや下方で触れる。

心臓【しんぞう】
胸郭前壁の後ろ、縦隔中にある中空器官で、血液循環のポンプ作用をする(図1-6)。

腎臓【じんぞう】
脊柱の両側で第12胸椎〜第3腰椎の位置に存在する。10cm×5cm大で重さ120g(図1-12)。

新陳代謝【しんちんたいしゃ】
物質代謝のことで、食物として体外から摂取した物質が生体内で化学作用により、種々の合成ならびに分解変化を受けて、最後には終末産物となって排泄される現象をいう。新陳代謝の過程を同化作用、異化作用に区分する。

伸展【しんてん】
2骨の間の角度を180度に近づける運動。これを起こす筋を伸筋という。

浸透圧【しんとうあつ】
半透膜を境にして濃度の異なる溶液が接しているとき、溶液が濃度の低いほうから高いほうに移動する(浸透現象)。これを起こす力をいう。

心内膜【しんないまく】
心臓の内面をおおう薄い膜。

心拍動【しんはくどう】
心筋が行う収縮と弛緩の規則正しい運動。心筋のもつ自動能によって行われ、自律神経により調節を受ける。

心拍動数(心拍数)

【しんはくどうすう(しんぱくすう)】
成人の男は1分間に65〜75回、女は70〜80回、学童は80〜90回、乳児は110〜130回、新生児は130〜145回。

深部感覚【しんぶかんかく】
筋覚・腱覚ともいう。筋や腱に分布する知覚神経末端(筋紡錘・腱紡錘)によって筋・腱の収縮状態を小脳の中枢に伝える。

心房中隔【しんぼうちゅうかく】
右心房と左心房の間の隔壁。胎児期には卵円孔が開いている。

心膜【しんまく】
心嚢ともいう。心臓を包む漿膜。壁側心膜と臓側心膜(心外膜)との間に心膜腔がある。

腎門【じんもん】
腎臓の内側にみられるくぼんだ部で腎動・静脈、尿管などの出入部(図1-12)。

膵液【すいえき】
膵臓から分泌される消化液。アミロプシン、ステアプシン、トリプシンを含む。1日の分泌量500〜1,000mL。

膵管【すいかん】
膵液を集め、総胆管とともに十二指腸に入る(図1-11)。

膵臓【すいぞう】
後腹壁に付着して第1腰椎位に横たわる三角柱体の実質器官で、長さ約15cm、幅約3〜6cm、厚さ約2〜3cmである。アルカリ性の消化液を分泌するほかランゲルハンス島B細胞からはインスリンを分泌する(図1-11)。

錐体路【すいたいろ】
運動路のうち主要な伝導路。大脳皮

質の左右の運動領から発した運動神経線維で、延髄の錐体で大部分の線維が交差して、反対側の脊髄前柱の細胞に終わる経路をいう。

水平面【すいへいめん】
地面に平行する面（たくさんある）。矢状、前頭、水平の3面は互いに直交する。

髄膜【ずいまく】
脳を包む脳膜と、脊髄を包む脊髄膜の総称。軟膜、クモ膜、硬膜があり、軟膜が脳・脊髄の表面を直接に包んでいる。

精液【せいえき】
射精液で精巣、精巣上体、精管、精嚢、前立腺、尿道球腺などの分泌液の混合液である。1回の射精液の量は2〜4mL、1回の射精液中の精子の数はおよそ2億個といわれる（→精子）。

精管【せいかん】
精子の輸送路である。長さ約40cm、鉛筆の芯よりやや太い。陰嚢より精索内を上行して鼠径管を経て腹腔に入り膀胱の後ろで射精管となる（図1-14）。

精索【せいさく】
鼠径管と陰嚢との間で、精管は、精巣に出入りする血管、神経とともに被膜に包まれて扁平な円柱の索をなしている。この円柱索を精索とよぶ。

精子【せいし】
精巣内の精細管の中でつくられる。頭部、中間部、尾部からなり全長は0.05mmである。

生殖器系【せいしょくきけい】
個体の繁殖をつかさどるための器官系。男女間に著しい相違がみられるが、これは外形上のことであり各器官は発生学的に男女間相同である（図1-13、図1-14）。

性腺【せいせん】
精巣および卵巣にある内分泌腺。テストステロン（精巣）、エストロゲン（卵胞）、プロゲステロン（黄体）が分泌される（図1-15）。

精巣【せいそう】
旧名は睾丸。精子を分泌する1対の実質器官、重さ約10g（図1-14）。

精巣上体【せいそうじょうたい】
旧名副睾丸あるいは睾上体。精巣の上部を帽状におおい、さらに精巣の後縁に沿って下行して、終わりは精管に移行する。

精嚢【せいのう】
膀胱底後壁の両側にある精子の貯留場であると同時に、粘液を分泌混入して精液を形成する（図1-14）。

声門【せいもん】
喉頭にある上下2対の粘膜ヒダ（前庭ヒダと声帯ヒダ）のうち、左右の声帯ヒダの間の隙間をいう。発声器である。

生理学【せいりがく】
人体内の各器官および全身の働きを調べる学問。

生理食塩液【せいりしょくえんえき】
0.9%食塩水溶液。この濃度は血漿の浸透圧と等しい（等張という）。

脊髄【せきずい】
脊柱管の中にある棒状の中枢神経。脳に続く。平均直径は1cm。長さは40〜50cm。

脊髄円錐【せきずいえんすい】

脊髄の最下端。第2腰椎の高さに相当する。

脊髄神経【せきずいしんけい】
脊髄の前根から出る運動神経線維と後根に入る知覚神経線維の総称。椎間孔から両者一束となって出る混合性の神経。31対ある（頸神経8対、胸神経12対、腰神経5対、仙骨神経5対、尾骨神経1対）。

脊柱【せきちゅう】
身体の中軸をなす骨の柱で、上下に連結された椎骨の集まり。頸椎（7）、胸椎（12）、腰椎（5）、仙椎（5）、尾椎（3～5）からなる（計32～34個）。成人では、仙椎は癒着して1個の仙骨となり、尾椎は尾骨となる（計26個）。

脊柱管【せきちゅうかん】
椎骨の椎体と椎弓の間にある椎孔が上下に連なってできた管で、脊髄が入っている。上方は大孔（大後骨孔）により頭蓋腔に続く。

脊柱起立筋【せきちゅうきりつきん】
深背筋の1つ。

赤血球【せっけっきゅう】
血液中の細胞の一種。血色素（ヘモグロビン）を含み酸素の運搬にあずかる。血液1μL中に400万～500万個ある。

赤血球沈降速度【せっけっきゅうちんこうそくど】
血沈または赤沈という。凝固を止めた血液の中で、血球が徐々に沈下していく速度。ウェスターグレン法によれば、正常の1時間値は10mm以内である。

腺【せん】
上皮組織が結合組織中に落ちこんでできた実質器官の一種。化学物質（分泌液）を生産する。導管をもつ外分泌腺と、導管をもたない内分泌腺がある。

全か無かの法則【ぜんかむかのほうそく】
刺激には閾値があり、一定度に刺激が達しないと反応が起こらないが、閾値以上に強い刺激が加わっても反応は強くならないことをいう（→悉無律）。

前鋸筋【ぜんきょきん】
浅胸筋の1つ（図1-3）。

前脛骨筋【ぜんけいこつきん】
下腿の前面にある筋。足関節（距腿関節）で足を足背に曲げる。

仙骨神経叢【せんこつしんけいそう】
脊髄神経から分岐し、骨盤の後壁を大坐骨孔に向かって斜めに下る神経叢。

前根【ぜんこん】
脊髄の灰白質のうち前柱から出る運動神経線維の束。

染色体【せんしょくたい】
細胞の有糸分裂のときに核の中に現われる色素に染まりやすい紐状のもの。生物によって数が一定していて、遺伝子がこの上に乗っているといわれる。人体では男女とも46個ある。

蠕動運動【ぜんどううんどう】
中空器官において1か所に生じた輪状筋の収縮が波状に一方向に伝播する運動。消化管ではこの運動により内容物が肛門に送られる。ただし正常大腸や病的な消化管では反対の側に向かう逆蠕動運動も行われる。

前頭面【ぜんとうめん】
　ひたいに平行する面（多くある）。

泉門【せんもん】
　頭蓋泉門という。新生児期にみられる頭蓋骨間の骨化しない結合組織の膜の部分をいう。冠状縫合（前頭骨と左右の頭頂骨）になるべき部の大泉門、ラムダ縫合（左右の頭頂骨と後頭骨）になるべき部の小泉門などがある。前者は約2年、後者は約6か月で閉じる。

前立腺【ぜんりつせん】
　尿道の始部を包む栗の実大の腺である。その分泌物は白色漿液性の液で精臭を有する。この液は精子の運動を促進させる（図1-14）。

総胆管【そうたんかん】
　肝臓中の胆管は肝管となって肝門から出て胆嚢管と合して総胆管となり、膵管とともに十二指腸乳頭に開口している（図1-11）。

僧帽筋【そうぼうきん】
　浅背筋の1つ（図1-4）。

僧帽弁【そうぼうべん】
　左房室弁ともいう（→房室弁、図1-6）。

塞栓【そくせん】
　塞栓症の原因となる血管を詰らせるものを塞栓という。血栓が最も多い。

鼠径管【そけいかん】
　鼠径靱帯のやや上方で下腹壁を貫き、腹腔内外を交通させる管のこと。長さ約4cm。男子では精索が、女子では子宮円索が通る。

組織【そしき】
　同種類の細胞の集合をいう。細胞の間を埋める物質を基質という。人体では上皮組織、支持・結合組織（結合組織・軟骨組織・骨組織）、筋組織、神経組織などがある。

組織学【そしきがく】
　器官を構成する組織（細胞の集合）の微細な構造について顕微鏡を用いて調べる学問。

組織間液【そしきかんえき】
　血液が毛細管から濾出して組織間に出たもの。血漿の成分よりタンパク質がやや少ない。

組織呼吸【そしきこきゅう】
　全身の組織内で行われる組織・細胞と血液との間のガス交換である。内呼吸ともいわれる。

咀嚼運動【そしゃくうんどう】
　咀嚼筋のほか、下顎骨をひき下げる舌骨筋の働きが加わって起こる運動。食べ物をかみきり、かみくだき、すりつぶす運動。

咀嚼筋【そしゃくきん】
　下顎骨に付着し、顎関節で下顎骨をひき上げ、前後左右に運動させる筋。側頭筋・咬筋・外側翼突筋・内側翼突筋の4筋があり、三叉神経第3枝である下顎神経の支配を受ける。

━━━━ た ━━━━

体液【たいえき】
　細胞外にある体内の液体をいい、血液・リンパ・組織間液の総称。

体温【たいおん】
　筋の収縮や腎臓・肝臓その他の腺の活動の際に、細胞から発生する温熱は、恒温動物では体温となりほぼ一定（腋窩で平均36.5℃、口腔内で

37℃、直腸内で約37.3℃）で、1日のうちにみられる日内変動は1℃以内である。間脳にある体温調節中枢で調節されている。

体幹【たいかん】
胸部と腹部を総称する。頭部と頸部は含めない。

大胸筋【だいきょうきん】
浅胸筋の1つ（図1-3）。

体腔【たいくう】
骨格または体壁によってつくられた隙間で、内臓をおさめ、保護をする。①頭蓋腔（脳）、②脊柱管（脊髄）、③胸腔（胸部内臓）、④腹腔（腹部内臓—骨盤腔は腹腔の一部）の4種がある。

大口腔腺【だいこうくうせん】
唾液腺ともいい、耳下腺、舌下腺、顎下腺の3対の外分泌腺の総称である。口腔内に唾液を分泌する。

体肢【たいし】
上肢、下肢の総称。

胎児血液循環【たいじけつえきじゅんかん】
臍帯（1本の臍静脈と2本の臍動脈が通る）により血液が運ばれ、胎盤を介して母体と胎児の間でガスの交換が行われる。動脈管・静脈管・卵円孔などの特殊循環系がみられる。これらのものは正常成人では存在せず、痕跡だけ残る（図1-7）。

体循環【たいじゅんかん】
大循環ともいう。心臓の左心室から大動脈を経て、次第に小動脈となり全身に分布し、毛細血管を経て小静脈に集まり、大静脈を経て再び心臓の右心房に戻るまでをいう。

大腿四頭筋【だいたいしとうきん】
大腿前面と側面にある筋。大腿直筋・外側広筋・内側広筋・中間広筋の四頭がある。膝関節で下腿を伸展させる。

大腿神経【だいたいしんけい】
腰髄から出る脊髄神経。大腿前面に分布する（図1-17）。

大腿二頭筋【だいたいにとうきん】
大腿背面にある筋。下腿の屈曲を行う（図1-4）。

大腸【だいちょう】
消化管の最終部で小腸に続き右腸骨窩に始まり腹腔内を一巡して骨盤内で直腸に終わる。盲腸、結腸、直腸の3部分に区別される（図1-10）。

大殿筋【だいでんきん】
殿部にある筋で、股関節を伸展させ直立姿勢をとらせる筋（図1-4）。

大動脈弁【だいどうみゃくべん】
左心室の大動脈口にあるポケット状の弁（図1-6）。

大脳【だいのう】
終脳（大脳半球）をいう。大脳半球はその皮質に知覚・運動・連合の核中枢があり、髄質中に1対の側脳室をもつ（図1-16）。

胎盤【たいばん】
子宮壁粘膜の基底脱落膜と、胎児側から伸びる絨毛膜有毛部とが合わさったもので、胎児への栄養・酸素の補給の場をなす（図1-7）。

大網【だいもう】
胃の大彎から横行結腸につながり腸全体をおおうようにたれ下がっている腹膜の一部をいう。

唾液【だえき】

水（99.5%）、粘液およびプチアリン（消化酵素）からなる。昼夜の全分泌量は1,000〜1,500mLである。

脱臼【だっきゅう】

外力のために関節の関節面が外れること。

短骨【たんこつ】

短い骨で不規則な形をする。椎骨、手根骨、足根骨など。

胆汁【たんじゅう】

肝臓の肝細胞から分泌される。胆汁色素や胆汁塩酸を含むが、酵素はなく、脂肪の分解・吸収に関係する。すなわち胆汁は直接に飲食物を分解する作用をもたず間接的に消化に関係している。1日の分泌量は500〜1,000mL。

胆嚢【たんのう】

肝臓下面に付着する母指大のなす型の袋で胆汁を一時蓄え、また粘液を分泌してこれを胆汁に混ずる（図1-9、図1-11）。

胆路【たんろ】

（肝臓）→胆管→肝管（左右の肝管および総肝管）→胆嚢管→胆嚢→胆嚢管→総胆管→（十二指腸）（図1-11）。

チェーン・ストークス呼吸【―こきゅう】

病的な呼吸で、臨終や薬物中毒または人工呼吸の際みられる。不規則な呼吸と無呼吸のくり返しである。

腟【ちつ】

子宮に続く長さ約7cmの管。尿路と直腸の間を下がり外陰部に開く。交接器であるとともに分娩時の産道となる（図1-13）。

着床【ちゃくしょう】

受精卵が子宮内膜に定着すること。

中空器官【ちゅうくうきかん】

内部に管または袋のような腔のある器。胃、腸、気管、卵管、膀胱などをいう。一般に内から粘膜、筋層および漿膜（または外膜）からなる。

中耳【ちゅうじ】

鼓膜と鼓室からなる。外耳道を伝わってきた音波が鼓膜を振動させ、これは鼓室にある耳小骨によって内耳へ伝えられる。鼓室は耳管によって咽頭につながり、乳様突起内の多数の小腔（乳突蜂巣）にもつながっている（図1-20）。

虫垂【ちゅうすい】

盲腸の後内方から出る長さ数cmの細い盲管で、体表面からの位置は臍と右上前腸骨棘とを結ぶ線の外側1/3（マック・バーネー点）に相当する位置にある（図1-9）。

中枢神経系【ちゅうすうしんけいけい】

脳および脊髄からなり、神経機能全体を統括する。

中脳【ちゅうのう】

間脳のすぐ下方にある部。瞳孔明暗反射（対光反射）中枢、体位平衡中枢がある（図1-16）。

腸液【ちょうえき】

消化酵素としてタンパク分解酵素、糖分解酵素、脂肪分解酵素などを含んでいる。

腸間膜【ちょうかんまく】

小腸間膜ともいい、後腹壁と空腸、回腸とを連結している膜。腹膜の一部である（→間膜）。

長骨【ちょうこつ】

主として体肢にあり、長い円柱状をなし、両端は膨隆して骨端となる。中央部を骨幹といい、硬い緻密質からなり内側は髄腔で、骨髄をいれる。上腕骨、橈骨、尺骨、大腿骨、脛骨などがある。

腸腰筋【ちょうようきん】
骨盤内部から大腿骨に走る筋。大腿を股関節で屈曲し、あるいは上体を前傾させる（図1-3）。

直腸【ちょくちょう】
S状結腸に続く部で粘膜下には静脈叢が分布し、そのうっ血膨隆により痔核を起こす（図1-9）。

伝導路【でんどうろ】
脳および脊髄内で刺激を伝える神経路のこと。ニューロンの連鎖によりなる。知覚性（求心性・上行性伝導路）、運動路（遠心性・下行性伝導路）および反射路がある。

頭蓋【とうがい】
身体の最上部にあり脊柱の上に乗る。脳を入れる頭蓋腔および眼、耳、鼻、口の器官を入れる顔面とがある。15種23個の骨からなる。後頭骨、蝶形骨、側頭骨（1対）、頭頂骨（1対）、前頭骨、篩骨、下鼻甲介（1対）、涙骨（1対）、鼻骨（1対）、鋤骨、上顎骨（1対）、口蓋骨（1対）、頬骨（1対）、下顎骨および舌骨の各骨で、（）のないものは無対である。このうち下顎骨は顎関節により側頭骨と結びつき、舌骨は遊離して前頸部上方にある。他は縫合または骨結合で堅く結びついている。

頭蓋底【とうがいてい】
頭蓋腔の底をなす部分である。いろいろな凹凸のほか、孔・溝・裂け目があり、ここをとおって血管や神経が頭蓋腔に出入する。

同化作用【どうかさよう】
栄養素を吸収し、これを材料として新しい細胞をつくり、あるいは不足した成分の補充をはかる作用。

動物性神経系【どうぶつせいしんけいけい】
脳・脊髄および脳・脊髄神経系をいう。

動脈【どうみゃく】
血液を心臓から末梢へ送り出す血管をいう（図1-5）。

特殊呼吸【とくしゅこきゅう】
ため息、あくび、すすり泣き、笑い、咳、くしゃみ、しゃっくりなどの呼吸をいう。呼気と吸気の持続時間や、組み合わせの差で起こる。

トルコ鞍【―あん】
蝶形骨上面中央部のくぼんだ部分のことで、頭蓋底のほぼ中央に位置する。ここに下垂体が入る。

———— な ————

内耳【ないじ】
側頭骨錐体中にある平衡覚および聴覚をつかさどる器官のある部をいう。骨の中にうずまった骨迷路と膜迷路からなる（図1-20）。

内側と外側【ないそく―がいそく】
正中面に近いほうが内側、遠いほうが外側。体肢では、尺側、脛側が内側、橈側、腓側が外側。

内転【ないてん】
体肢を体幹に近づけ、あるいは指を

手や足の中軸に近づける運動。これを起こす筋を内転筋という。

内腹斜筋【ないふくしゃきん】
側腹部の筋の1つ（図1-3）。

内分泌系【ないぶんぴつけい】
ホルモンを分泌して血行中に送り、全身の機能を化学的に調節する器官系をいい、内分泌腺よりなる。

内分泌腺【ないぶんぴつせん】
上皮組織が結合組織中に落ちこんでできた腺のうち、分泌液を導管によらず直接血行中に送るもののこと。分泌液をホルモンという（図1-15）。

軟骨結合【なんこつけつごう】
骨と骨とが軟骨を介して結合するもの。恥骨結合、椎体と椎体との結合（椎間円板）など。

軟骨組織【なんこつそしき】
支柱の働きをする。一定の形を保っていて骨よりやわらかい。軟骨細胞と線維性の基質からなり、硝子軟骨（関節軟骨・肋軟骨・鼻軟骨・喉頭軟骨・気管軟骨・気管支軟骨）、弾性軟骨（耳介・外耳道軟骨）、線維軟骨（恥骨結合・椎間円板）がある。

乳歯【にゅうし】
乳幼児期に上顎・下顎に計20本ある歯。6歳ごろから抜けて永久歯に変わる。生後6～7か月から切歯・犬歯・第1および第2臼歯の順で生え、満2年までに全部そろう。

乳び管【にゅう―かん】
絨毛中の毛細リンパ管のこと。脂肪を吸収すると白濁して見えるのでつけられた名。

ニューロン
神経細胞体、樹状突起、軸索からな

る（→神経細胞）。

尿意【にょうい】
尿が一定量膀胱内にたまると、その圧が求心性の興奮となって大脳に至り尿意が生じる。

尿管【にょうかん】
左右1対あり、腎臓に始まり膀胱に入る。太さは約0.5cm、長さは29～30cmである（図1-12）。

尿道【にょうどう】
男子では尿と精液の排出路をかね、陰茎を貫く長さ16cmの管である。女子では尿排出路の働きのみで長さは約4cmである（図1-12）。

尿道球腺【にょうどうきゅうせん】
前立腺の下に位置する1対の小腺。分泌物は無色透明な粘液で尿道に注ぐ（図1-14）。

尿量【にょうりょう】
正常な尿量は1日1,500～2,000mLで、夜間は昼間の1/4程度である。

ネフロン
腎小体と尿細管からなる腎臓の単位である。

粘膜【ねんまく】
中空器官の最内層をなすやわらかい膜で、上皮組織からなり、粘液を分泌する。

脳【のう】
頭蓋腔中にある半球形の中枢神経。終脳（大脳半球）、間脳、中脳、橋、小脳、延髄に区分され、脊髄に続く。日本人平均脳重量男子1,367g、女子1,214g（図1-16）。

脳幹【のうかん】
中脳・橋・延髄の総称である。生命維持に重要な自律機能の中枢が多数

存在する（図1 - 16）。

脳室【のうしつ】

　脳の内部にある四つの空洞のこと。上方から側脳室（1対）、第三脳室、（中脳水道を経て）第四脳室があり、下方は脊髄の中心管に続く。脳脊髄液をつくる。

脳神経【のうしんけい】

　脳から出て、頭部、頸部、内臓に分布する末梢神経のこと。12対あり、脳から出る部位により前方から後方に次のものがある。嗅神経、視神経、動眼神経、滑車神経、三叉神経、外転神経、顔面神経、内耳神経、舌咽神経、迷走神経、副神経、舌下神経。脊髄神経と異なり、それぞれの神経は運動性、知覚性、混合性とその働きが決まっている。

脳脊髄液【のうせきずいえき】

　脳室で分泌され、脳室およびクモ膜下腔内を満たす液。リンパに似た組成。液圧は正常値が横臥位で、40〜150mmH$_2$O である。

脳波【のうは】

　脳細胞から出る活動電流を記録したものをいう（→ p.202）。

――――――― **は** ―――――――

歯【は】

　上・下顎骨の歯槽部に一列に並んでいる。歯冠、歯頸、歯根の3部からなり、中心部に歯髄腔があり、このまわりを象牙質がとりまく。表層は歯冠ではエナメル質が、歯根ではセメント質がおおう。乳歯と永久歯がある。

肺【はい】

　呼吸器系の中心をなす実質器官。胸腔にあり、円錐形。右肺は3葉、左肺は2葉からなり、容積は左右約10：8（図1 - 8）。

肺活量【はいかつりょう】

　十分に深く吸息し、ついでできるだけ呼息した場合の空気量。日本人成人男子平均男子3,500mL、女子2,500mL。

肺呼吸【はいこきゅう】

　肺胞で行われる外界の空気と血液との間のガス交換である。外呼吸ともいわれる。

肺循環【はいじゅんかん】

　小循環ともいう。心臓の右心室から肺動脈を経て肺に至り、肺静脈を経て再び心臓の左心房に戻るまでをいう。肺動脈には静脈血が、肺静脈には動脈血が流れる。

肺尖【はいせん】

　肺の上端をいう。鎖骨より1〜2cm上方に出る（図1 - 8）。

肺動脈弁【はいどうみゃくべん】

　右心室の肺動脈口にあるポケット状の弁（図1 - 6）。

肺胞【はいほう】

　肺内に無数にある小嚢で、気管支の最末端にあたる。肺胞内の空気と、肺胞をとりまく毛細血管の間でガス交換が行われる（図1 - 8）。

肺門【はいもん】

　肺の内側中央部で気管支、気管支動脈、肺動・静脈、神経などの出入口にあたる。

排卵【はいらん】

　卵胞が分裂して、卵子が卵巣の表面から腹膜腔内に出されることをいう。

約4週間に1度起こる。

白質【はくしつ】
中枢神経内にある神経線維の集束。

白血球【はっけっきゅう】
血液中の細胞の一種。好中球・好酸球・好塩基球・リンパ球・単球があり、1μL中6,000〜8,000個ある。

鼻【はな】
顔の中央にあり、気道の入口にあたる。外鼻と鼻腔とからなる。

反射路【はんしゃろ】
大脳皮質に関係なく、知覚→中枢（主として脊髄）→運動と伝わる反射の経路。反射弓ともいう。これによって起こる運動を反射運動という。

皮筋【ひきん】
顔面および前頸部にある筋で、骨に始まり皮膚に終わる。この収縮によって皮膚の運動（表情）が起こる。横紋筋で骨格筋に含まれる。表情筋ともいう。

鼻腔【びくう】
気道の始部で、また嗅覚作用をつかさどる。鼻中隔で左右に分かれる（図1-8）。

皮静脈【ひじょうみゃく】
体表面の皮膚のすぐ下を浅く走る静脈で四肢にみられる。主要なものとして次のものがある。橈側・尺側皮静脈、正中皮静脈、大・小伏在静脈。

脾臓【ひぞう】
腹腔内で左上腹部・胃の左後ろにあるリンパ節に似た構造と作用をもつ臓器。古い赤・白血球を破壊し、血液を貯蔵する作用ももつ。胎生期には造血器官として働く（図1-11）。

泌尿器系【ひにょうきけい】
体内での分解産物や老廃物を体外に尿として捨てる器官系をいう（図1-12）。

皮膚【ひふ】
身体の外表面をおおう上皮組織。身体の保護、体温調節、排泄、吸収、呼吸、感覚、分泌などの作用をつかさどる。表皮・真皮・皮下組織からなる。

皮膚感覚【ひふかんかく】
皮膚に分布する知覚神経終末により受けとられる触覚・痛覚・温覚・冷覚をいう。受けとられた刺激は知覚神経により脊髄に入り上行して反対側の大脳知覚領に伝えられる。

皮膚腺【ひふせん】
表皮が真皮または皮下組織中に落ちこんでできた腺で、脂腺・乳腺・汗腺がある。

表情筋【ひょうじょうきん】
顔面骨から始まり皮膚に終わる小さな皮筋のこと。これらの収縮により表情運動が起こる。前頭・後頭筋、眼輪筋、口輪筋、頬筋などがある。顔面神経の支配を受ける。

鼻涙管【びるいかん】
目の涙嚢から続き、下鼻道に通じている管。

疲労【ひろう】
一般には、過度の使用により機能が減退あるいは消失した状態をいう。筋では、長い刺激のために収縮力が減じ、ついには収縮不能となることをいう。

腹横筋【ふくおうきん】
側腹部の筋の1つ。最内層。

副交感神経【ふくこうかんしんけい】

脳（中脳・延髄）または仙髄の中枢から出て脳神経または脊髄神経中に混入している自律神経。脳から出たものは動眼神経・顔面神経・舌咽神経・迷走神経を経て、顔面・頸部・胸部・腹部の諸器官に分布する。仙髄から出たものは仙髄神経を経て骨盤内の生殖器や膀胱に分布する（図1-18）。

腹式呼吸【ふくしきこきゅう】
主として横隔膜の働きにより行われ、腹部の膨隆と陥没が交互にみられる。男性に多くみられる呼吸形式である。

副腎【ふくじん】
腎上体ともいう。腎臓の上にある三角形の内分泌腺。皮質（ステロイドホルモン）と髄質（アドレナリン、ノルアドレナリン）からホルモンを分泌する（図1-12、図1-15）。

腹直筋【ふくちょくきん】
腹部の筋の1つ（図1-3）。

副鼻腔【ふくびくう】
鼻腔に続いている鼻腔周囲の頭蓋骨内にある含気腔で、前頭洞、上顎洞、蝶形骨洞、篩骨洞の総称（→p.231、図13-5）。

腹膜【ふくまく】
腹壁内面と腹腔内臓の表面をおおっている漿膜で、壁側腹膜と臓側腹膜とに分かれる。

浮腫【ふしゅ】
組織間液が組織中に蓄積した状態をいう。心臓、腎臓、リンパ管の障害によって起こる。むくみのこと。

平滑筋【へいかつきん】
心臓以外の内臓や血管に分布し、内臓筋ともいう。不随意筋で、自律神経により働きを調節される。この筋を構成するのは、平滑筋線維である。

平衡聴覚器【へいこうちょうかくき】
身体の位置・運動などの重力の刺激を受けとる平衡覚器（前庭・半規管）と、音波の刺激を受けとる聴覚器（蝸牛）からなる。いずれも内耳にある。前庭神経（内耳神経）は刺激を小脳へ、蝸牛神経（内耳神経）は大脳の聴覚中枢に伝える（図1-20）。

扁平骨【へんぺいこつ】
平たく板状の骨。後頭骨、頭頂骨などがある。

縫合【ほうごう】
骨どうしの結合形式の1つで、線維性の結合組織が両骨の間にあり、鋸歯状（のこぎりの歯のような）の連結面をもつ。主に頭蓋骨どうしの間にみられ、不動結合である。

膀胱【ぼうこう】
骨盤内で恥骨のすぐ後方にある。男性では直腸のすぐ前に、女性では子宮と腟の前にある。およそ300〜500mLの容量を有する（図1-12）。

房室弁【ほうしつべん】
心房と心室との間（房室口）にある弁のことで、左房室弁は二尖弁で、僧帽弁といい、右房室弁は三尖弁である（図1-6）。

ボウマン嚢【—のう】
糸球体嚢ともいう。糸球体を包む袋状のもの。糸球体とボウマン嚢をあわせて腎小体という（図1-12）。

ホメオスタシス
生体の恒常性。生体の内部環境を常に一定に保つこと。

膜迷路【まくめいろ】
　骨迷路中にうずまる複雑な管系。薄い膜により卵形嚢・球形嚢・半規管、蝸牛管からなり、内に内リンパを満たし骨迷路との間に外リンパを満たす（図 1 - 20）。

末梢神経系【まっしょうしんけいけい】
　中枢神経系以外の神経系を総称する。脳・脊髄神経系および自律神経を含む（図 1 - 17）。

味覚器【みかくき】
　液体（化学物質）による刺激を受けとる感覚器。舌にある味蕾の中の味細胞が刺激され、舌咽神経および顔面神経知覚枝により大脳の味覚中枢に伝えられる。

脈拍【みゃくはく】
　心臓の拍動によって押し出された血液が血管壁を膨らませることによって起こる血管壁の運動。心拍動数と一致する。

味蕾【みらい】
　舌の乳頭中にある味覚をつかさどる細胞群。

毛細血管【もうさいけっかん】
　動脈と静脈をつなぐきわめて細い血管で、全身に網目状に分布する。内皮細胞からなる。

盲腸【もうちょう】
　大腸の始部で右腸骨窩にある短い（ 5 cm）盲管。その後内側下部から虫垂が突出する（図 1 - 9 、図 1 - 10）。

網膜【もうまく】
　眼球被膜の最内層にある膜のことで、視細胞があり、光を感じて視神経に伝える（図 1 - 19）。

門脈【もんみゃく】
　胃、腸、膵臓、脾臓などからくる諸静脈が合流したもので肝門から肝実質に入り、再び分かれて毛細血管となる（図 1 - 11）。

門脈循環【もんみゃくじゅんかん】
　体循環のうち腹部内臓（胃、腸、膵臓、脾臓）からの静脈は 1 本の門脈に集まり、肝門から肝臓に入った後、再び毛細血管となり、中心静脈を経て肝静脈となって下大静脈に注ぐ。この経路をとくに門脈循環という。

有糸分裂【ゆうしぶんれつ】
　細胞が分裂するときの一形式。紡錘糸によって染色体が引っ張られるのでこの名がつく（→細胞分裂）。

ラセン器【―き】
　コルチ器官ともいう。内耳の蝸牛管内にある聴覚器。蝸牛神経により大脳に刺激が伝わる。

卵円孔【らんえんこう】
　①胎児期の心房中隔に開いている孔（図 1 - 7 ）。
　②蝶形骨にあって、三叉神経第 3 枝下顎神経が通る孔。

卵管【らんかん】
　子宮底から卵巣に向かう 1 対の管で、卵子を子宮に運ぶ働きをする。長さ約10cm（図 1 - 13）。

ランゲルハンス島【―とう】

膵島ともいう。膵臓においてホルモンを血液中に分泌する内分泌部で細胞の集合体である。A細胞（α細胞）からグルカゴンを、B細胞（β細胞）からインスリンを、D細胞（δ細胞から）ソマトスタチンを分泌している。

卵巣【らんそう】
卵子を産出する1対の実質器官で子宮の両側に位置する。およそ母指頭大で扁平な楕円形をなす（図1-13）。

卵胞【らんほう】
卵巣内にある卵細胞を含む小胞。胎生期には約40万個あるが、青春期ごろには400個に減る。幼若なものを原始卵胞といい、成熟したものを胞状卵胞（グラーフ卵胞）という。

菱形筋【りょうけいきん】
浅背筋の1つ。

リンパ
体液のうち、組織間液がリンパ管中に取り入れられたもの。

リンパ管【—かん】
静脈に似た構造をもつ、リンパを運ぶ管系統のこと。

リンパ節【—せつ】
リンパ腺ともいわれ、粟粒大から大豆大までの小結節。リンパ球をつくり、食作用をもち、また免疫体をつくる。

涙器【るいき】
涙腺と涙道からなる。涙腺から分泌された涙液は眼球前面を潤したのち、内眼角に集まり涙小管→涙嚢→鼻涙管を経て下鼻道に流れる。

攣縮【れんしゅく】
筋線維が単一刺激に対して起こす単一の、短期間の収縮。

肋間筋【ろっかんきん】
上下の肋骨の間にある筋。外肋間筋（吸気）、内肋間筋（呼気）の2つがある。呼吸運動。

肋間神経【ろっかんしんけい】
胸髄から出る脊髄神経。胸・腹部に分布する（図1-17）。

— わ —

腕神経叢【わんしんけいそう】
頸髄下部および胸髄上部から出る脊髄神経の総称。上肢の運動および知覚を支配する。腋窩神経、正中神経、尺骨神経、橈骨神経などがある

疾病のなりたち（病理・微生物・感染）

あ

アジュバント

抗体産生を促進するために抗原に添加または同時に注射する物質。流動パラフィンなどの油類が用いられる。

アナフィラキシー

抗原を少量皮下に注射して動物を感作しておき、数週間後に第2回目の抗原注射を静脈内に行うとショックを伴う強い全身症状を示す（全身アナフィラキシー）。また、第2回目抗原注射を皮内または皮下に行うと注射局所に発赤、腫脹、出血、壊死などの反応が現れる（局所アナフィラキシー）。

アポトーシス

発生などの過程で計画的に細胞を取り除くときにみられる現象で、プログラム化された細胞死である。ウイルス感染細胞や癌化した細胞を生体内から除去するときにもみられる。

アルサス現象【―げんしょう】

ある抗原によって感作されたウサギの皮内に数週間後に同じ抗原を注射すると、その局所に発赤、腫脹、出血、壊死が起こる現象。

アレルギー反応【―はんのう】

あらかじめ特定の抗原によって感作された生体が、一定の期間経過した後再び同一の抗原に接すると、正常より過敏な反応（多くは組織の障害を伴う）を示す。過敏症反応ともいう。

アレルゲン

体内に入ってアレルギー反応を起こすような抗原。花粉、動物の羽毛、フケ、木材、牛乳、ダニなどがアレルゲンになりうる。

医原病【いげんびょう】

医療行為が原因となって病気になること。代表的なものとしては、抗がん薬による副作用、放射線照射による二次的障害などがある。

移植【いしょく】

組織や臓器を移し植えることで、自家移植、同種移植、同系移植、異種移植にわけられる。一般的には人の同種移植であり主要組織適合抗原（MHC）は不適合なので免疫抑制剤の投与が必要である。

異染小体【いせんしょうたい】

ジフテリア菌の形態的な特徴として知られ、ナイセル染色により菌の両端または一端に小粒子が染色される。

一酸化炭素中毒【いっさんかたんそちゅうどく】

一酸化炭素を吸い込むことによって起こる中毒症状。一酸化炭素はヘモグロビンに酸素よりも200倍以上結合しやすく一酸化炭素を吸い込むと酸素運搬能力が低下し、低酸素性脳症をきたす。一酸化炭素中毒は筋肉の動きを妨げるため、大きな声を出し

たり、走って逃げようとすることができなくなる。

インキュベーター
温度を一定に保ち細菌を培養する。孵卵器ともいう（→孵卵器）。

インターフェロン
ウイルス感染細胞により産生されるウイルス増殖阻止物質。インターフェロンはウイルスによって産生されるが、ウイルス種に特異性はなく、細胞特異性がある。

院内感染【いんないかんせん】
患者によって病院内に持ち込まれた病原体による医療従事者や他の入院患者に対する感染。

インフェクション・コントロール
infection control（感染管理）。院内感染防止のための病院管理システム。ICN（infection control nurse）は、感染に関する特別な教育・訓練を受け、感染管理を行う看護師。

ウィダール反応【―はんのう】
患者の血清を腸チフス菌、パラチフス菌と反応させ、凝集価を測定し、腸チフス、パラチフスの診断に用いる反応。

ウイルス
病原体の一種の最小の微生物である。DNA か RNA のどちらかのゲノムしかもたず単独ではタンパク質を合成することはできない。しかし生きた細胞に寄生すると、その細胞を利用して増殖する。細菌の大きさが 0.5〜10μm に対し、ウイルスは20〜300nm。細菌の研究が盛んな時代に細菌を取り除く細菌濾過器があったが、ウイルスはこれを通過するため

濾過性病原体といわれた。

ウイルス中和反応【―ちゅうわはんのう】
ウイルス粒子が、その抗体と特異的に結合すると感染力を失う反応。急性灰白髄炎（ポリオ）、インフルエンザ、日本脳炎などウイルス性疾患の血清学的診断法として用いられる。

AIDS（エイズ）
ヒト免疫不全ウイルスによって起こる後天性免疫不全症候群。

AS（L）O
A 群レンサ球菌の感染を受けた患者血清中には、溶レン菌の産生する溶血毒に対する抗体がつくられている。この抗体価を測定することにより、レンサ球菌の感染症（リウマチ熱、猩紅熱）の有無を診断する。

A型肝炎ウイルス【―がたかんえん―】
HAV。A 型肝炎を起こすウイルスである。ピコルナウイルス科ヘパトウイルス属に分類される。「ヘパ」は肝臓のことである。球形をしており大きさは27〜32nm。このウイルスは主に HAV に汚染された食物や水を介して経口的に感染し A 型肝炎を起こす。急性肝炎を起こすが慢性肝炎に移行することはない。非衛生的な環境で多く発症する。

HIV
ヒト免疫不全ウイルス：human immunodeficiency virus。後天性免疫不全症候群（AIDS）の病因ウイルス。血清学的に 1 型（HIV-1）と 2 型（HIV-2）に分かれる。

液性免疫【えきせいめんえき】

主として抗体が関与する免疫反応。B細胞は自身の特異的（凹凸がピタリとはまる）な抗原と接触するとヘルパーT細胞とサプレッサーT細胞の促進と抑制を受けながら、活性化して増殖するとともに形質細胞へと分化する。形質細胞は多くの免疫グロブリンを産生し血液中に分泌する。この分泌された免疫グロブリンが抗原を破壊・排除する。

MRSA

Methicillin resistant *Staphylococcus aureus*（メチシリン耐性黄色ブドウ球菌）。多くの薬剤に対して耐性を示す黄色ブドウ球菌。ヒトへの定着性が強い。手術後患者、免疫不全患者、長期抗菌薬投与患者などに院内感染症を惹起させる。院内感染対策が重要。

エンテロトキシン

黄色ブドウ球菌が産生する腸管毒素で、嘔吐中枢を刺激して嘔吐を起こし、消化管で水分の吸収を阻害して下痢を起こす。加熱しても壊れないタンパク質なので食品の中に産生されると食中毒を防げなくなる。

オートクレーブ

高圧蒸気滅菌装置（→ p.132）。

===== か =====

火炎固定【かえんこてい】

乾燥した菌をスライドグラスに付着させ、染色操作により菌がスライドグラスから流れ落ちないようにするために、塗抹面を上にしてブンゼンバーナーの火炎の中をゆっくり3回往復させて固定する（図2-1）。

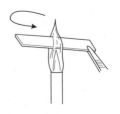

図2-1　火炎固定の方法

火炎滅菌法【かえんめっきんほう】

被物体を焼くことにより付着している微生物をも一緒に死滅させる方法。本法は原始的方法であるが、きわめて完全な滅菌法。

確認培地【かくにんばいち】

分離培地上の疑わしい菌株の生化学的性状を調べ、菌属または菌種を同定するための培地。クリダラー培地、TSI培地、SIM培地などがある。

ガス滅菌法【―めっきんほう】

エチレンオキサイドガスによる滅菌のことをいい、プラスチック製品など熱をかけることのできないものの滅菌に用いる。

芽胞【がほう】

生活環境の条件が悪くなると生じる厚い被膜をもつ耐久型細胞。熱、乾燥、消毒薬などに対して非常に強い抵抗力をもつ。適当な条件を与えると発芽して栄養型に戻る。炭疽菌、破傷風菌、ボツリヌス菌などがつくる。

肝炎ウイルス【かんえん―】

A型、B型、C型、D型、E型の5

種類がある。B型は唯一のDNAウイルスであり、ほかはRNAウイルスである。

桿菌【かんきん】
細長く、棒状の細菌（図2−3）。

感作【かんさ】
アレルギーの場合、抗原を摂取し抗体をつくらせること。すなわち免疫反応を起こすことを感作するという。

感受性【かんじゅせい】
ある微生物が、特定の動物に感染する性質があるとき、この微生物は、その動物に対して病原性があるといい、その動物は病原体に対して感受性があるという。

感染【かんせん】
病原微生物（病原体）が生体に侵入し、組織内で増殖すること。

感染型食中毒【かんせんがたしょくちゅうどく】
飲食物と一緒に摂取した病原菌が腸管内で増殖し発症する。発症までにかなり時間がかかり、発熱、嘔吐、下痢、腹痛を伴う。腸炎ビブリオ、サルモネラ菌による食中毒が代表的である（→毒素型食中毒）。

感染経路【かんせんけいろ】
病原体が感染源から感受性のある人に伝達される経路。

感染源【かんせんげん】
病原体を排泄する源。感染源として重要なのは、患者、病原体保有者、接触者および病原体保有動物である。

完全抗原【かんぜんこうげん】
生体内で抗体を産生させることを免疫原性、生じた抗体と特異的に反応することを反応原性といい、この2つの性質を備えている物質。

乾熱滅菌法【かんねつめっきんほう】
乾燥状態で加熱する乾燥滅菌器を用いて、160℃で60分間、または180℃で30分間加熱する。耐熱性のガラス、金属器具などに対して行われる。有芽胞菌にも有効。

γ−グロブリン【がんまー】
血液中にあるタンパク質の1つ（→免疫グロブリン）。

寄生【きせい】
微生物が、自らの生存のために宿主に障害を与え、疾患を起こす。このような関係を寄生という。

気道感染【きどうかんせん】
鼻咽頭などの上気道からの感染で、扁桃が侵入門戸となる。流行性耳下腺炎、ジフテリアなどの呼吸器疾患が主である。

球菌【きゅうきん】
球形あるいは円形に近い形の細菌（図2−3）。

凝集反応【ぎょうしゅうはんのう】
細菌や赤血球で免疫した動物の血清中に産生された抗体が、抗原粒子と反応して凝集塊をつくる反応。このときの抗原物質を凝集原、抗体を凝集素という。

莢膜【きょうまく】
一部の真菌や細菌の細胞壁の外側にある粘着性の被膜で、細菌細胞を食菌から守る。一般に莢膜をもつ菌は毒力が強い。肺炎桿菌、肺炎球菌が代表的。

虚血【きょけつ】
血流の減少や途絶により血液が十分に供給されず酸素不足に陥った状態。

菌交代現象【きんこうたいげんしょう】
化学療法剤とくに抗生物質の長期投与により、生体内の正常細菌叢が減少して、一部の薬剤耐性菌が残存し、異常に増殖する現象。この交代した細菌によって起こる感染症を菌交代症という。

グアルニエリ小体【―しょうたい】
痘瘡の封入体。感染の痕跡が小体として観察されるので、鑑別上の重要な手がかりになる（→封入体）。

空気感染【くうきかんせん】
飛沫がさらに小さな粒子（バイオエアロゾル）となり屋内に飛散し、その粒子を吸入することによって起こる感染。飛沫感染と空気感染は気道より微生物が侵入するので、気道感染という。

グラム染色【―せんしょく】
細菌の分類、同定、鑑別上きわめて重要な染色法である。この染色では、濃紫色（黒紫色）に染色される細菌をグラム陽性菌、赤色（濃赤色）に染色される菌をグラム陰性菌という。グラム陽性菌はブドウ球菌、レンサ球菌、乳酸菌、ジフテリア菌、抗酸菌、芽胞を有する桿菌、真菌などがあり、グラム陰性菌は淋菌、髄膜炎菌、腸内細菌、ペスト菌、スピロヘータ、リケッチアなどがある。

経口感染【けいこうかんせん】
水または飲食物が病原体に汚染されていたり、あるいは直接患者の排泄物中の病原体が口から消化器に入り、腸管に達して感染を引き起こす。赤痢、食中毒、コレラなどの消化器系感染症のほか急性灰白髄炎（ポリオ）などあも経口感染する。

蛍光抗体法【けいこうこうたいほう】
蛍光色素を用いて抗原または抗体の存在を明らかにする検査方法。

経胎盤感染【けいたいばんかんせん】
母子感染の1つ。ほかに経産道感染、母乳感染がある。

血液寒天培地【けつえきかんてんばいち】
滅菌した普通寒天培地を加熱、溶解し、無菌脱線維血液を10%程度に加え、混和し、斜面または平板とした培地。

血清病【けっせいびょう】
ジフテリアや破傷風などの抗毒素ウマ血清で血清治療を受けてから、再び同じ治療血清を注射すると、激しいアレルギー症状を起こす一種のアナフィラキシー。

血清療法【けっせいりょうほう】
他の動物でつくった免疫血清あるいはこれから分離したγ-グロブリンを注射し、治療する方法。ただちに免疫が得られるが、異種タンパクであるため抗体の持続期間は短い。一般に治療の目的で行われる。

結石症【けっせきしょう】
分泌物のかたまりが臓器の中にできる。胆管や胆嚢にできる胆道系と膀胱や尿管および腎盂にできる尿路系がある。胆道系はビリルビン結石、コレステロール結石およびこの2つが混合した混合結石がある。尿路系の尿路結石はシュウ酸カルシウムやリン酸カルシウムおよびこの2つの混合物からなる。いずれも非常に強い痛みを伴う。

ゲル内沈降反応【―ないちんこうはんのう】
寒天などのゲルを隔てて抗原と抗体を接触させ、そこに鮮明な白濁線の形で沈降反応を起こさせる方法。

健康保菌者【けんこうほきんしゃ】
全く臨床症状を示さないで、一定の病原体を常時排泄するもの。

顕性感染【けんせいかんせん】
病原体に感染した人が発症したとき。

原虫【げんちゅう】
単細胞の真核生物で鞭毛などの運動器官を持つものが多い。人体や動物に寄生して病原性を示すので寄生虫の仲間でもある。マラリア原虫、リーシュマニア原虫、赤痢アメーバ原虫などがある。原虫が原因の原虫症は、世界では多くの患者が出ており、日本でも輸入感染症例が出ているので、海外旅行時は注意が必要。

コアグラーゼ
コアグラーゼは血漿を凝固する酵素で、ブドウ球菌での産生能は、病原性と相関がある。

高圧蒸気滅菌法【こうあつじょうきめっきんほう】
オートクレーブを用いて通常121℃、15〜20分間保つと芽胞を含めて、あらゆる微生物が死滅する。

好気性菌【こうきせいきん】
酸素が十分ある環境ではよく発育し、酸素が少なくなると発育が悪くなる細菌。ジフテリア菌、炭疽菌、結核菌などが代表的である。

抗原【こうげん】
生体内で抗体産生を誘導し、生じた抗体および感作リンパ球と特異的に反応する物質。完全抗原と不完全抗原がある。

抗原抗体反応【こうげんこうたいはんのう】
抗原と抗体を混ぜ合わせると、特異的に反応し、結合物をつくる。その起こり方により凝集反応、沈降反応、細胞溶解反応、補体結合反応、中和反応、即時型アレルギー反応、遅延型アレルギー反応などがある。

混合ワクチン【こんごう―】
接種時期と接種方法が大体同じで、しかも両者を混合することによって免疫効果が増強されるような、2種以上の接種材料を混合したワクチン。四種混合ワクチン（ジフテリア・百日咳・破傷風・ポリオ：DPT-IPV）、三種混合ワクチン（ジフテリア・百日咳・破傷風：DPT）が代表的である。

抗酸性【こうさんせい】
結核菌やらい菌は、一般に菌体の脂質含有量が多く、ある種のアニリン色素（フクシンなど）で加温染色または長時間染色すると酸やアルコールにより脱色されにくくなる性質。

梗塞【こうそく】
虚血が激しくなり組織が壊死すること。高齢者人口の増加に伴い、脳梗塞や心筋梗塞の患者が増えている。

抗体【こうたい】
抗原の存在のもとに生体内で産生され、対応する抗原と特異的に結合することのできる物質。血清のγ-グロブリンを中心とするグロブリン分画に存在する。

固形培地【こけいばいち】

液体培地に寒天、ゼラチンあるいは卵白などを加えて固めた培地。平板培地、斜面培地、半斜面培地、高層培地に分類される（図2-2）。

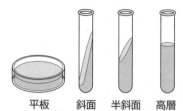

平板　　斜面　　半斜面　　高層

図2-2　固形培地

コロニー

1個の細菌が分裂をくり返し肉眼で確認できるようになった小かたまり（→集落）。

 さ

再興感染症【さいこうかんせんしょう】

収束していた既知の病原体による感染症が再び流行すること。地球温暖化の間接的な影響でデング熱やマラリアが懸念されている。ほかに結核、ペスト、黄熱などがあげられる。

細菌の形態【さいきん―けいたい】

細菌は大きく球菌、桿菌、ラセン菌に分けられる（図2-3）。

細菌の構造【さいきん―こうぞう】

細菌は、細胞壁、細胞（質）膜、細胞質、核などからなり、その他、芽胞、鞭毛、線毛をもつものがある。

再生【さいせい】

組織などが損傷を受けたとき、元と

球菌		
	ブドウの房状	黄色ブドウ球菌など
	鎖状	化膿性レンサ球菌など
	双球状	肺炎球菌、淋菌、髄膜炎菌など
桿菌		
	レンサ状	炭疽菌、セレウス菌など
	短い桿状	インフルエンザ菌など
	細長い桿状	大腸菌、緑膿菌など
	棍棒状	ジフテリア菌など
ラセン状		
	短いラセン状	カンピロバクター、ヘリコバクターなど
	長いラセン状	梅毒トレポネーマ、回帰熱ボレリアなど

図2-3　細菌の形態

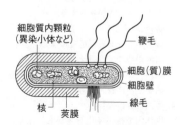

細胞質内顆粒（異染小体など）　　鞭毛　　細胞（質）膜　　細胞壁　　線毛　　核　　莢膜

図2-4　細菌の構造

同じ種類の細胞で補充や修復をすること。中枢神経細胞は再生能力がないが、リハビリテーションによって残された中枢神経が機能を代行する。そのため再生はしなくても機能はある程度回復する。

再生医療【さいせいいりょう】

細胞や組織を培養し人体の欠損部分に注入または移植をすることにより臓器や組織の回復を図る医療のこと。ES細胞やiPS細胞は、理論上あらゆる人体の細胞、組織、臓器をつくり出すことがきる。この研究が進めば、非常に期待のできる医療である。一方で、安全性を確保する法律の整備なども必要である。

サイトカイン

リンパ球などが産生するタンパク性の活性物質のこと。さまざまな生物反応を調節する。たとえば、リンパ球の分化・増殖・活性化、造血・血球の分化、炎症性細胞の走化などの反応にかかわるサイトカインがある。

細胞質【さいぼうしつ】

細菌内部の細胞（質）膜に包まれた液状物質。核や種々の顆粒がみえる。

細胞（質）膜【さいぼう（しつ）まく】

細胞質を包む薄い膜。栄養の吸収、排泄など菌と外界との物質の交換をする。

細胞性免疫【さいぼうせいめんえき】

体液中に抗体が証明されず、感作リンパ球がそれぞれ抗原と特異的に反応する免疫反応。IV型アレルギー反応（遅延型アレルギー反応）が代表的である。

細胞壁【さいぼうへき】

細胞膜の外側をおおう強靱な膜で、細菌に一定の形を与えている

細胞溶解反応【さいぼうようかいはんのう】

一部の細菌や赤血球のような細胞性抗原が、その抗体と反応し、血清中にある補体が作用すると細胞が溶解する。抗原が細菌の場合を溶菌反応、赤血球の場合を溶血反応という。

殺菌【さっきん】

ある特定の微生物を殺すこと。一般には滅菌消毒と同じ意味で用いられている場合が多い。

C型肝炎ウイルス【—がたかんえん—】

HCV。C型肝炎を起こすウイルスである。フラビウイルス科ヘパシウイルス属に分類される。「ヘパ」は肝臓のことである。球形で大きさは55〜65nm。主に血液を介して体内に侵入しC型肝炎を起こす。以前は予防注射のための注射針を使いまわしたためC型肝炎が多発した。持続しやすく慢性C型肝炎になりやすく10〜20年を経過して肝硬変に進展し肝細胞癌へと移行する。

シック反応【—はんのう】

ジフテリアの毒素を少量皮内に注射して、ジフテリアに対する感受性を調べる反応。感受性のある人（抗毒素がない）は、注射局所に発赤、硬結が認められ、感受性がなければ発赤を示さない。

指定感染症【していかんせんしょう】

既知の感染症で、国民の生命および健康に重大な影響を与えるおそれがあるものとして政令で定めるもの。

至適温度【してきおんど】
　細菌の発育に最も適した温度。一般に病原細菌で37℃、真菌では25℃である。

自動免疫【じどうめんえき】
　感染症に罹患したり、ワクチンの予防注射など抗原を接種することにより、体内で自らつくった免疫。

C反応性タンパク【―はんのうせい―】
　CRP。炎症性、腫瘍性または壊死性病原のある患者血清中にみられる血清タンパクの一種で、肺炎球菌の菌体成分と特異的に反応する。CRPテストはこれを測定して、病状の診断をする。

煮沸消毒法【しゃふつしょうどくほう】
　最も一般的な消毒法で、100℃、15～30分間煮沸する。芽胞菌や一部ウイルスに対する完全な消毒は期待しがたい。

終生免疫【しゅうせいめんえき】
　強力な免疫が永続的に成立して、ほとんど再感染を起こさない。百日咳、猩紅熱、急性灰白髄炎（ポリオ）などが代表的である。

集落【しゅうらく】
　寒天培地の表面や深部にある1個の細菌が、分裂増殖をくり返して肉眼でみられるようになった細菌の塊。

宿主【しゅくしゅ】
　病原体によって感染を受ける生体。

術中迅速診断【じゅつちゅうじんそくしんだん】
　手術中に取り出された病変組織に対して迅速に病理診断をくだすこと。事前に病理診断ができなかった場合や手術中に患者への侵襲を減らす場合などに行われる。検体の提出から診断までに要する時間は10～15分程度で、病理医の重要な業務の1つになっている。

受動免疫【じゅどうめんえき】
　中和抗体を含む抗毒素血清などを投与して一過性に免疫を獲得すること（→能動免疫）。

シュワルツマン反応【―はんのう】
　チフス菌の培養濾液をウサギ皮内に注射しておき（準備注射）、24時間後、同一濾液を静脈内に注射する（惹起注射）と、2～5時間後に皮下注射した部位に出血性壊死が起こる。

純培養【じゅんばいよう】
　他の菌から分離されて純粋になった（単離された）1種類の菌株の培養。

焼却法【しょうきゃくほう】
　対象物を確実に滅菌または処理をする方法。再利用しない可燃物の対象物に限る。火炎滅菌法も参考にすること。

常在細菌叢（フローラ）【じょうざいさいきんそう】
　人または動物の皮膚、呼吸器および消化器などの粘膜上に生息しているそれぞれ固有の微生物。

消毒【しょうどく】
　ある物体に付着している微生物のうち、病原性をもつ微生物を殺すこと。

新型コロナウイルス感染症【しんがた―かんせんしょう】
　COVID-19。新規のコロナウイルスによる感染症。2002（平成14）年から2003（平成15）年に流行した重症急性呼吸器感染症（SARS）原因ウイルスSARA-CoV-1と類似する

SARA-CoV-2によることが明らか
になっている。新興感染症の１つ。

真菌【しんきん】
いわゆるカビを主とする真核生物の
１種で自然環境に広く生息し、その
数は70,000種以上といわれている。
ほとんどの真菌は人体に害はなく、
チーズや味噌は真菌を利用してつく
られる食品でもある。しかし、宿主
の感染防御能力が低下し、真菌で感
染に発展する日和見感染症などがあ
る。

**人獣共通感染症【じんじゅうきょ
うつうかんせんしょう】**
ヒトと動物に感染する病原体による
感染症。ウイルスによるものから寄
生虫によるものまで多様にある。

新興感染症【しんこうかんせんしょう】
1973（昭和48）年以降に見つかった
未知の病原体による感染症で、公衆
衛生上大きな問題を引き起こしてい
るもの。2019（令和１）年の暮れか
ら流行し始めたCOVID-19も新興感
染症の１つ。

垂直感染【すいちょくかんせん】
母から子に直接病原体が感染する。
経胎盤感染・産道感染・母乳感染な
どがある。風疹、梅毒、血清肝炎な
どが代表的である。

水平感染【すいへいかんせん】
経皮的に輸血、汚染した注射器・注
射針などを介した感染。エイズなど
が代表的である。

スタンダード・プリコーション
standard precaution（標準予防策）。
アメリカ疾病対策予防センター
（CDC）が作成した院内感染対策の

１つ。すべての患者に適応される。
患者の分泌・排泄物（血液・体液・
尿・便・痰など）は感染症の可能性
があるとして、手洗い、手袋・ガウ
ン・マスク着用などについて述べら
れている。

スローウイルス感染【―かんせん】
非常に長い潜伏期を経て発症し、進
行性の予後不良の経過をとる感染症。
亜急性硬化性全脳炎、進行性多巣性
白質脳症などが代表的である。

生検【せいけん】
バイオプシーともいう。鉗子や切開
などで採取した組織の一部を顕微鏡
的に検査し診断をすること。胃生検、
大腸生検、皮膚生検、心筋生検など
がある。方法としては針生検、鉗子
生検、内視鏡生検、手術的生検など
である。

石炭酸係数【せきたんさんけいすう】
消毒薬の強さを石炭酸（フェノール）
と比較した場合の係数。一般にチフ
ス菌と黄色ブドウ球菌が試験菌とし
て用いられる。

石灰化【せっかいか】
カルシウム塩が組織に沈着し組織が
硬くなる。高カルシウム血症により
沈着が起こる転移性石灰化と壊死や
変異によって組織が硬くなる異栄養
性石灰化の２種類がある。

**赤血球凝集阻止（抑制）反応【せっ
けっきゅうぎょうしゅうそし（よく
せい）はんのう】**
多くのウイルスは、赤血球を凝集す
る（凝集反応）が、あらかじめ対応
する抗体をウイルスに作用させてお
くと凝集が阻止される反応。インフ

ルエンザなどのウイルス性疾患の診断に用いられる。

赤血球凝集反応【せっけっきゅうぎょうしゅうはんのう】
ウイルス粒子を介して赤血球が凝集する反応。この反応を利用してウイルスの定量を行う。

接触感染【せっしょくかんせん】
病原体が、接触することにより直接感染する。

染色【せんしょく】
通常、微生物の形態を観察する場合、そのままではコントラストが悪くて観察しづらい。そこで微生物をいろいろな色素で染めて顕微鏡で観察するための手段。

染色体【せんしょくたい】
遺伝を支配する因子（→ p.41）。

先天異常【せんてんいじょう】
出生時の形質の偏位が正常範囲から大きく外れていること。遺伝に関係するものは、配偶子病と遺伝子病がある。環境に関係するものは胎芽病と胎児病がある。

先天奇形【せんてんきけい】
出生時に形態の異常がある。1個体の中で異常がある単体奇形と1つの受精卵から2個体以上が形成される重複奇形に分類される。

潜伏感染【せんぷくかんせん】
慢性の状態で長期間病原体と宿主との間に平衡関係を保っている感染。何らかの条件で生体の抵抗力が弱まったときに発病する。

線毛【せんもう】
鞭毛より短い、まっすぐな毛様構造物。細菌の付着器官。一部の線毛は

遺伝情報伝達器官（→細菌の構造）。

増殖【ぞうしょく】
細菌の増殖では、発育に必要な栄養分や環境を与えると成長し、分裂して増える。原虫の増殖には、無性生殖と有性生殖がある。

増殖曲線【ぞうしょくきょくせん】
液体培地で、一定時間ごとに生菌数を測定し、菌数と時間との関係を図示したもの。

即時型アレルギー（過敏症）反応【そくじがた―（かびんしょう）はんのう】
抗原と液性抗体との反応によって起こるもので、抗原と接した後、反応発現までの時間が短い。アナフィラキシー反応ともいう。

=== た ===

体液性免疫【たいえきせいめんえき】
液性免疫ともいう。血清や体液中の抗体が、それぞれの抗原と特異的に反応して起こす免疫反応。凝集反応、沈降反応、中和反応などがある（→液性免疫）。

多価ワクチン【たか―】
1つの病原体に数種の型がある場合に、それらの各菌型を混ぜてつくったワクチン。

単球【たんきゅう】
白血球の1つであり、血液中に存在する免疫担当細胞である。貪食・殺菌などの機能を発揮する。血液中から組織に移行すると、マクロファージに変化する。

単染色【たんせんしょく】

1種類の色素だけで細菌を染色する方法。

遅延型アレルギー（過敏症）反応【ちえんがた—（かびんしょう）はんのう】

免疫された宿主が、同一抗原に再度接触すると、感作Tリンパ球との間に反応が起こり、種々の活性因子が産生・放出される。これら活性因子が血管を拡張し、局所に発赤がみられる。反応発現までの時間が長い。ツベルクリン反応が代表的である。

遅発性ウイルス感染症【ちはつせい—かんせんしょう】

非常に長い潜伏期間を経て発症する感染症。スローウイルス感染症ともいう。感染してから発症するまで数年から10年以上、20年以上という場合もある。代表的な疾患の亜急性硬化性全脳炎は麻疹罹患後約2〜10年を経て発症する。麻疹罹患児の数万人に1人の割合で発症するまれな疾患で、指定難病になっている。

中和反応【ちゅうわはんのう】

ウイルスや毒素に対応する抗体を混ぜると、宿主細胞に対するウイルスの感染力や毒性が消失する反応。このような抗体を中和抗体という（→ウイルス中和反応）。

腸管毒素【ちょうかんどくそ】

ブドウ球菌の産生する外毒素。耐熱性であり、毒素型食中毒を起こす代表的毒素である。

腸内細菌【ちょうないさいきん】

人および動物の腸内に寄生する細菌群。グラム陰性、芽胞非形成、通性嫌気性桿菌、大腸菌、サルモネラ菌、赤痢菌、肺炎桿菌、プロテウス菌などがある。

沈降反応【ちんこうはんのう】

溶液状の抗原で免疫した動物の血清中に産生された抗体が、抗原のタンパクと反応して白濁・沈殿などをつくる。このときの抗原物質を沈降原、抗体を沈降素という。

通性嫌気性菌【つうせいけんきせいきん】

酸素の有無にかかわらず発育することのできる細菌。多くの病原菌が含まれる。

ツベルクリン反応【—はんのう】

結核感染の診断に用いられる遅延型アレルギー反応。ツベルクリン溶液を皮内に注射すると、感染を経過したものは注射部位に発赤が起こる。2005（平成17）年4月からBCG直接接種が導入され、乳幼児へのツベルクリン反応検査は原則として廃止となった。

低温滅菌法【ていおんめっきんほう】

熱に弱い液体（牛乳など）を対象とした滅菌法（通常62℃、30分）。殺菌というよりはむしろ静菌的である。

T細胞【—さいぼう】

Tリンパ球ともいう。免疫に関与するリンパ球細胞である。骨髄細胞に由来し、胸腺を通過して脾臓やリンパ節に定着し、免疫応答や反応の発現にあずかる。ヘルパーTリンパ球、細胞傷害性Tリンパ球にさらに分化して免疫にかかわる。

ディック毒素【—どくそ】

溶レン菌が産生する毒素で、この毒素を皮内に注射すると、溶レン菌未

感染者は、注射局所に発赤を示す。この毒素を皮内に注射し、溶レン菌に対する免疫の有無を調べる皮内反応をディック反応という。

ディーン粒子【—りゅうし】
血清肝炎の病原体ウイルス。

デーデルライン桿菌【—かんきん】
乳酸菌の一種でグラム陰性桿菌。成人女子の腟内で発育する。腟内上皮のグリコーゲンを分解し、乳酸をつくり腟内の酸性度を高め、外界からの病原細菌の侵入と発育を抑え、自浄作用を発揮する。

伝染【でんせん】
病原体が宿主から他の宿主へ伝播し、感染を起こしていくこと。

同定【どうてい】
検体である細菌の種を明らかにすること。

トキソイド
菌体外毒素を加熱したり、ホルマリンを加えたりして無毒化した毒素。トキソイドは毒性のみを失い、抗毒素産生能は失っていない。ジフテリア・破傷風・ガス壊疽などのトキソイドがワクチンとして使用される。

毒素型食中毒【どくそがたしょくちゅうどく】
食品中において原因菌が増殖して産生した毒素を人体が摂取することにより中毒症状が発現する。摂取してから発症までの時間は短く、嘔気、嘔吐、胃痛などの症状が現れる。ブドウ球菌がつくるエンテロトキシン、ボツリヌス菌がつくるボツリヌス毒素による食中毒が代表的である。

塗抹【とまつ】
きれいにふいたスライドガラスに蒸留水の1滴を白金耳でとり、微量の菌を白金線でとってよく混ぜ、広げて薄い層とする（図2-5）。

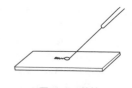

図2-5　塗抹

― な ―

内因感染【ないいんかんせん】
宿主に害を与えずに生息している細菌（常在菌など）が、場違いの器官に入って新たな感染病巣をつくったり、宿主の変調によって、常在菌や臨床的に潜在の状態にあった病原菌が急に増殖するような感染。

ナイセル染色【—せんしょく】
ジフテリア菌の異染小体の染色法。

ネグリ小体【—しょうたい】
狂犬病ウイルスに感染した脳の神経細胞に形成された封入体（→封入体）。

能動免疫【のうどうめんえき】
ワクチンの予防接種によって免疫を獲得すること（→受動免疫）。

― は ―

バイオクリーンルーム
HEPA（ヘパ）フィルターでろ過した空気を供給し、室内を陽圧に保ち、

室外から微生物の侵入を防ぐようにした部屋（→ HEPA フィルター）。

培地【ばいち】
微生物を人工的に発育・増殖させるため、微生物の発育に必要な栄養分を含んだ液や液を固形にしたもの。

梅毒の血清学的診断法【ばいどく—けっせいがくてきしんだんほう】
梅毒患者の血清および髄液について検査を行う。通常、ガラス板法、ワッセルマン反応などでスクリーニングを行い、陽性者は TPHA 反応、TPI 反応、TPIA 反応など特異性の高い反応でさらに詳しく調べる。

培養【ばいよう】
目的とする、ある微生物を培地の中で人工的に増殖させる操作。具体的には、滅菌した容器に、微生物の発育に必要な栄養分を調製して入れ、再び滅菌後、目的の細菌を植えて増殖させること。

バクテリオファージ
細菌を宿主にするウイルス。

パスツリゼーション
低温滅菌法のこと。細菌の多くはこの方法によって死滅させることができるが、加熱に耐えるものには、火炎滅菌法や乾熱滅菌法、高圧蒸気滅菌法などで滅菌する。微生物学の基礎を築いたとされる、フランスのパスツールが発見したことからパスツリゼーションとよばれる。

白金耳【はっきんじ】
白金線またはニクロム線の先端を直径 2 mm の円形に曲げて金属の柄にとりつけたもの。細菌の塗抹や釣菌に用いる（図 2-6）。

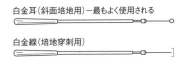

白金耳（斜面培地用）—最もよく使用される

白金線（培地穿刺用）

図 2-6　白金耳

ハプテン
不完全抗原のこと。免疫応答を誘導する性質はないが、抗体と特異的に反応する性質をもつ抗原。脂質や核酸はハプテン（不完全抗原）で他のタンパク質と結合して完全抗原となる。

B 型肝炎ウイルス【—がたかんえん—】
HBV。B 型肝炎を起こすウイルスである。ヘパドナウイルス科に分類される。「ヘパ」は肝臓のことである。球形で大きさは約42nm。HBs、HBc、HBe の 3 種の抗原が含まれる。このウイルスは主に血液を介して侵入する。肝細胞に感染して増殖、それが B 型肝炎となる。母から子への産道感染（垂直感染）もある。劇症肝炎を起こす場合もあるが、ほとんどの場合は完治する。

B 細胞【—さいぼう】
B リンパ球ともいう。免疫に関与するリンパ球細胞である。骨髄細胞に由来し、胸腺の影響を受けずに、直接末梢リンパ系組織に定着する。さらに形質細胞に分化し、免疫グロブリンをつくる。

BCG
ウシ型結核菌を長期間培養して得た弱毒株である。ヒトに病原性をもたない。結核菌の生菌ワクチンに使用

される。

微生物【びせいぶつ】
　細菌、真菌、原虫、ウイルスなど目で見ることのできない生物の総称。原虫は10〜100μm、真菌は5〜12μm、一般細菌は0.5〜5μm、ウイルスは20〜300nm（ナノメートル）程度の大きさである。ナノメートルは1/1000μm（マイクロメートル）。マイクロメートルは1/1000mm（ミリ）。

肥大【ひだい】
　実質細胞の大きさが大きくなる。細胞の数が増えることも肥大ということがある。過剰な筋トレなどによる筋肉肥大は作業性肥大とよばれる。またホルモンの過剰分泌による臓器の肥大は内分泌性肥大とよばれる。

飛沫感染【ひまつかんせん】
　患者の咳やくしゃみ、あるいは会話の際に飛ぶ病原体を含む飛沫を直接受けて起こる感染。飛沫感染と空気感染は気道より微生物が侵入するので気道感染という。

肥満細胞【ひまんさいぼう】
　細胞質内にヒスタミンやセロトニンといった化学メディエーター（化学伝達物質）が入った顆粒をもつ細胞。マスト細胞ともいう。

病後免疫【びょうごめんえき】
　感染症にかかったあとで得られる免疫。

標準予防策【ひょうじゅんよぼうさく】
　スタンダード・プリコーションともいう。1996（平成8）年にアメリカのCDC（疾病対策予防センター）が提唱した隔離予防策における予防策である。標準予防策と感染経路別予防策がある。すべての患者と医療スタッフが対象。感染経路別予防策は、空気感染予防策、飛沫感染予防策、接触感染予防策を追加するよう提唱している（→スタンダード・プリコーション）。

病理学【びょうりがく】
　病気の原因となりたちの仕組みを科学的に理解する学問。病因学、病理発生学、病理組織学からなる。

病理診断【びょうりしんだん】
　病理解剖（剖検）、組織診断（組織診）、細胞診断（細胞診）の3本柱。剖検は死亡した患者の最終的な診断を下し、組織診は採取した組織を顕微鏡でみて診断をする。細胞診は採取した細胞を顕微鏡でみて診断する。

日和見感染【ひよりみかんせん】
　宿主側の抵抗力の低下により、正常な宿主では病原性が弱かったり、病原性を発揮しないと考えられていた微生物によって起こる感染。緑膿菌、セラチアなどが代表的な菌である。

封入体【ふうにゅうたい】
　ウイルス感染により、細胞内にウイルスの構成成分が蓄積したり、感染の痕跡の産物が小体として観察される。封入体はウイルスの種類により特有の形態をしており、鑑別上の手がかりになる。トラコーマのプロバツェック小体、鼠径リンパ肉芽腫症の宮川小体、痘瘡のグアルニエリ小体、パッシェン小体（ウイルス粒子）、狂犬病のネグリ小体などがある。

不完全抗原【ふかんぜんこうげん】
　単独では抗体産生能力がなく、タンパクと結合して複合体にして生体に

与えると初めて抗体をつくり、できた抗体とは単独で反応する抗原（→ハプテン）。

不顕性感染【ふけんせいかんせん】

感染はしているが、臨床症状は認められず、ある程度の抗体産生が認められる感染。急性灰白髄炎（ポリオ）や日本脳炎のウイルスが、この型の感染を起こす。

プラスミド

細胞質遺伝子の総称。大腸菌の薬剤耐性や毒素産生プラスミドがよく知られている。

孵卵器【ふらんき】

微生物を植えた培地などを納め、温度を一定に保ち、微生物を増殖させる装置。

プリオン

核酸をもたない特殊な感染性のタンパク質粒子である。消毒に強い抵抗性があり、通常の消毒薬や煮沸は無効である。３％ドデシル硫酸ナトリウムによる滅菌、高圧蒸気滅菌で132℃、１時間などのような強い処理が求められる。プリオンが原因とされる疾患はプリオン病とよばれヒトにおいてはクールー病、クロイツフェルト・ヤコブ病がある。動物においてはウシ海綿状脳症（BSE）などがある。ヒトのBSEは、変異型クロイツフェルト・ヤコブ病と名づけられBSE罹患牛を食することで感染する。BSEは狂牛病ともよばれる。

分離培地【ぶんりばいち】

多くの雑菌が混ざった患者の検査材料から、特定の原因菌を検出するための培地。代表的な分離培地には次のようなものがある。ドリガルスキー培地、マッコンキー培地（腸内細菌）、SS培地（赤痢菌、サルモネラ菌）、ボルデー・ジャングー培地（百日咳菌）、レフレル培地（ジフテリア菌）、小川培地（結核菌）、TCBS培地（コレラ菌）、サブロー培地（真菌）、チャップマン培地（ブドウ球菌）。

平圧蒸気滅菌法【へいあつじょうきめっきんほう】

100℃の蒸気で１時間以上処理すると、病原菌を含めて大部分の微生物が死滅するが、抵抗力の強い芽胞菌は生き残る。

ベクター

ノミ、シラミ、カ、ハエなど感染の媒介の役割をはたす昆虫。

HEPA（ヘパ）フィルター

高性能微粒子フィルター（high efficiency particulate air filter）。0.3μm以上の粒子を99.9%以上の効率で補足する。バイオクリーンルームなどの空気の除菌に用いられる。

偏性嫌気性菌【へんせいけんきせいきん】

酸素があると発育できない菌。破傷風菌、ボツリヌス菌、ウェルシュ菌などがある。

鞭毛【べんもう】

細菌の運動器官（→細菌の構造）。

胞子【ほうし】

真菌（主にカビ）の休止形にあたる。休止形とは活動を停止している細胞のことである。この胞子を、適当な温度と水分のある条件下に置くと発芽する。

母子感染【ぼしかんせん】

母から子に感染すること。垂直感染ともいう。

補体【ほたい】
　動物の正常血清中に存在し、9種類のタンパク成分からなり、抗原抗体結合物に結合する性質をもつ。

補体結合反応【ほたいけつごうはんのう】
　血清反応で、抗原抗体結合物に補体が反応して起こる免疫反応。溶菌、溶血反応その他さまざまな生体反応を起こし、とくに溶血反応は、この反応が起こったかどうかを知る指標となる。

ポール・バンネル反応【―はんのう】
　伝染性単核症の診断反応。患者血清中の抗体が、37℃でヒツジ赤血球を凝集する。

━━━━━ **ま** ━━━━━

マクロファージ
　異物を認識して排除するための貪食能をもつ。免疫反応系へ情報を受け渡す機能もある。

マススクリーニングテスト
　先天性疾患に対し、出生後に早期発見・治療により発症の予防、予後の改善をできるようにする。

光田反応【みつだはんのう】
　ハンセン病の診断に用いられる遅延型アレルギー反応。らい結節を生理食塩水で抽出した抗原（光田レプロミン）を皮内に注射し、14日後に発赤直径で判定する。結節型は、一般に陰性、非結節型は陽性を示す。

滅菌【めっきん】

ある物体に存在するあらゆる微生物を除去、または死滅させること。

免疫【めんえき】
　生体が、ある1つの感染症にかかると再び同一の感染症にかからない現象（→ p.151）。

免疫（血清）グロブリン【めんえき（けっせい）―】
　血清のグロブリン画分、とくにγ-グロブリン画分に含まれる抗体分子。その種類としてはIgG、IgM、IgA、IgE、IgDが知られていて、すべての免疫グロブリン分子は、2本のH鎖と2本のL鎖の共通の基本構造からなる（図2-7）。

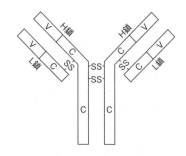

図2-7　IgG分子の模型

━━━━━ **や** ━━━━━

薬剤アレルギー（過敏症）【やくざい―（かびんしょう）】
　ペニシリン、ストレプトマイシン、マクロライド系抗生物質に多くみられるが、そのなかでペニシリンによるアナフィラキシーが危険である（ペ

ニシリンショック）。

薬剤感受性試験【やくざいかんじゅ
　せいしけん】
　　化学療法を実施するため、原因菌の
　　化学療法剤に対する最小発育阻止濃
　　度を検査すること。

薬剤耐性菌【やくざいたいせいきん】
　　ある種の薬剤に対して、抵抗力を示
　　すようになった細菌。最近耐性菌で
　　問題視されているものに、結核菌、
　　赤痢菌、ブドウ球菌などがあって、
　　感染症の化学療法が困難になってい
　　る。

溶血【ようけつ】
　　溶血素を産生する細菌（レンサ球菌、
　　ブドウ球菌など）に血液を加えた培
　　地上で培養すると、培地中の血液が
　　溶けて、発育してきた菌の集落のま
　　わりに透明帯を生じる。溶血にはα
　　溶血、β溶血がある。

───── ら ─────

ラセン菌【―きん】
　　桿菌状でラセン状に曲がった形の細
　　菌（図2-3）。ラセンが短いものは
　　カンピロバクター属、ヘリコバクター
　　属、長いものはスピロヘータで梅毒
　　トレポネーマ、黄疸出血性レプトス
　　ピラ菌などがある。

リンパ球【―きゅう】
　　免疫に関与するリンパ系の細胞。生
　　体は免疫応答により抗原と特異的に
　　反応する抗体と感作リンパ球を産生
　　する。

レプロミン反応【―はんのう】
　　光田反応ともいう。ハンセン病の診

断に用いられる。

濾過滅菌法【ろかめっきんほう】
　　加熱すると成分が壊れる血清、ビタ
　　ミンや糖液などを素焼の筒や高分子
　　の薄い膜を通して濾過し、細菌を取
　　り除く滅菌方法。

───── わ ─────

ワクチン
　　予防接種に使用される抗原。種類と
　　しては、病原体の感染性をなくした
　　死菌・不活化ワクチン、病原性を低
　　下させた弱毒生ワクチン、病原体の
　　感染防御抗原のみを取り出し毒性を
　　なくしたコンポーネントワクチン、
　　ホルマリンを用いて抗原性を損なわ
　　ないように無毒化したトキソイド、
　　組み換え技術によって人工的に精製
　　する組み換え抗原ワクチン、感染防
　　御抗原をつくる遺伝子を直接注射し
　　細胞内で成分を発現させ免疫応答を
　　誘導する核酸ワクチンなどがある。
　　核酸ワクチンでは、新型コロナウイ
　　ルス感染症のワクチンとして mRNA
　　ワクチンが実用化に至った。

薬理

━━━ あ ━━━

アゴニスト

作用薬ともいう。生体にある受容体に結合し、薬理作用を発現させる薬。（→アンタゴニスト）

アドヒアランス

患者自身が積極的に治療方針の決定に参加し、その決定に従って治療を受けるという概念であり、治療成功の鍵であるという考え。

アドレナリン作動薬【─さどうやく】

アドレナリン、ノルアドレナリンなどの副腎髄質ホルモンやイソプロテレノールおよびその誘導体が交感神経興奮効果を表すのは、各組織や器官の細胞膜にある α（アルファ）または β（ベータ）受容体に作用するためである。ノルアドレナリンは主として α（皮膚、内臓、四肢血管収縮、血圧上昇）に、イソプロテレノールは主として β（β1は心機能亢進、β2は気管支拡張）に、アドレナリンは両者に作用する。フェニレフリン、ナファゾリンは末梢血管を収縮させる。気管支には主に β 受容体があり、アドレナリンやイソプロテレノールで拡張作用を表し、気管支喘息の呼吸困難発作の治療に用いられる。

アルカロイド

窒素を含む有機物で、アルカリ性反応を呈し、苦味がある。酸と結合して塩をつくり、その塩は水に溶け、少量で強い作用を呈する。動物にもあるが植物中に存在することが多く植物塩基ともいわれる（アヘンアルカロイド）。

α受容体遮断薬【─じゅようたいしゃだんやく】

血管拡張に作用する。プラゾシン、フェントラミン、プラゾシン、タムスロシン、ピンドロールなど（→β受容体遮断薬）。

安全域【あんぜんいき】

治療係数ともいう。LD50を ED50で割った値。

アンタゴニスト

拮抗薬ともいう。生体に存在している受容体に結合することにより、作用薬の結合を阻止する。また、生体の活性物質が受容体に結合して作用することを遮断するために受容体に結合する働きもある（→アゴニスト）。

罨法薬【あんぽうやく】

局所を温めたり、冷やしたりする湿布薬（ホウ酸液、リバノール液など）。

ED50

動物実験における薬物の50％有効量。LD50/ED50は治療係数といい、この値の大きい薬物は一般的に安全域が広い。

医薬品【いやくひん】

日本薬局方に収められている薬品で、人体または動物の疾病の診断や治療または予防に使用されることを目的としたもの。医療用医薬品、要指導医薬品、一般用医薬品、第一類医薬品、第二類医薬品に分類される。

医薬部外品【いやくぶがいひん】

人体に対する作用が緩和なもので、機械器具等ではないもので、「吐きけ、その他の不快感、口臭、体臭の防止」「あせも、ただれ等の防止」「脱毛の防止。また、育毛や除毛」などの目的に対する有効成分が含有されているもの。

インスリン製剤【―せいざい】

糖尿病の治療薬の1つ。インスリンはポリペプドの構造をもち、内服では分解されるための注射により投与される。インスリン製剤は注射で投与され、作用の発現時間と持続時間の違いにより、速攻型、中間型、遅行型に分類される。

エキス剤【―ざい】

生薬をアルコールで浸出して低温で蒸発濃縮したもの。生薬と純粋薬の中間にある（ロートエキス）。

エリキシル剤【―ざい】

芳香と甘味をもったアルコール性液（アミノフィリンは飲みにくいがエリキシル剤にすると飲みやすくなる）。

LD$_{50}$

動物実験における薬物の50％致死量のことで薬物の毒性などを知るときの1つの基準とする。

遠達作用【えんたつさよう】

局所に作用してそれが神経的反射によって他の部分にある作用が現れること。たとえば胸膜炎や肺炎のときなどに芥子泥を胸部に塗布すると、局所の刺激によって肺に充血をきたし炎症性産物の吸収および炎症の治療を促進させる。

オピオイド鎮痛薬【―ちんつうやく】

脳脊髄内にあるオピオイド受容体に作用して鎮痛効果を表す薬物。大きく2つに分類され、モルヒネ、オキシコドン、ペチジン、フェンタニルなどの麻薬性鎮痛薬とペンタゾシン、ブプレノルフィン、トラマドールなどの非麻薬性鎮痛薬がある。

オータコイド

自身を調節する物質という意味。生体内で生成し、極微量で強い生理活性を示す点はホルモンと類似するが、ホルモンがある特定臓器でのみ生成され、血液で全身に運ばれ生理活性を示すのに対し、オータコイドは多くの組織で生成し、その部位で生理活性を示し、その部位で失活する。

オーファンドラッグ

厚生労働大臣が指定する希少疾病用医薬品のこと。

――――――― か ―――――――

化学療法剤【かがくりょうほうざい】

生体に侵入または寄生する病原体を死滅させて、病気を治療する化学的に明らかな薬物で、人体には害が少なく病原体に強く作用する。合成物質および抗生物質がある。前者にはサルファ剤、ノルフロキサシン、オフロキサシン、レボフロキサシン、スルファメトキサゾールとトリメト

プリムの合剤である ST 合剤（バクタ、バクトラミン）などがある（→抗生物質）。

カプセル剤【―ざい】

悪味、悪臭、油状のものなどを内服するときに使用する。カプセルの質により胃または腸で作用させることができる。

カリウム保持性利尿薬【―ほじせいりにょうやく】

アルドステロンなどの水分の再吸収などに作用して、尿として水分を排泄し、カリウムの排泄を抑え、浮腫や血圧などを改善する。

カルシウム拮抗薬【―きっこうやく】

カルシウムの細胞内流入を抑制する薬物で、心筋や冠血管、末梢血管の平滑筋の収縮が抑制される。狭心症や不整脈、高血圧の治療薬として使用される。

含嗽薬【がんそうやく】

うがい薬のこと（アズレン、ポビドンヨード、フラジオマイシンなど）。

気管支喘息薬【きかんしぜんそくやく】

①交感神経作用薬（β2刺激薬）：サルブタモール、プロカテロール、ツロブテロール
②テオフィリン製剤：アミノフィリン、テオフィリン
③脱顆粒抑制薬：クロモグリク酸、ケトチフェン
④副腎皮質ステロイド：ベクロメタゾン、フルチカゾン、ブデソニド、シクレソニド、モメタゾン
⑤ロイコトリエン拮抗薬：プランルカスト

拮抗作用【きっこうさよう】

協力作用と反対に併用することで、一定作用が著しく減退する場合をいう（ムスカリンとアトロピン、アルコール麻酔作用のカフェインによる減弱など）。

拮抗的二重支配【きっこうてきにじゅうしはい】

臓器の多くは交感神経と副交感神経の両方に支配（二重支配）されており、交感神経と副交感神経は臓器に対して正反対の影響（拮抗作用）を与えている。（例）交感神経遮断薬によって心拍数が減少するのは、①常に活動している交感神経活動が抑制されたことと、②交感神経機能が遮断されたことにより、相対的に副交感神経の活動が大きくなる。

気分安定薬【きぶんあんていやく】

双極性障害に効果を表す（炭酸リチウム、カルバマゼピン、バルプロ酸ナトリウム、ラモトリギンなど）。

吸収【きゅうしゅう】

適用された薬物が全身血流に入るまでの過程（薬物吸収）。吸収の速さは適用方法により異なる。

吸入麻酔薬【きゅうにゅうますいやく】

肺から吸入させて中枢に作用させる麻酔薬（亜酸化窒素、エンフルラン、イソフルラン、セボフルランなど）。

狭心症治療薬【きょうしんしょうちりょうやく】

狭心症発作には硝酸薬（ニトログリセリン、硝酸イソソルビド）、冠状動脈の持続的拡張と副血行路形成を促進するジピリダモール、カルシウム拮抗薬（ジルチアゼム、ベラパミル、ニフェジピン）、心臓の働きを抑制す

るアドレナリン作動性β遮断薬（プロプラノロール、ピンドロール）など。

強心薬【きょうしんやく】
心臓のポンプ機能を強めることで、全身への血液循環を改善する薬。
①ジギタリス製剤：ジゴキシン、メチルジゴキシン、デスラノシド
②アドレナリンβ1作用薬：ドパミン、ドブタミン、イソプレナリン、アドレナリン、ノルアドレナリン、デノパミン、コルホルシンダロパートなど
③ホスホジエステラーゼ（PDE）Ⅲ阻害薬：オルプリノン、ミルリノン、ピモベンダンなど

矯味薬【きょうみやく】
味をよくするために主薬に加える薬物（単シロップ）。

協力作用【きょうりょくさよう】
薬物を2種以上使用するとき、薬物各自の作用がさらに加わって現れる場合（相加作用：ヒスタミンとアセチルコリンによる血圧下降など）、および一定作用の著しい増強を表す場合（相乗作用：コカインとアドレナリンによる局所麻酔作用など）がある。

局所作用【きょくしょさよう】
薬物の適用部位にのみ作用する。

局所適用【きょくしょてきよう】
皮膚、粘膜などにつける薬などを直接局所に適用すること。その他、点耳、点眼、噴霧吸入、含嗽、洗浄、坐薬の挿入などがある。

局所麻酔薬【きょくしょますいやく】
局所の知覚、ことに痛覚を麻痺させ

るもの。コカイン、プロカイン、リドカイン、テトラカイン、ブピバカインなど。

極量【きょくりょう】
中毒のおそれなく安全に使用しうる最大量。

去痰薬【きょたんやく】
気道の痰や異物を排出させるもので溶解性去痰薬（重曹、アンモニアウイキョウ精）、催吐性去痰薬（トコン）、刺激性去痰薬（セネガ、オンジ、キキョウ、サポニン）がある。去痰をよくして咳を少なくさせる効果がある。また、アセチルシステイン、アンブロキソール、エチルシステイン、エプラジノン、L-エチルシステイン、カルボシステイン、諸種のタンパク分解酵素薬（p.81）がある。

禁断症状【きんだんしょうじょう】
モルヒネなどが習慣性になった場合、その摂取を中断すると生理的でない苦しい生活現象を起こすことをいう。急激な摂取の中断により、ときに重篤な状態に陥ることもある。

筋弛緩薬【きんしかんやく】
外科手術時の筋弛緩や破傷風、狂犬病などの痙攣を緩和させる作用のあるもの。末梢性に作用するベクロニウム、ロクロニウム、A型とB型のボツリヌス毒素、スキサメトニウム、ダントロレンナトリウムなどがある。また中枢性に作用するクロルメザノン、バクロフェン、チザニジンのほか、ジアゼパムのようなマイナートランキライザーもある。

筋肉内注射【きんにくないちゅうしゃ】

皮下に比して吸収が速く2～5mL適用できる。一般に皮下注射では刺激、疼痛の強いものや油性の薬剤（ホルモン剤）などの吸収の悪いものが適用され、有効量は内服のほぼ同量かまたはやや少量で済む。

駆虫薬【くちゅうやく】
腸内寄生虫を殺すか弱らせるかして、体外に駆出させる薬物で、服用後原則としては塩類下剤を投与する。回虫駆除薬、十二指腸虫駆除薬、条虫駆除薬、蟯虫駆除薬。

劇薬【げきやく】
（→毒薬）

血管拡張薬【けっかんかくちょうやく】
血管拡張作用により血流を改善し、脳循環や冠状動脈の血行障害（狭心症など）の治療に用いられる。亜硝酸アミル、ニトログリセリン、ジルチアゼム、トリメタジジン、ニフェジピン、ベラパミル、ジピリダモール、硝酸イソソルビド、ニコランジルなどがある。

血管収縮薬【けっかんしゅうしゅくやく】
一般に虚脱、ショック、諸種中毒などによる血管麻痺（拡張）により血圧下降が著しいとき、または臓器出血、子宮出血などに用いる。アドレナリン、カフェイン（血管収縮、血圧上昇）、スマトリプタン、エルゴタミン、下垂体後葉注射液（子宮収縮および止血）など。

血管補強薬【けっかんほきょうやく】
毛細血管の透過性を低下させ、抵抗性を増す。出血しやすいものには止血的に作用する。カルバゾクロム、アスコルビン酸（ビタミンC）ビタ

ミンP（ルチンやヘスペリジン、ケルセチンなどのフラボノイド）。

解熱剤【げねつざい】
中枢に作用して異常な発熱を抑え体温を下降させる。同時に鎮痛作用を有するものが多い。アスピリン、メフェナム酸、ジクロフェナクナトリウムなどの非ステロイド性消炎鎮痛薬など。

健胃薬【けんいやく】
食欲を増進させ、胃の機能（胃液分泌と運動）をよくするもので芳香性健胃薬（橙皮、桂皮、肉桂）、苦味性健胃薬（ゲンチアナ、センブリ、苦味チンキ）および苛味性（刺激性）健胃薬（ショウズク、カラシ、コショウ）などがある。

懸濁液【けんだくえき】
液体中に固体粒子が肉眼または顕微鏡で見える程度の微粒子として分散しているもの（硫酸バリウム）。

抗悪性腫瘍薬【こうあくせいしゅようやく】
抗がん薬ともいう。悪性腫瘍にさまざまに作用する多種の薬剤。共通する主な副作用に骨髄障害、感染症、消化器障害、脱毛などがある。
①アルキル化薬：シクロホスファミド、ニムスチン、ダカルバジン
②代謝拮抗薬：メトトレキサート、フルオロウラシル、メルカプトプリン、レボホリナートカルシウム
③抗生物質：ドキソルビシン、マイトマイシンC
④微小管阻害薬：ビンクリスチン、パクリタキセル、エリブリン
⑤ホルモン剤：アナストロゾール、

タモキシフェン、フルタミド、ゴセレリン

⑥白金化合物：シスプラチン、ミリプラチン、カルボプラチン

⑦トポイソメラーゼ阻害薬：イリノテカン、エトポシド

⑧サイトカイン：インターフェロンガンマ-1a、テセロイキン

⑨分子標的治療薬：トラスツズマブ、リツキシマブ、ゲフィチニブなど

降圧薬【こうあつやく】

高血圧症の治療薬。主な治療薬の分類は以下のとおりである。

①降圧利尿薬：サイアザイド（チアジド）系利尿薬、ループ利尿薬、カリウム保持性利尿薬

②交感神経抑制薬：β遮断薬（メトプロロール、プロプラノロール）、α β遮断薬（ラベタロール）、α1遮断薬（プラゾシン、ブナゾシン）、中枢性降圧薬（クロニジン、メチルドパ）、アドレナリン作動ニューロン遮断薬（レセルピン）

③カルシウム拮抗薬：ニフェジピン、ニカルジピン、アムロジピン

④血管拡張薬：ヒドララジン

⑤アンジオテンシン変換酵素（ACE）阻害薬：カプトプリル、エナラプリル

⑥アンジオテンシンⅡ（ATⅡ）受容体拮抗薬：ロサルタンカリウム、テルミサルタンなど

抗うつ薬【こう—やく】

うつ病または躁うつ病のうつ期では、ノルアドレナリンおよびセロトニン作動性神経機構の機能低下が生じていると考えられている。この機能低下を改善させる薬物。

①三環系抗うつ薬：アミトリプチン、デシプラミン、イミプラン

②非三環系抗うつ薬：マプロチリン、ミアンセリン

③選択的セロトニン再取り込み阻害薬（SSRI）：フルポキサミン、パロキセチン

④セロトニン・ノルアドレナリン再取り込み阻害薬（SNRI）：デュロキセチン、ミルナシプラン

抗がん薬【こう—やく】

（→抗悪性腫瘍薬）

抗凝血薬【こうぎょうけつやく】

血液の凝固性が異常に高まってできる血栓を防ぐためや輸血液に応用する（ヘパリン、クエン酸ナトリウム、ワルファリンカリウムなど）。

抗菌スペクトル【こうきん—】

MIC（最小発育阻止濃度）に基づいて、各種の病原微生物に対する薬物の有効範囲を求めたもの。薬物に対する感受性菌を確認できる。

硬膏【こうこう】

油脂、蝋、鉛塩などを基剤としてこれを布上などに伸ばしたもの。常温では固形であるが体温で軟化して皮膚に粘着する（絆創膏）。

抗コリン作動薬【こう—さどうやく】

アトロピン（腺分泌抑制、散瞳、胃腸・胆管・膀胱弛緩）、アトロピン作用は弱いが鎮静作用のあるスコポラミン、合成鎮痙薬（胃、十二指腸潰瘍に用いるピレンゼピンなど）。

膏剤【こうざい】

皮膚被覆薬である種々の泥膏、軟膏、硬膏などの基剤となるもの。

3

薬理

交差耐性【こうさたいせい】

連用により薬物の効果が低下することを耐性といい、ある薬物で耐性を示すと、それと化学構造が類似した薬物にも耐性を示す場合をいう（モルヒネ耐性と他の麻薬性鎮痛薬など）。細菌の抗生物質に対する交差耐性もある。

抗真菌薬【こうしんきんやく】

真菌に対する治療薬。いずれも強い副作用がある（アムホテリシンB、ミコナゾール、フルシトシン、ミカファンギン）。

抗精神病薬【こうせいしんびょうやく】

統合失調症を中心に、躁病、うつ状態、不安障害に効果を表す薬物で、大きく2つに分類される。

①非定型精神病薬：セロトニン・ドパミン遮断薬（リスペリドン、ペロスピロン）、多元受容体作用抗精神病薬（オランザピン、クエチアピン）、ドパミン部分作動薬（アリピプラゾール）などがある。

②定型抗精神病薬：フェノチアジン系（クロルプロマジン、ペルフェナジン）、ブチロフェノン系（ハロペリドール、スピペロン、ドロペリドール）、ベンザミド系（スルピリド、チアプリド）などがある。

向精神薬【こうせいしんやく】

精神の状態に影響を与える薬物。抗精神病薬、抗不安薬、抗うつ薬、気分安定薬がある。

抗生物質【こうせいぶっしつ】

微生物がつくり出した化学的物質で、薬理効果を表す。ペニシリン系、セフェム系、アミノグリコシド（アミノ配糖体）系、テトラサイクリン系、クロラムフェニコール系、マクロライド系、ポリペプチド系、サルファ剤、ニューキノロン系、ST合剤に分類される。

抗てんかん薬【こう—やく】

脳波の異常を伴う発作的な脳の機能異常が反復して起こる慢性疾患に対する治療薬。発作の型によって有効な薬物が異なる。

①部分発作（精神運動発作）：カルバマゼピン、フェニトイン、ゾニサミド

②欠伸発作（小発作）：バルプロ酸、エトスクシミド

③強直間代発作（大発作）：バルプロ酸、プリミドン、フェニトイン、フェノバルビタール、ゾニサミド

④てんかん重積状態：ジアゼパム

抗てんかん補助薬【こう—ほじょやく】

第二世代抗てんかん薬ともいう。従来の抗てんかん薬で十分な効果が得られない発作に対して併用療法として使用される（ガバペンチン、トピラマート、ラモトリギン、レベチラセタム）。

抗不安薬【こうふあんやく】

神経症（ノイローゼ）の不安・緊張・焦り・不安発作（パニック障害）を緩和する（ジアゼパム、クロルジアゼポキシド、オキサゾラム、ロラゼパム、エチゾラム、クロチアゼム、ヒドロキシジン、パロキセチン）。

抗ヒスタミン薬【こう—やく】

通常、抗ヒスタミン薬というと、ヒスタミンH1受容体拮抗薬（遮断薬）のことを指す。抗アレルギー作用の

ほか、鎮静・催眠作用、制吐作用、抗コリン作用、局所麻酔作用をもつ（ジフェンヒドラミン、プロメタジン、ホモクロルシクリジン、クレマスチン、クロルフェニラミン、メキタジン）。

呼吸促進薬【こきゅうそくしんやく】
呼吸困難、呼吸麻痺、新生児窒息などに応用する（ドキサプラム）。

コリン作動性線維【―さどうせいせんい】
自律神経においては節前線維の節におけるシナプスでの興奮伝達はすべてアセチルコリンを介して行われるコリン作動性であり、節後神経では交感神経はその末端よりアドレナリンを、副交感神経ではアセチルコリンを出すそれぞれの作動性線維があるとされている。

コリン作用薬【―さようやく】
腺分泌亢進、腸運動亢進、縮瞳、眼圧低下、徐脈などの作用がある（アセチルコリン、ベタネコール、ピロカルピン、ネオスチグミンなど）。

―――――― さ ――――――

ザイアザイド系利尿薬【―けいりにょうやく】
体内の余分な水分などを尿として排泄し、血圧や浮腫などを改善する薬。遠位尿細管でのナトリウム、クロライドの再吸収を抑制する。

催奇形性【さいきけいせい】
薬物使用によりサリドマイドのようにアザラシ症の発生をみることがあったため、薬物に対する奇形発生

の有無が厳重にチェックされるようになった。妊娠前期にかけての薬物投与は慎重にしなければならない。

催吐薬【さいとやく】
毒物や不消化物を飲んだとき胃内容を吐出させる（エメチンを含むトコンシロップ）。

催眠薬【さいみんやく】
元々の睡眠リズムを変えずに自然に近い睡眠を起こさせるもの。
①ベンゾジアゼピン系催眠薬：トリアゾラム、ブロチゾラム、ニトラゼパム、フルニトラゼパム、フルラゼパム、クアゼパムなど。
②非ベンゾジアゼピン系催眠薬：ゾルピデム。
③バルビツール酸系催眠薬：ペントバルビタール、アモバルビタール、セコバルビタール、フェノバルビタールなど。
④非バルビツール酸系催眠薬：ブロモバレリル尿素、抱水クロラール（エスクレ）、臭化カリウム。
⑤その他：メラトニン受容体作用薬（ラメルテオン）、オレキシン受容体拮抗薬（スボレキサント）、抗ヒスタミン薬（ジフェンヒドラミン）

佐薬【さやく】
補佐薬。主薬の効果を助けたり、主薬の副作用をなくすもの（ジギタリスを強心薬の主薬とした場合の酸化マグネシウムをいう）。

坐薬【ざやく】
カカオ脂を基剤とし、これに必要な薬物を混ぜる。形は円柱状、円錐状、球状などで肛門、腟、尿道などに挿入する。常温では固形、体温で溶け

て作用する（インダシン坐薬、アルピニー坐剤）

散瞳薬【さんどうやく】
瞳孔を散大させる薬物で、アドレナリン効果薬のフェニレフリンや抗コリン効果薬のアトロピンなどがある。

散布剤【さんぷざい】
皮膚または粘膜の収斂あるいは防腐の目的に散布する薬剤。

散薬【さんやく】
散剤。粉末状で普通内服薬とする。2種以上の薬品を混和均等化したもの。

ジェネリック医薬品【―いやくひん】
後発医薬品のこと。新しく承認された先発医薬品に対して、後発という。特許が切れた先発医薬品と成分は同じ薬剤である。

ジギタリス中毒【―ちゅうどく】
ジギタリス製剤の過量投与が原因で現れる中毒症状のこと。低下カリウム血症、不整脈、徐脈、頻脈などの循環器症状、嘔吐や下痢、腹部膨満などの消化器症状、めまいや頭痛などが現れる。

子宮収縮薬【しきゅうしゅうしゅくやく】
収縮と同時に止血作用を有する。下垂体後葉製剤オキシトシンのほか、麦角アルカロイドのメチルエルゴメトリンなどがある。また、プロスタグランジン製剤は陣痛誘発促進や分娩促進、術後の腸管麻痺などに用いられる。ジノプロストン（プロスタグランジンＥ2）、ゲメプロスト（プレグランディン）

止血薬【しけつやく】
全身性止血薬（カルバゾクロム、ビタミンＫなど）および局所性止血薬（アドレナリン、酸化セルロース、ゼラチン、トロンビンなど）がある。

瀉下薬【しゃげやく】
便通を促進させるもので軟下剤（緩和な下痢を起こす）、緩下剤（中等度）、峻下剤（激しい下痢を起こす）などがある。薬理作用からは塩類下剤（腸管内では塩類浸透圧を高める：硫酸マグネシウム、硫酸ナトリウム、酸化マグネシウム）、刺激性下痢（腸粘膜刺激による反射的に蠕動亢進を起こすもの：ヒマシ油、センナ、大黄、ピコスルファートナトリウム）などがある。

習慣性【しゅうかんせい】
ある薬物を持続して使用するとき薬物に対する耐性が高まり、次第に増量しないと効果を表さなくなること（モルヒネ、アルコールなど）

重量法【じゅうりょうほう】
溶質と溶液の重量の比から％を求める方法（例：2ｇの重炭酸ナトリウムを98ｇの水に溶かした場合は、2％の重曹水となる）

収斂作用【しゅうれんさよう】
タンニンなどの薬物は生体組織に触れると、細胞のタンパク質と結合して不溶性の沈殿物をつくり、また組織中の水を奪って乾燥する。このような作用をいう。

縮瞳薬【しゅくどうやく】
縮瞳と起こすためコリン作動薬（ピロカルピン、ジスチグミンなど）。

主薬【しゅやく】
内服薬の場合、その主な役割を担う薬物。

消化酵素薬【しょうかこうそやく】

胃や腸の疾患で消化酵素が不足したときに適用し、消化を助ける。ペプシン（胃内のタンパク消化）、パンクレアチン（膵液中の酵素を補いタンパク、でんぷん、脂肪の消化促進）、ジアスターゼ（でんぷんの消化）、リパーゼ（脂肪分解酵素）、薬物酵母（種々の酵素やビタミンB_{12}を含む）などがある。

消化性潰瘍治療薬【しょうかせいかいようちりょうやく】

消化性潰瘍の成因は、攻撃因子と防御因子のバランスが崩れた結果である。近年では、ヘリコバクター・ピロリ菌が重要な原因とされている。
①攻撃因子抑制薬：H2受容体拮抗薬（ファモチジン、ラニチジン）、抗コリン作用薬（ピレンゼピン）、制酸薬、抗ペプシン薬（スクラルファート）、プロトンポンプ阻害薬（オメプラゾール、ランソプラゾール）、抗ガストリン薬（プログルミド）、抗ドパミン薬（スルピリド）などがある。
②防御因子増強薬：粘膜保護薬（乾燥水酸化アルミニウムゲル）、組織修復薬（メチルメチオニンスルフェート、プロスタグランジン製剤、レバミピド）などがある。
③ヘリコバクター・ピロリ菌の除菌療法：プロトンポンプ阻害薬（ランソプラゾール、オメプラゾール、ラベプラゾール）＋アモキシシリン＋クラリスロマイシンの3者併用療法。

小刀尖【しょうとうせん】

メスの尖端に採取される散薬量に相当する重量で1小刀尖は0.5〜1.0g。

消毒薬【しょうどくやく】

人体に有害な微生物を化学的作用により死滅させるもの。主なものとして、アルデヒド類（グルタラール、ホルマリン）、ハロゲン化合物（次亜塩素酸ナトリウム、ポビドンヨード、ヨウ素、ヨードチンキ）、アルコール類（エタノール、イソプロパノール）、フェノール類（フェノール）、ビグアナイド類（クロルヘキシジン）、第四級アンモニウム塩（ベンゼトニウム、ベンザルコニウム）、両性界面活性剤（アルキルジアミノエチルグリシン）、過酸化物製剤（オキシドール、過マンガン酸カリウム）などがある。

静脈内注射【じょうみゃくないちゅうしゃ】

直接全量が血中に入るので吸収は最も確実で迅速である。10mL以上の注入が可能であり、効果は内服の1/4〜1/3量ではほぼ同様である。注射速度、消毒に注意する。

静脈麻酔薬【じょうみゃくますいやく】

バルビツール酸化合物（ラボナール）。即効性で短時間の効果。

生薬【しょうやく】

天然のまま薬として応用するもの。植物、菌体、動物臓器、血清など。

常用量【じょうようりょう】

薬用量ともいう。薬効を呈し、危険のおそれなく使用できる量。

処方箋【しょほうせん】

医師が患者に投薬するために、患者氏名、性、年齢、日付などのほか、使用する薬品名、用量、用法、調剤の方法などを記した書類をいう。

自律神経遮断薬【じりつしんけいしゃ

だんやく】

自律神経の神経節に作用して伝達を遮断するもの（トリメタファン、ヘキサメトニウム）。

シロップ

白糖を水に溶かしたもので甘味の矯味薬。さらに芳香性のものを混ぜることがある（単シロップ）。

浸剤【しんざい】

水または湯で生薬を浸出して、有効成分を抽出したもの（センナ浸剤）。

浸透圧利尿薬【しんとうあつりにょうやく】

尿細管内の浸透圧を高く保つことによって、水の再吸収を抑制し尿量を増加させる薬物。腎不全の予防、脳浮腫の治療に用いる。

制汗作用【せいかんさよう】

汗を抑える作用は抗コリン作動薬のアトロピンおよびその類似薬物に認められる。

制酸薬【せいさんやく】

主として胃酸度の高いときに適用する（炭酸水素ナトリウム、沈降炭酸カルシウム、合成ケイ酸アルミニウム、乾燥水酸化アルミニウムゲル、水酸化マグネシウム、ロートエキス）。

制瀉薬【せいしゃやく】

下痢を止める作用があるもので腸運動抑制薬（ロペラミド）、腸収斂薬（タンニン酸アルブミン）、吸着剤（天然ケイ酸アルミニウム）、その他乳酸菌製剤などがある。

制吐薬【せいとやく】

船酔い、悪阻、メニエール症候群などの際の制吐作用を有する（ジメンヒドリナート、グラニセトロン、ク

ロルプロマジンなど）。

煎剤【せんざい】

水に生薬を入れた後、一定時間熱して浸出させ有効成分を抽出したもの（ウワウルシ葉煎）。

全身麻酔薬【ぜんしんますいやく】

中枢神経系の機能を麻痺させ、意識および全身の知覚を消失させる。主として大手術に応用する。

選択作用【せんたくさよう】

薬物が体内に吸収されて、ある特定の器官にとくに親和力をもち、その器官に集中して作用すること（ジギタリスの心筋作用、心不全の治療に用いられる）。

— た —

代謝【たいしゃ】

薬物の大部分は、主に肝臓で化学変化を受け、①活性が変化し、②水溶性が高くなって排泄される現象（薬物代謝）。

対症療法薬【たいしょうりょうほうやく】

多くの場合には直接病因に対してではなく、病気のいろいろな症状や患者の苦痛を取り除くか軽減するために薬物治療が行われるが、この目的に用いられる薬物をいう。

耐性【たいせい】

薬物に対する抵抗性をいう。薬物に対する個体差も耐性による。またモルヒネやアルコールなどは連用によって耐性が高まる。

退薬症状【たいやくしょうじょう】

離脱症状ともいう。連用により身体的依存が生じやすい薬物があり、こ

れらの薬物投与を休薬・減量したときに現れる症状。たとえば、オピオイドを減量した際には、興奮、いらいら、不眠、頻脈、発汗などの退薬症状が発現する可能性がある。

脱分極【だつぶんきょく】
運動神経末梢と筋肉線維との接合部（シナプス）では、いろいろな刺激が神経の末端に及ぶとそこからアセチルコリンが遊離され、刺激伝達物質としてシナプスを渡り、筋肉側の端板部に至り、そこのアセチルコリン受容器に着き、脱分極という電気的変化を起こす。そのとき、端板電位を発生し、これが一定の大きさになると筋線維が収縮を始めるようになる。このような端板電位を発生するような電気変化をいう。

炭酸脱水酵素阻害薬【たんさんだっすいこうそそがいやく】
水素とナトリウムの交換に関与する炭酸脱水酵素を阻害することにより、ナトリウムの再吸収を抑制する。緑内障の治療薬、抗けいれん薬としても使用される。

耽溺【たんでき】
モルヒネの慢性中毒の場合などにみられるように、連用している薬物に対して激しい欲求を表す状態をいう。

タンパク分解酵素【―ぶんかいこうそ】
タンパク質、フィブリン、ムチンなどの分解酵素は壊死組織の清浄化、粘液溶解、膿性痰などの去痰作用、化学療法剤の病巣への浸透助長の目的に用いられる。
①植物性タンパク分解酵素：アナナーゼ、キモタブ。

②微生物タンパク分解酵素：プロナーゼ、ストレプトキナーゼ、ストレプトドルナーゼ。
③動物性タンパク分解酵素：α-キモトリプシン、フィブリノリジン。
④ムコ多糖類分解酵素：ノイチーム、リゾチーム。
またタンパク分解酵素抑制物質はトリプシン、キモトリプシン、カリクレイン、プラスミンを抑制。急性膵炎や線溶系亢進出血に用いる。製剤としてトラジロール、FOAなどがある。

遅効性【ちこうせい】
効果がゆっくり現れること（ジギタリス葉末）。

致死量【ちしりょう】
生命を奪う量。

中枢抑制薬【ちゅうすうよくせいやく】
常用量で作用の強さは全身麻酔薬、催眠薬、鎮静薬、鎮痛薬の順となるが、催眠薬でも大量に投与すれば麻酔効果を表し、麻酔薬でも少量なら睡眠をもたらすので厳密な区別は困難である。

中毒量【ちゅうどくりょう】
しばしば中毒を起こし、生命の危険がある薬量。

直腸麻酔薬【ちょくちょうますいやく】
注腸による麻酔（ジアゼパム）。

治療係数【ちりょうけいすう】
安全域のこと。数値が大きい場合、安全域が大きい。

治療薬血中濃度モニタリング【ちりょうやくけっちゅうのうど―】
TDM：therapeutic drug monitoring。その患者にあった薬物

投与を行うために血中濃度を測定することにより、薬物の効果と安全性をみること。ジギタリス製剤、抗不整脈薬、テオフィリン、アミノ配糖体抗生物質などの安全域の狭い薬物でモニタリングが必要。

鎮暈薬【ちんうんやく】

眩暈（めまい）や車、船、飛行機などの乗物酔いに用いられる（イソプレナリン、ジフェニドール、メクリジン、ジメンヒドリナート、トラベルミンなど）。

鎮咳薬【ちんがいやく】

咳嗽中枢を鎮静させるもの（モルヒネ類ことにリン酸コデイン）および気管支平滑筋弛緩作用のあるβ刺激性気管支拡張薬があるが（乾性咳嗽）、喀痰の多い湿性咳嗽には去痰薬が用いられる。咳止めとしてはその他デキストロメトルファン、ジメモルファン、メトキシフェナミン、ノスカピン、抗ヒスタミン薬などが用いられる。チンキ生薬（まれには化学的製剤）をアルコール中に抽出したもの。1 mLの抽出液中に0.1gの生薬有効成分を含む（苦味チンキ、アヘンチンキ）。

鎮痙薬【ちんけいやく】

胃、腸管の鎮痙作用により、腹部の不快感、腹痛、下痢、嘔吐などに用いられる（アマンタジン、スコポラミン、パパベリン、チキジウム、チメピジウム、ブチルスコポラミン、ブトロピウム、ブスコパン、アトロピン、硫酸マグネシウム、ロートエキスなど）。またトリメブチンは消化管運動調整薬として用いられる。

鎮静薬【ちんせいやく】

大脳皮質中枢が異常に興奮しているときにそれを抑制させるもの。催眠薬、麻酔薬にも鎮静の効果がある。その他、臭素塩、吉草根、鎮痙作用がある（スコポラミンや硫酸マグネシウムなど）。

鎮痛薬【ちんつうやく】

大脳の痛覚中枢の興奮を抑制して疼痛をやわらげまたは消失させるもの。オピオイド鎮痛薬（麻薬性鎮痛薬、非麻薬性鎮痛薬）、解熱鎮痛薬（非ステロイド性抗炎症薬〔NSAIDs〕）、アセトアミノフェンなどがある。

鎮痒薬【ちんようやく】

皮膚のかゆみを軽減する作用を有する（フェノール、サリチル酸、ハッカ油、抗ヒスタミン薬など）。

泥膏【でいこう】

パスタ剤。多量の粉末薬をワセリン、グリセリン、豚脂などと混和したもので、皮膚炎などの分泌物吸収作用がある（亜鉛華オリーブパスタ、グリテールパスタ）。

添付文書【てんぷぶんしょ】

医薬品医療機器等法に定められた添付される文書。①法的規制の種別（毒・劇薬、麻薬など）、②用法・用量、③薬理作用・適応症、④使用上の注意、⑤薬物体内動態、⑥副作用などが記載されている。

糖衣錠【とういじょう】

錠剤の味をよくして飲みやすくするために、表面を甘い糖分の膜でおおい、ときに着色したり、つやを出したりしたもの。

糖尿病治療薬【とうにょうびょうち

りょうやく】

糖尿病の治療には、インスリン製剤（→ p.71）と経口糖尿病薬がある。経口糖尿病薬は、スルホニル尿素薬（トルブタミド、クロルプロパミド、グリベンクラミド、グリクラジなど）、ビグアナイド薬（メトホルミン、ブホルミン）、インスリン抵抗性改善薬（ピオグリタゾン）、α-グルコシダーゼ阻害薬（アルカボース、ボグリボース）、インクレンチン関連薬（シタグリプチン、リラグルチド）、SGLT$_2$阻害薬（イプラグリフロジン）などがある。

動脈硬化用薬【どうみゃくこうかようやく】

動脈硬化の治療・予防に用いる薬。動脈硬化の原因となる脂質異常症の治療薬も含まれる（プラバスタチンナトリウム、クロフィブラート剤、エラスターゼ、デキストラン硫酸エステルナトリウム、プロブコール、ポリエンホスファチジルコリン、フェノフィブラートなど）。

特異体質【とくいたいしつ】

一定の薬物に対してとくに鋭敏かつ異常な反応を示し危険な状態を表すようなもの。胸腺リンパ体質などがそれで、ペニシリンなどの使用によりショックを起こすことがある。

特殊作用【とくしゅさよう】

体内のある特定の病原体に作用してこれを撲滅する働き（キニーネのマラリア原虫に対する作用）。

毒物【どくぶつ】

生活体に害をなす有毒物でこれの研究は中毒学（毒物学）であるが、毒物も医薬として応用されるものがあり、医薬との区別はその量的な差による場合が多い。法的にはこのような場合、毒薬といい、医薬品以外のみを毒物という。

毒薬、劇薬、普通薬【どくやく、げきやく、ふつうやく】

医薬品は毒性の多少により、3種に区別され、それぞれの取り扱い、貯蔵法などが規定されている。毒薬または劇薬は人または動物の機能に危害を与え、または与えるおそれのある医薬品であって、厚生労働大臣の指定したものをいう。すなわち毒薬は経口投与により動物に対し20mg/kg以下で死に至らせるもの。劇薬は300mg/kg以下で死に至らせるものが基準とされている。また中毒量と薬用量、蓄積作用、特異体質などについても考慮されて決められている。またそれぞれラベルの表示（毒薬：黒地に白ワク、白字のラベルに「毒」の字の表示をつける。劇薬：白地に赤ワク、赤字のラベルに「劇」の字をつける）、保管（毒薬は鍵のかかる戸棚に入れる）などについても規定されている。

塗擦【とさつ】

皮膚にすりこんで局所組織より吸収させ全身的に作用させる場合。

特効薬【とっこうやく】

ある病気にとくによく効く薬物。

塗布剤【とふざい】

皮膚や粘膜に塗る薬で薬物を水、油、グリセリンなどに混和したもの。

トローチ

口中錠。口中で徐々にとけて局所の

濃度を長時間高く維持させて殺菌、消炎などの作用をさせるもの。服用時の注意としては、かみくだかないことを説明する。

―――――――― な ――――――――

内服【ないふく】
経口適用であり、適用法として最も普通のもの。薬物は主として小腸から吸収され血行に入る。

軟膏【なんこう】
油脂（ワセリン、ラノリン、豚油）、グリセリンやパラフィンに薬物を混和したやわらかいバター状の外用薬。保湿薬、抗菌薬、ステロイド剤、非ステロイド性抗炎症薬などがある。被覆、収斂、消炎、防腐、殺菌などの作用がある。

日本薬局方【にほんやっきょくほう】
国家の法律で医薬品としての規準を示したものをいう。この薬局方に記載された医薬品を局方品という。2022（令和4）年現在、第18改正日本薬局方による。また、2026（令和8）年に第19改正の施行をめざし、審議が行われている。

乳剤【にゅうざい】
水液中に油を均等に分散させて乳状としたもの（肝油乳剤）

尿防腐薬【にょうぼうふやく】
吸収された薬物が尿路に出て防腐および消毒的に作用する。尿路感染症に用いる（ヘキサミン、ウワウルシ、化学療法剤やペニシリンなどの抗生物質）。

―――――――― は ――――――――

バイオアベイラビリティ
生物学的利用能。投与された薬物のうち、未変化体のまま循環血中に到達する割合。

配合禁忌【はいごうきんき】
2種以上の薬物を混和するとき、混濁、湿潤、変色、悪味、作用減退などをきたすために調剤上その配合を避けること（アスピリンと重曹〔湿潤〕、アスピリンとアンナカ〔悪味〕、重曹とアヘンチンキ〔混濁〕、フェノバリンと酸化マグネシウム〔変色〕など）。

排泄【はいせつ】
薬物またはその代謝物が体内から除去される過程（薬物排泄）。主として腎臓を介して排泄されるが、肺や唾液腺、汗腺、乳腺からも行われる。

配糖体【はいとうたい】
植物に広く存在し、ブドウ糖にアルコール類が結合したもの（ジギタリス配糖体）。

ハイリスク薬【―やく】
医療従事者にとって使い方を誤ると、患者に被害をもたらす薬物のこと。投薬量、休薬期間、併用禁忌や治療有効域の狭い医薬品、抗悪性腫瘍薬、免疫抑制薬など。

倍用散【ばいようさん】
ごく微量を用いる薬品は、あらかじめそれを何倍かに薄めたもの（10倍散、100倍散などの倍用散）を用いると便利である（10倍のリン酸コデイン散とは、リン酸コデイン1gにで

んぷんまたは乳糖9gを混ぜたもの
など）

バッカル剤【―ざい】
　口中粘膜より吸収させるための口腔錠。

半減期【はんげんき】
　生物学的半減期ともいう。投与された薬物の血中濃度が半分になるのに要する時間。

皮下注射【ひかちゅうしゃ】
　皮下組織に薬物を入れる方法で内服の1/2〜1/4の量で効果も早く現れる。普通は1〜2mL容量であるが、ときにリンゲル液、5％ブドウ糖液などを大量皮下注射することもある。

非ステロイド性抗炎症薬【ひ―せいこうえんしょうやく】
　NSAIDsともいう。ステロイド剤（副腎皮質ホルモン）は抗炎症作用が著明であるが、副作用も強い。ステロイド剤ではないが抗炎症作用や解熱、鎮痛、薬物によっては抗血小板凝集作用や尿酸排泄の促進作用などをもち、上気道炎、関節痛、リウマチ、術後や外傷の消炎、鎮痛に用いられる（アスピリン、インドメタシン、メフェナム酸、フルフェナム酸、イブプロフェン、ケトプロフェン、チアラミド、ロキソプロフェン、アセトアミノフェン、スルピリン、ジクロフェナクナトリウムなど）。

副作用【ふくさよう】
　薬物を使用したとき治療目的に適合しない不必要な有害作用（アドバース反応）を表す場合をいう（アスピリンの胃腸障害、ストレプトマイシ

ンの第8脳神経障害、リファンピシンの肝障害など）。

副反応【ふくはんのう】
　ワクチンを接種したことが原因で起きた健康上の問題のこと。

賦形薬【ふけいやく】
　主薬を溶かしたり、一定の形を与えたり、適量を与えるためのもの。

不整脈治療薬【ふせいみゃくちりょうやく】
　刺激伝導系の刺激生成と興奮の伝導異常により心拍のリズムが乱れた不整脈に対する治療薬（アプリンジン、プロカインアミド、プロプラノロール、ジソピラミド、エスモロール、リドカイン、キニジン、シベンゾリン、アミオダロン、ベラパミル、ピルシカイニド、フレカイニドなど）。

プラセボ
　臨床試験で対照薬としての役割を果たすために、心理的効果を期待して与えられる活性を有しない物質。

プロドラッグ
　投与され、生体内で代謝を受けることにより効果を発揮するもの。抗高血圧症のエナラプリル、抗悪性腫瘍薬のカペシタビン、NSAIDsのロキソプロフェンなどがある。

分子標的治療薬【ぶんしひょうてきちりょうやく】
　がん細胞の増殖にかかわる分子を標的にして効果を表し、がん細胞の増殖を抑える薬物。乳がんや胃がんのトラスツズマブ、非小細胞肺がんのゲフィチニブ、慢性骨髄性白血病のイマチニブ、非ホジキンリンパ腫のリツキシマブなどがある。

分布【ぶんぷ】

全身血流に入った薬物が、血行を介して組織に移行する現象（薬物分布）。一般に組織に分布し、薬理作用を発現するのは、血漿アルブミンと結合しない遊離型の薬物である。

β受容体遮断薬【―じゅようたいしゃだんやく】

心機能抑制作用がある。不整脈、狭心症、高血圧に応用。プロプラノロール、メトプロロールなど（→α受容体遮断薬）。

変質薬【へんしつやく】

主として慢性疾患に用い、病的細胞に作用してこれを壊し、健全な細胞の新生を促すもの。

補血薬【ほけつやく】

抗貧血薬。鉄剤、銅剤、エリスロポエチン、免疫グロブリン、葉酸、ビタミンB_6・B_{12}などの抗貧血因子含有のものがある。

ホルモン剤【―ざい】

種々の内分泌腺臓器より分泌され、生体の生理機能を調節する特殊な物質をいう。ホルモンは互いに関連して調節され中心は脳下垂体にある。

━━━━━ ま ━━━━━

末梢血管拡張薬【まっしょうけっかんかくちょうやく】

平滑筋弛緩薬（パパベリン）、アドレナリン作動性α遮断薬（フェントラミン）、アドレナリンβ刺激薬（イソクスプリン）。

麻薬【まやく】

アヘンおよびその製剤、コカイン製剤などは麻薬取締法により麻薬と規定されている。いずれも毒薬・劇薬に属し鎮痛・麻酔作用があり、習慣性があり、慢性中毒をきたすことがある（→禁断症状）。この取り扱いは特別の免許を受けた医師と薬剤師に限られ、他の医薬品と区別して鍵のかかる安全な場所に保管しなければならない。

慢性中毒【まんせいちゅうどく】

ある薬物に習慣性となって、それなしでは苦しくて生活に耐えられなくなる状態をいう（モルヒネ、コカイン、アルコールなど）

━━━━━ や ━━━━━

薬物依存【やくぶついぞん】

薬物の連用により、薬物の中断が困難な状態になることをいう。薬物の中断により病的反応（→退薬症状）が現れる身体的依存と、薬物の中断により精神的に不安定になる精神的依存がある。

薬物過敏症【やくぶつかびんしょう】

ペニシリン製剤などにみられるショックや皮膚発疹、血液異常、その他の過敏症の発生があり、多くは薬物抗原によるアレルギー性免疫反応とされている。ピリン系薬物、サリチル酸製剤、ヨードを含むX線造影剤、臓器製剤（ACTH、インスリンなど）、サルファ剤、抗生物質、狂犬病や日本脳炎ワクチンなどアレルギー症状発生に注意する。

薬物受容体【やくぶつじゅようたい】

標的細胞膜の表面または細胞内に存

在する「特定の物質に選択的に結合する部位」のこと。受容体に結合して薬効を現すものを作用薬、受容体と強く結合するが全く作用薬としての働きをもたないか、極めて弱い薬物を遮断薬（拮抗薬）という。

薬物体内動態【やくぶつたいないどうたい】
適用された薬物は全身循環に入り、標的器官に達して薬理作用を現し、そして体内に入った薬物は主に肝臓で化学変化を受け、腎臓などから排泄される。この過程のことをいう。

薬物の貯蔵法【やくぶつ―ちょぞうほう】
ワクチン類の多くは2～4℃で、保存血液は4～6℃で21日間有効、冷所には5℃以下（冷蔵）と15℃以下があり、室温とは1～30℃をいう。冷暗所保管、室温保管などの貯蔵法がある。

薬局方【やっきょくほう】
（→日本薬局方）

ヤングの公式【―こうしき】
年齢に基づいた計算式である。小児用量の算出には、この他にアウグスバーガーの式、ハルナックの表が用いられる。

有害作用【ゆうがいさよう】
主作用以外の作用を副作用とよび、なかでも生体にとって明らかに不利な、好ましくない作用のこと。

輸液【ゆえき】
新鮮血、保存血、血液成分、ブドウ糖、アミノ酸、電解質、脂質、デキストランなどがある。

容量法【ようりょうほう】
液状薬を混ぜる場合に用いる方法（70％のアルコールは、純アルコール70mLに水を30mL加えて100mLとしたものなど）。

―――― ら ――――

利胆薬【りたんやく】
胆汁の分泌、排出を促進するもの。胆汁酸製剤、硫酸マグネシウムなどがある。

利尿薬【りにょうやく】
尿細管での水の再吸収を抑制して尿量を増加させる薬物で、浮腫の除去や高血圧の治療に用いられる。
①サイアザイド系利尿薬：ヒドロクロロチアジド、トリクロルメチアジド
②ループ利尿薬：フロセミド、アゾセミド、ブメタニド
③カリウム保持性利尿薬：トリアムテレン、スピロノラクトン、カンレノ酸カリウム
④炭酸脱水素阻害薬：アセタゾラミド
⑤浸透圧利尿薬：D-マンニトール、イソソルビド

リモナーデ剤【―ざい】
酸味と甘味をうまく調剤した水剤。

流エキス【りゅう―】
生薬のアルコール浸出液。1mLの浸出液に1gの生薬有効成分を含む。

ループ利尿薬【―りにょうやく】
ヘンレループにおけるナトリウム、カリウム、クロライドの再吸収を抑える。心不全や腎不全に伴った浮腫の治療に用いられる。

栄養

あ

アトウォーター指数【—しすう】

アトウォーター係数ともよび、アメリカのアトウォーターが食品中に含まれる発生エネルギーについて消化吸収率を測定し、3大熱量素1gについてのエネルギーは炭水化物4kcal、タンパク質4kcal、脂質9kcalとした。また食品についてはそれぞれの換算係数がある。

アデノシン三リン酸【—さん—さん】

ATP。細胞内に存在するエネルギー分子で、生物はATPをエネルギーとして利用している。アデノシンという物質にリン酸を3個結合したもので、加水分解の際にそのリン酸が外れてエネルギーを放出する。

安静時代謝【あんせいじたいしゃ】

基礎代謝とは違い、仰臥位または座位で安静にしている状態でのエネルギーの消費をいう。基礎代謝量よりも10〜20%大きい。基礎代謝と同じように、加齢とともに低下していく。

エイコサペンタエン酸【—さん】

EPA。さば、いわし、さんまなどの青魚に含まれる不飽和脂肪酸で、血中のコレステロール値や中性脂肪値を下げ、血液の凝集を防いで血栓を防止し、心筋梗塞を予防する働きがあるといわれる。

HDL

高比重リポタンパク（high density lipoprotein）。末梢組織において余剰のコレステロールを受け取って肝臓に運ぶ。この役割は動脈硬化を抑える作用になるため、善玉コレステロールともいう。一方、LDL〔低比重リポタンパク（low density lipoprotein）〕は、全身にコレステロールを運ぶため、動脈硬化促進因子とよばれる。

栄養【えいよう】

生物は生命を維持し成長発育や生活活動に必要なエネルギーを体外から食物によりとり入れ、それを消化吸収して体成分を補給している。このような現象を栄養という。

栄養管理計画書【えいようかんりけいかくしょ】

2012（平成24）年の診療報酬改定から全ての入院患者に対して作成が求められた。身体測定結果、血液検査結果、入院時栄養アセスメント結果などを記載し、目標、課題、実行内容などを記載する。2018（平成30）年の改定から嚥下調整食の必要がある場合は、学会分類コードの記載欄が設けられた。

栄養サポートチーム【えいよう—】

1968（昭和43）年にアメリカで開発された中心静脈栄養法に端を発し、

栄養管理の重要性から栄養サポートチーム（NST）へと発展していった。NSTは、医師、看護師、管理栄養士、薬剤師などが専門知識を活かしながら栄養管理を実施する。

栄養素【えいようそ】

食品中に含まれている成分のうち栄養に必要な成分を栄養素という。作用別にすると、①熱量素（エネルギー源として働く糖質、脂質、タンパク質）、②保全素（身体の調子を整えるもので無機質、ビタミン、水分）、③構成素（身体の構成成分となるものでビタミンを除いたもの）となる。

栄養不良【えいようふりょう】

低栄養状態で、身体に必要な栄養量よりも摂取量が少ない状態。栄養不良が続くと飢餓になる。新型コロナウイルスのパンデミックにより、世界で慢性的な飢餓状態が増えると予測されている。

エネルギー産生栄養素【―さんせいえいようそ】

いわゆるタンパク質、脂質、炭水化物の3大栄養素のことであるが、炭水化物の中にアルコールを含んでいることから、3大栄養素とは分けている。

エネルギー消費量【―しょうひりょう】

生命維持のために必要な熱量のこと。単位はキロカロリー（kcal）が使用され、1 kcalは4.184キロジュール（kJ）である。

エネルギー摂取量【―せっしゅりょう】

摂取した食事によって得られたエネルギー量のこと。1日に必要なエネルギー摂取量は、成人女性の場合は1,400～2,000 kcal、男性の場合は、2,000±200 kcal。

エネルギー平衡【―へいこう】

エネルギー摂取量とエネルギー消費量がイコールであること。エネルギー摂取量がエネルギー消費量よりも多いと肥満の原因になる。

―――――― か ――――――

核酸【かくさん】

細胞の核に含まれる成分で、タンパク質と結合して核タンパク質として動植物を構成している。

基礎代謝【きそたいしゃ】

生きるために必要な最低限の代謝で、体温の保持や心臓、呼吸運動を続けることに伴うもの。その大きさは一般に体表面積に比例する（ルブナーの体表面積の法則）。厳密には、食後12～15時間後の早朝、空腹安静仰臥時、室温20～25℃の快適な状態でのエネルギーの消費をいう。1日の基礎代謝量は成人男子（64.7kg）1,550kcal、成人女子（51.2kg）1,210kcalである。

キロカロリー（kcal）

エネルギーを表す単位である。1キロカロリーは1 Lの水を1気圧のもとで14.5℃から15.5℃まで1℃上昇させるのに必要なエネルギーである。

クエン酸回路（TAC回路）【―さんかいろ（―かいろ）】

タンパク質、脂質、糖質などを二酸化炭素と水に分解し、エネルギー分子であるアデノシン三リン酸（ATP）を生産する。

経管栄養法（チューブ栄養）【けいかんえいようほう（—えいよう）】
　口腔または鼻腔から細いチューブにより消化管内に栄養補給を行うもの。経管栄養剤として天然食品を使用する場合や、半消化態栄養剤、消化管内で消化される必要がなくそのまま吸収される成分栄養剤がある。

検査試験食【けんさしけんしょく】
　この食事は治療食ではないが疾病の疑いのあるときや病状の判定をするときなどに用いられる。血糖検査食、潜出血検査食、注腸検査食、腎機能検査食などがある。

=== さ ===

3大栄養素【—えいようそ】
　エネルギーの源であるタンパク質、脂質、炭水化物の3つ。これに、ミネラルとビタミンを加え5大栄養素ということもある（→エネルギー産生栄養素）。

脂質【ししつ】
　1gあたり9キロカロリー（kcal）のエネルギーを得ることができる。食事摂取基準では、1日のエネルギー摂取量のうち脂質が占める割合は、女性も男性もおおむね20〜30%がよいとされている。脂質のほとんどは中性脂肪である。

脂溶性ビタミン【しようせい—】
　ビタミンのうち脂肪に溶けるビタミンをいい、ビタミンA、D、E、Kの4種で、その他は水に溶ける水溶性ビタミンである。不安定な水溶性ビタミンに比べ、比較的安定している

ビタミンで調理加工の際に油脂を使用すると吸収がよい。

食事摂取基準【しょくじせっしゅきじゅん】
　健康な個人または集団を対象として、国民の健康の維持・増進、エネルギー・栄養素欠乏症の予防、生活習慣病の予防、過剰摂取による健康障害の予防を目的として、エネルギーと各栄養素の摂取量の基準を示したもの。「第6次日本人の栄養所要量（2000年）」から健康上悪影響を及ぼさない栄養素摂取量の最大限量を考慮し、これらの数値を総称して「食事摂取基準」とされたが、現在では日本人の栄養に関する基礎的データは「栄養所要量」という呼称から「食事摂取基準（2005年）」に変わっている。食事摂取基準は5年ごとに改訂されている。

食品【しょくひん】
　栄養素を含み、食用に適したものをいう。米、麦など。

食品構成【しょくひんこうせい】
　食糧構成ともいう。栄養の要求量を満たすために、どのような食品をどのくらいとったらよいかということを定めたもので、1人1日あたりの食品の組み合わせと量を示すものである。

食物【しょくもつ】
　食品を調理加工によってすぐ食べられる形にしたもの。

食物アレルギー【しょくもつ—】
　食物によってアレルギー反応が起こる場合をいう。原因となる食物は、卵、牛乳、小麦が多くなっているが、

年齢とともに割合は変化する。かゆみや発赤など皮膚症状が多くみられるが、呼吸器症状、消化器症状など多彩な症状がみられる。

食物繊維【しょくもつせんい】
消化されない食品成分である。消化されないのでそのまま大腸まで達し、大腸内の腸内細菌に利用され大腸内の環境を整える。豆類、野菜類、キノコ類などに多く含まれる。

消化酵素【しょうかこうそ】
食物を分解し小腸から吸収できるようにする。唾液や膵臓に含まれるアミラーゼ、胃液に含まれるペプシンなどがある。アミラーゼはでんぷんを分解し、ペプシンはタンパク質を分解する。

静脈栄養法【じょうみゃくえいようほう】
PN。腕などの抹消静脈から投与する抹消静脈栄養法（PPN）と太い中心静脈から投与する中心静脈栄養法（TPN）がある。PPNは1日で約1,000kcalしか投与できないため、1日に必要なエネルギーを満たすことはできない。TPNは1日に必要なエネルギーを投与できるため、食事ができない期間が長期間に及ぶ場合はTPNが選択される。

推定エネルギー必要量【すいてい―ひつようりょう】
単位は kcal/ 日。計算式は次のとおり。基礎代謝量（kcal/ 日）×身体活動レベル

睡眠時代謝【すいみんじたいしゃ】
睡眠中の代謝で基礎代謝を下まわる。基礎代謝×0.9

生物価【せいぶつか】
タンパク質の栄養価を判定する方法で実験動物にタンパク質を与えて測定する。
生物価＝体内に保留された N 量÷体内に吸収された N 量

――――― た ―――――

タンパク質【―しつ】
約20種類のアミノ酸で形成され、筋肉や臓器など身体の主要な部位を構成する。約20種類のうちバリン、ロイシン、イソロイシン、メチオニン、スレオニン、フェニルアラニン、リジン、ヒスチジン、トリプトファンの9種類は、人体内で合成できないため食事などから摂取する必要がある。この9種類を必須アミノ酸という。

糖質【とうしつ】
単糖類、少糖類、多糖類の3種類に分類される。単糖類はブドウ糖（グルコース）・果糖（フルクトース）・ガラクトース、少糖類はショ糖（スクロース）・麦芽糖（マルトース）・乳糖（ラクトース）、多糖類はデンプンがエネルギー源として重要な糖質となる。

糖新生【とうしんせい】
乳酸、ピルビン酸、グリセロールなどの糖質以外からグルコースを生産すること。激しい運動の副産物として生成された乳酸が肝臓に送られ、肝臓でピルビン酸になり、そこで糖新生によってグルコースが再生される。このグルコース→ピルビン酸→乳酸→ピルビン酸→グルコースの再

生回路をコリ回路という。

透析療法【とうせきりょうほう】

腎臓の働きが低下し、体液が一定の状態を保てなくなったときに用いられる療法である。血液透析療法は人工腎臓により血液を体外に取り出して薄いセロハン膜を通しながら、膜の外側にある透析液と接触させて血液の成分を正常化し、再び体内に戻す方法である。また、腹腔内に一定組成の液体を入れて行う腹膜灌流法もある（CAPD）。

特異動的作用【とくいどうてきさよう】

特殊力学的作用（SDA）ともいい、食物を摂取すると、それを消化・吸収し、体内で処理をするためにみられる代謝亢進をいう。この大きさはタンパク質は摂取エネルギーの約30%で高いが糖質は約6%、脂質は約4%と低い。日本人の食事は糖質（穀類）を主とした混食であるので平均して約10%とされている。

特別用途食品【とくべつようとしょくひん】

乳児の発育や、妊産婦、授乳婦、嚥下困難者、病者などの健康の保持・回復などに適するという特別の用途について表示を行うものである。病者用食品、妊産婦・授乳婦用粉乳、乳児用調整乳、嚥下困難者用食品および特定保健用食品がある。このうち病者用食品は、低タンパク質食品、アレルゲン除去食品、無乳糖食品、総合栄養食品があり、これに2019（令和1）年9月9日より糖尿病用組合せ食品、腎臓病用組合せ食品が追加された。

ドコサヘキサエン酸【一さん】

DHA。EPAと同じく不飽和脂肪酸であり、必須脂肪酸である。DHAではとくにマグロやブリなどに多く含まれる。また、心筋梗塞に加え、DHAではメタボリックシンドロームの予防などの効果がある。

--- な ---

日本食品基準成分表【にほんしょくひんきじゅんせいぶんひょう】

1950（昭和25）年に初版が発行されて以降、改訂を重ねながら食品成分に関する基礎データを提供している。2000（平成12）年以降は5年ごとに改訂されている。病院給食の管理などに利用されている。

--- は ---

ビタミン

体内ではほとんど合成されないので、食事などから摂取する必要がある。一般に水溶性ビタミンと脂溶性ビタミンに分類される。ビタミンが摂取できないとビタミン欠乏症になる。逆に摂取量が多すぎると、水溶性ビタミンは排泄されるが、脂溶性ビタミンのビタミンA・Dはビタミン過剰症になる。

BMI

Body mass index。肥満判定の指標として広く使われている。体重（kg）／身長（m）^{2}が22を標準とし、20未満をやせ、26.4以上を肥満とする。

必須アミノ酸【ひっす一さん】

タンパク質は20数種のアミノ酸により構成されているが、このうち成長発育や健康維持に欠くことのできないアミノ酸で、とくに体内でつくることができないので、食物として体外より摂取しなければならないものをいい、9種類ある。バリン、ロイシン、イソロイシン、スレオニン、メチオニン、フェニルアラニン、トリプトファン、リジン、ヒスチジン。

必須脂肪酸【ひっすしぼうさん】

脂肪酸には飽和脂肪酸と不飽和脂肪酸があるが、このうちリノール酸、リノレン酸、アラキドン酸などの不飽和脂肪酸で動物の成長発育に不可欠な脂肪酸をいう。そのうえ、体内で合成することができないので食物により摂取しなければならない。ビタミンF、不可欠脂肪酸ともいわれ、コレステリンの代謝に関与し、動脈硬化を予防するといわれる。植物油に含まれ紅花油（サフラワー油）、米油、コーン油などに多い。

病院食【びょういんしょく】

病院などで入院している患者に提供される食事のこと。治療効果を高めるために適切な食事を提供することが求められる。

飽和脂肪酸【ほうわしぼうさん】

二重結合をもたない脂肪酸である。常温では固形で、バター、ラードなど動物性脂肪に含まれ、血中コレステロール値の上昇に働き、動脈硬化を起こすといわれる。このため動物性と植物性の比は2：1、または1：1がよいといわれる。

ミネラル

無機質ともいう。体内ではカルシウム、リン、カリウム、ナトリウムなどが多く存在する。体内では合成されないため食事などから摂取する必要がある。ビタミンと同様に、摂取できないと欠乏症になり、逆に摂取が多すぎると過剰症になる。

メタボリックシンドローム

2005（平成17）年に日本内科学会などの8つの学会が合同で日本の診断基準を作成する。ウエスト周囲の長さが女性は90cm以上、男性は85cm以上で、さらに血清脂質、血圧、血糖のうち2つ以上が基準値から外れるとメタボリックシンドロームと診断される（→ p.151）。

メッツ（METs）

運動強度の単位のこと。睡眠時や静かに横になってテレビをみているときなど、安静にしている状態を1として、活動しているときの状態が、その何倍のエネルギーを消費しているかを示している。例えば拭き掃除などの掃除全般は2.3〜3.8倍。楽器の演奏などの音楽活動全般は1.8〜5.5（マーチングバンド）倍など。

公衆衛生・関係衛生法規

あ

医師法【いしほう】
1948（昭和23）年法律第201号により制定された。医師の免許、国家試験、臨床研修、業務および試験委員について規定されている。

医薬分業【いやくぶんぎょう】
医療制度の基本的な原則の1つで、医師または歯科医師の職能と薬剤師の職能とを分けた制度。1955（昭和30）年8月8日から施行された。

医療過誤【いりょうかご】
医療従事者が業務上必要な注意を怠り、他者の権利を侵害し、損害を被らせること。内容によっては行政上、民事上、刑事上の責任を問われる。

医療法【いりょうほう】
1948（昭和23）年法律第205号により制定された。病院、診療所、助産所の開設、変更、廃止などに関することや構造、設備、人員、広告などが規定されている。

医療法人【いりょうほうじん】
医療法の規定によって設立される特殊法人である。医療法人となりうるのは病院、医師もしくは歯科医師が常時勤務する診療所または介護老人保健施設である。医療法人には財団と社団とがある。

医療保険制度【いりょうほけんせいど】
わが国では、国民の全員が医療保険に加入する国民皆保険制度となっており、被用者保険、国民健康保険、後期高齢者医療がある。医療保険制度による医療給付は、被保険者が医療機関で医療サービスを受ける現物給付としての療養の給付である。

医薬品、医療機器等の品質、有効性及び安全性の確保等に関する法律【いやくひん、いりょうききとう―ひんしつ、ゆうこうせいおよ―あんぜんせい―かくほとう―かん―ほうりつ】
「薬事法」がこの名称に改正された〔2014（平成26）年より施行〕。この法律では、医薬品、医薬部外品、化粧品、医療機器、再生医療等製品の品質、有効性・安全性の確保、使用に関する必要な規制、また、指定薬物の規制、医療上必要性が高い医薬品等の研究開発の促進などにより、保健衛生の向上を目的としている。

インフォームド・コンセント
informed consent。一般に、法律の世界で使われている意味としては、「十分説明され、情報を与えられたうえでの同意」とか、「十分な説明を受けたうえでの患者の承諾」などと訳されている。医療法上、看護師も、医師とともに、医療の担い手として、医療を提供するにあたり、適切な説明を行い、医療を受ける者の理解を

得るよう努めなければならないと規定されるに至った〔1997（平成9）年第三次改正、第1条の4第2項〕。

疫学【えきがく】

集団について疾病その他の健康上問題となる出来事の発生状況を数量的にとらえ、その発生要因を追究する科学を疫学という。疫学では、疾病その他の健康上の問題が流行を示すことに注目し、その要因を探っていく。流行とは、時・所・人についてのその出来事の集積性をいう。ここで人というのは、性・年齢・職業などによってとくに多発する状況を指している。

――――― か ―――――

介護保険法【かいごほけんほう】

1997（平成9）年12月17日法律第123号によって制定された。この法律の第1条には、「この法律は、加齢に伴って生ずる心身の変化に起因する疾病等により要介護状態となり、入浴、排せつ、食事等の介護、機能訓練並びに看護及び療養上の管理その他の医療を要する者等について、これらの者が尊厳を保持し、その有する能力に応じ自立した日常生活を営むことができるよう、必要な保健医療サービス及び福祉サービスに係る給付を行うため、国民の共同連帯の理念に基づき介護保険制度を設け、その行う保険給付等に関して必要な事項を定め、もって国民の保健医療の向上及び福祉の増進を図ることを目的とする」と定められている。ま

た、第2条1項で「介護保険は、被保険者の要介護状態又は要支援状態に関し、必要な保険給付を行うものとする」と定められている。

覚せい剤取締法【かく―ざいとりしまりほう】

覚せい剤の乱用による保健衛生上の害を防止するため、覚せい剤や原料の輸入、輸出、所持、製造、譲渡、譲受および使用できる者を限定し、一般の者がそれらの行為を行った場合に処罰する法律。

学校給食【がっこうきゅうしょく】

学校給食法に基づき、学校における食育の推進をはかることを目的に実施される。栄養のバランスがとれた給食を実施するために学校給食摂取基準が規定されている。また、学校給食衛生管理基準に沿った安全な給食を提供することに努めなければならない。

学校における感染症【がっこう―かんせんしょう】

学校保健安全法によって学校での予防すべき感染症は、3種類に分類され、出席停止期間の基準が定められている。第一種はペストやポリオなど感染症法による一類と二類感染症（結核は除く）、第二種はインフルエンザ、百日咳、麻疹、風疹、流行性耳下腺炎、水痘、咽頭結膜熱、結核、髄膜炎菌性髄膜炎、第三種はコレラ、細菌性赤痢、腸管出血性大腸菌感染症、腸チフス、パラチフス、流行性角結膜炎、急性出血性結膜炎その他の感染症がある。

学校保健【がっこうほけん】

教育の場で、児童・生徒および教職員の健康を維持増進し、健康生活の実践能力を発達させるための活動を総称して学校保健という。学校保健は学校教育と一体になった保健活動というところに特徴をもっている。

学校保健安全法【がっこうほけんあんぜんほう】

学校における保健管理および安全管理に関し必要な事項を定め、生徒、職員などの健康増進をはかることを目的として制定された。生徒などに対する健康診断・保健指導、感染症の予防のための期間を定めて出席を停止させる措置、学校医、保健室の設置などが定められている。

看護師【かんごし】

厚生労働大臣の免許を受けて、傷病者もしくは褥婦に対する療養上の世話、または診療の補助をなすことを業とする者をいう。

看護師等の人材確保の促進に関する法律【かんごしとうーじんざいかくほーそくしんーかんーほうりつ】

看護師等の確保を促進するための措置に関する基本的な指針を示し、国や地方公共団体の責務、病院等の開設者等の責務、看護師等の能力の開発と向上をはかる責務などについて規定している。また、看護師確保のための調査や研修、情報提供、職業紹介などを行う都道府県ナースセンターが設置されている。

感染症の予防及び感染症の患者に対する医療に関する法律【かんせんしょうーよぼうおよーかんせんしょうーかんじゃーたいーいりょう

ーかんーほうりつ】

1998（平成10）年10月2日法律第114号によって制定された。この法律の制定に伴い、従来の伝染病予防法、性病予防法および後天性免疫不全症候群の予防に関する法律、結核予防法は廃止された。感染症を、一類感染症、二類感染症、三類感染症、四類感染症、五類感染症、新型インフルエンザ等感染症、指定感染症、新感染症に分類している（表5-1）。一〜四類感染症と、五類感染症である侵襲性髄膜炎菌感染症、風疹および麻疹、新型インフルエンザ感染症を診断した医師はただちに最寄りの保健所長を経由して都道府県知事に届け出なければならない。

寄生虫【きせいちゅう】

他の動物に寄生して害を与える下等動物。赤痢アメーバや回虫など宿主の体内に寄生する内部寄生虫と、ダニ、ノミなど宿主の外部に寄生する外部寄生虫がある。

業務独占【ぎょうむどくせん】

助産師、看護師、准看護師の業務のように一定の免許をもった人でなければ従事できない仕組みをいう。

業務に関する届出義務【ぎょうむーかんーとどけでぎむ】

業務に従事する保健師、助産師、看護師または准看護師は、定められた2年ごとの年の12月31日現在において、その氏名および年齢、住所、免許の登録番号および年月日、業務に従事する場所の所在地および名称など厚生労働省令で定める事項を記載した業務従事者届を就業地の都道府

表 5-1　表感染症法に基づく感染症の分類　(2021年3月12日現在)

一類感染症 (7)	エボラ出血熱、南米出血熱、ラッサ熱、クリミア・コンゴ出血熱、ペスト、痘そう、マールブルグ病
二類感染症 (7)	急性灰白髄炎、重症呼吸器症候群 (SARS)、鳥インフルエンザ (H7N9)、結核、中東呼吸器症候群 (MERS)、ジフテリア、鳥インフルエンザ (H5N1)
三類感染症 (5)	コレラ、腸管出血性大腸菌感染症、パラチフス、細菌性赤痢、腸チフス
四類感染症 (44)	E型肝炎、腎症候性出血熱、ブルセラ症、ウエストナイル熱、西部ウマ脳炎、ベネズエラウマ脳炎、A型肝炎、ダニ媒介脳炎、ヘンドウイルス感染症、エキノコックス症、炭疽、発しんチフス、黄熱、チクングニア熱、ボツリヌス症、オウム病、つつが虫病、マラリア、オムスク出血熱、デング熱、野兎病、回帰熱、東部ウマ脳炎、ライム病、キャサヌル森林病、鳥インフルエンザ（二類の鳥インフルエンザを除く）、リッサウイルス感染症、Q熱、ニパウイルス感染症、リフトバレー熱、狂犬病、日本紅斑熱、類鼻疽、コクシジオイデス症、日本脳炎、レジオネラ症、サル痘、ハンタウイルス肺症候群、レプトスピラ症、ジカウイルス感染症、Bウイルス病、ロッキー山紅斑熱、重症熱性血小板減少症候群、鼻疽
五類感染症 (49)	アメーバ赤痢、細菌性髄膜炎、バンコマイシン耐性黄色ブドウ球菌感染症、RSウイルス感染症、ジアルジア症、バンコマイシン耐性腸球菌感染症、咽頭結膜熱、侵襲性インフルエンザ菌感染症、百日咳、インフルエンザ、侵襲性髄膜炎菌感染症、風しん、ウイルス性肝炎（E型肝炎及びA型肝炎を除く）、侵襲性肺炎球菌感染症、ペニシリン耐性肺炎球菌感染症、A群溶血性レンサ球菌咽頭炎、水痘、ヘルパンギーナ、カルバペネム耐性腸内細菌科細菌感染症、水痘（入院例に限る）、マイコプラズマ肺炎、感染性胃腸炎、性器クラミジア感染症、麻しん、感染性胃腸炎（ロタウイルスに限る）、性器ヘルペスウイルス感染症、無菌性髄膜炎、急性出血性結膜炎、尖圭コンジローマ、メチシリン耐性黄色ブドウ球菌感染症、急性弛緩性麻痺、先天性風しん症候群、薬剤耐性アシネトバクター感染症、急性脳炎、手足口病、薬剤耐性緑膿菌感染症、クラミジア肺炎（オウム病を除く）、伝染性紅斑、流行性角結膜炎、クリプトスポリジウム症、突発性発しん、流行性耳下腺炎、クロイツフェルト・ヤコブ病、梅毒、淋菌感染症、劇症型溶血性レンサ球菌感染症、播種性クリプトコックス症、後天性免疫不全症候群、破傷風
新型インフルエンザ等感染症	新型コロナウイルス感染症〔病原体がベータコロナウイルス属のコロナウイルス（令和二年一月に中華人民共和国から世界保健機関に対して、人に伝染する能力を有することが新たに報告されたものに限る）であるものに限る〕

公衆衛生・関係衛生法規

県知事に届け出なければならない。

ケアプラン

介護保険法上の「介護サービス計画」をいう。介護サービス計画の作成は、要介護者では介護支援専門員が行う。介護保険においては、介護サービス計画に従って介護サービスが提供される。

ケアマネジャー

介護保険法上の「介護支援専門員」のことをいう。介護支援専門員とは、要介護者・要支援者からの相談に応じ、その心身の状況等に応じて適切なサービスを利用できるよう市町村、介護保険施設、それぞれのサービス事業者等との連絡・調整を行う者で、介護支援専門員実務研修受講試験に合格後、実務研修を経て都道府県知事により認定される。

下水道【げすいどう】

近代都市には下水道が整備されており、下水管の敷設とともに終末処理場が設置される。終末処理場では一次処理（予備処理）、二次処理（生物学的処理）、三次処理（汚泥処理）の3段階の処理が行われる。

健康増進法【けんこうぞうしんほう】

急速な高齢化の進展、疾病構造の変化に伴い、国民の健康増進を推進するための基本的な事項を定め、国民保健の向上をはかることを目的としている。国民の栄養の改善や健康診査、保健指導の実施、受動喫煙の防止に関する施策が進められている。

公害対策【こうがいたいさく】

環境基本法の第2条に、「公害」とは、一定の大気の汚染、水質の汚濁、土壌の汚染、騒音、振動、地盤の沈下および悪臭によって、人の健康または生活環境にかかわる被害が生じることとされている。同法には、望ましい環境基準を定めることが定められている。

後期高齢者医療制度【こうきこうれいしゃいりょうせいど】

後期高齢者医療とは、高齢者の疾病、負傷、死亡に関して必要な給付を行うものである。被保険者は75歳以上と、65〜75歳未満の政令で定める障害の状態にあると認定を受けた者。後期高齢者医療広域連合が運営主体である。

合計特殊出生率【ごうけいとくしゅしゅっせいりつ】

1人の女性が一生の間に産む平均子ども数を示す数値で、15〜49歳の女性の年齢別出生率を合計したもの。

高齢者の医療の確保に関する法律【こうれいしゃ―いりょう―かくほ―かん―ほうりつ】

2008（平成20）年に「老人保健法」がこの法律に改正された。この法律では、国民の高齢期における適切な医療の確保のために、医療費の適正化の推進、前期高齢者における保険者間の費用負担の調整、後期高齢者に対する適切な医療の給付等を行うための制度の設立などによって、国民保健の向上、高齢者福祉の増進を目的としている。

━━━━ さ ━━━━

児童福祉法【じどうふくしほう】

18歳未満の全児童対象。児童の心身の健全な育成とその生活の保障をはかるため1947（昭和22）年制定された。児童育成に関する国および地方公共団体の責任が明示され、児童の医療関係事項も規定されている。

周産期死亡率【しゅうさんきしぼうりつ】
妊娠満22週以後の死産と生後1週未満の早期新生児死亡をあわせたものを周産期死亡という。出生数に妊娠22週以後の死産数を加えたものを出生1,000に対する割合で表したものが周産期死亡率である。

准看護師【じゅんかんごし】
都道府県知事の免許を受けて、医師、歯科医師または看護師の指示を受けて、傷病者もしくは褥婦に対する療養上の世話または診療の補助をなすことを業とする者をいう。

上水道【じょうすいどう】
水源には河川、貯水池、伏流水、湖沼などがあり、水源から導かれた水は浄水場で沈殿と濾過の処理を受ける。濾過には緩速濾過と急速濾過がある。供給される前に塩素殺菌が行われる。

職業性疾病【しょくぎょうせいしっぺい】
職業環境の有害条件や作業方法などによって生じる疾病。代表的なものに粉塵によるじん肺、石綿（アスベスト）による石綿肺や中皮腫、電離放射線障害、鉛中毒などさまざまなものがある。また、近年は職場のIT化に伴いVDT作業によるVDT症候群も問題になっている。対策として健康診断による早期発見、職場環境の改善のためにそれぞれ法令や指針が定められている。

助産師【じょさんし】
厚生労働大臣の免許を受け、助産または妊婦、褥婦もしくは新生児の保健指導をなすことを業とする女子をいう。

助産所【じょさんじょ】
助産師が公衆または特定多数人のためその業務を行う場所であって、病院・診療所以外のもの。妊婦、産婦または褥婦の収容施設をもたないものと9人以下の収容施設のあるものとがある。助産師が開設する場合は都道府県知事に届け出なければならない。

自立支援医療【じりつしえんいりょう】
「障害者の心身の日常生活および社会生活を総合的に支援するための法律」（障害者総合支援法）に基づき、障害者の心身の障害を除去・軽減するための医療について、医療費の公的負担を行う制度である。身体障害者に対する更生医療、身体に障害のある児童に対する育成医療、精神障害者に対する精神通院医療が対象となっている。

振動【しんどう】
人体に対しては全身振動と局所振動が区別される。全身振動は多くは乗物によって起こり、身体の動揺を感じるとともに不快感・不安・痛みなどを起こす。局所の振動は山林で伐採に用いるチェーンソーなどの振動工具によって起きることが多い。手指の蒼白現象やしびれ・痛みなどを引き起こす。

じん肺【―ぱい】

粉塵によって発生する呼吸器疾患で、珪酸粉塵による珪肺が代表的である。原因となる粉塵は1ミクロン程度の大きさのものが多く、肺に沈着して線維症を引き起こし肺胞面のガス交換に支障を生じる。その予防には職場環境での発塵の防止が重要となる。

診療所【しんりょうじょ】

医師または歯科医師が公衆または特定多数人のために、医業または歯科医業をなす場所で収容施設をもたないもの、または患者19人以下の収容施設のあるもの。

生活習慣病【せいかつしゅうかんびょう】

食習慣、運動習慣、休養、喫煙、飲酒等の生活習慣が、疾病の発症・進行に関与する疾患群。生活習慣の重要性を啓発普及し、健康への自発性を促し、社会支援体制を整備するために導入された疾患概念。がん、心臓病、脳卒中、糖尿病などがある。

生活保護法【せいかつほごほう】

生活に困窮するすべての国民に対し困窮の程度に応じ必要な保護を行い、最低限度の生活を保障するとともにその自立を助長することを目的とする。生活扶助、介護扶助、教育扶助、住宅扶助、医療扶助、出産扶助、生業扶助、葬祭扶助の8種類がある。

精神保健及び精神障害者福祉に関する法律【せいしんほけんおよ―せいしんしょうがいしゃふくし―かん―ほうりつ】

旧精神衛生法として1950（昭和25）年5月1日法律第123号によって制定された。

第1条に、「この法律は、精神障害者の医療及び保護を行い、障害者の日常生活及び社会生活を総合的に支援するための法律と相まってその社会復帰の促進及びその自立と社会経済活動への参加の促進のために必要な援助を行い、並びにその発生の予防その他国民の精神的健康の保持及び増進に努めることによって、精神障害者の福祉の増進及び国民の精神保健の向上を図ることを目的とする」と定められている。

精神保健福祉センター【せいしんほけんふくし―】

都道府県は、精神保健の向上および精神障害者の福祉の増進をはかるため、精神保健福祉センターを設置することができるものとされている。また、精神保健福祉センターは、精神保健および精神障害者の福祉に関し、知識の普及をはかり、調査研究を行い、ならびに相談および指導のうち複雑または困難なものを行う施設とされている。

騒音【そうおん】

好ましくない音の総称。騒音は多くの場合、機械などから発する音であるが、市街地では自動車などの交通騒音があり、空港周辺には航空騒音があり、新幹線などの沿線では列車の通過にともなう騒音がある。療養施設、社会福祉施設などが設置される地域では、昼間は50デシベル以下、夜間は40デシベル以下が基準とされている。

粗死亡率【そしぼうりつ】

単に死亡率ともいう。ある集団につ

いて1年間に発生する死亡数をその集団の全数で割った値であり、通常は1,000人に対して死亡者が何人であったかという表し方である。

措置入院【そちにゅういん】

精神保健福祉法に定められている入院形態。都道府県知事は、2人以上の精神保健指定医の診察の結果、自傷他害のおそれがあると認めた精神障害者を指定病院などに入院させることができる。

――― た ―――

大気汚染【たいきおせん】

工場の煙突などの固定発生源、自動車などの移動発生源から排出されるガス・微粒子などによって大気が汚染された状況をいう。大気汚染防止法に基づき「有害大気汚染物質」、「自動車排出ガス」などが定義されている。

地域包括ケアシステム【ちいきほうかつ―】

住み慣れた地域で自分らしい暮らしを続けることができるよう、住まい、医療、介護、予防、生活支援が一体的に提供される体制のこと。

地域保健法【ちいきほけんほう】

従前の「保健所法」は、「地域保健法」と改められた。地域保健法には、第1条に「この法律は、地域保健対策の推進に関する基本指針、保健所の設置その他地域保健対策の推進に関し基本となる事項を定めることにより、母子保健法その他の地域保健対策に関する法律による対策が地域

において総合的に推進されることを確保し、もって地域住民の健康の保持及び増進に寄与することを目的とする」と定められ、地域保健対策の推進に関する基本指針、保健所、市町村保健センター、地域保健対策にかかわる人材確保の支援に関する計画が定められている。

――― な ―――

乳児死亡率【にゅうじしぼうりつ】

乳児死亡というのは、生後1年未満の死亡のことである。ある集団について、1年間の乳児死亡の数を出生数で割り、出生1,000に対する比率として表したものが乳児死亡率である。乳児死亡率はその集団の母子保健の水準を示すよい指標とされている。日本の乳児死亡率は近年世界で最も低い水準となっている。

妊産婦【にんさんぷ】

通常は妊娠している婦人を妊婦、分娩中の婦人を産婦というが、母子保健法では妊娠中または出産後1年以内の女子を指す。

妊産婦死亡率【にんさんぷしぼうりつ】

ある集団について、1年間の妊産婦の死亡数を出産1万または10万に対する割合として表したものであり、母子保健水準を示す指標として重要視される。

年齢調整死亡率【ねんれいちょうせいしぼうりつ】

基準人口を用いて年齢構成の歪みを補正して算出された死亡率。死亡状況の時系列比較や国際比較、都道府

県間の比較に有用。

--- は ---

病院【びょういん】
　医師または歯科医師が公衆または特定多数人のために、医業または歯科医業をなす場所であって患者20人以上の収容施設を有するものである。開設は知事の許可が必要で、医療法により各種の構造設備が必要とされ、医師、薬剤師、看護師などの員数の基準も定められている。

不妊手術【ふにんしゅじゅつ】
　母体保護法第2条第1項で、「この法律で不妊手術とは、生殖腺を除去することなしに、生殖を不能にする手術で厚生労働省令をもって定めるものをいう」とされている。以前は、優性手術といわれたこともある。

平均寿命【へいきんじゅみょう】
　0歳における平均余命。性別・年齢別死亡率によって算出される。

放射線【ほうしゃせん】
　X線などの電離放射線と紫外線などの非電離の放射線がある。電離放射線は身体的障害のほか遺伝的障害を引き起こす。身体的には急性放射線症候群、造血臓器・生殖腺・皮膚などの障害を含む早期障害、悪性腫瘍、白内障、奇形などの晩発障害がある。

保健師【ほけんし】
　厚生労働大臣の免許を受けて、保健師の名称を用いて、保健指導に従事することを業とする者をいう。

保健所【ほけんじょ】
　保健所は、地域における公衆衛生の向上と増進をはかるため、都道府県、地方自治法による指定都市、中核市、その他の政令で定める市、特別区に設置され、その事業に関しては地域保健法に定められている。

保健師助産師看護師法【ほけんしじょさんしかんごしほう】
　産婆規則、看護婦規則、保健婦規則という別々の法令であったものを廃止し、1948（昭和23）年7月30日法律第203号でこの法律が公布され、現行制度が確立した。当時は保健婦助産婦看護法という名称であったが、2002（平成14）年の改正で保健師助産師看護師法となった。保健師、助産師、看護師、准看護師の資質の向上、医療および公衆衛生の普及向上を目的とする。

母子健康手帳【ほしけんこうてちょう】
　妊娠の届出をした者に市町村は母子健康手帳を交付する。妊産婦は健康診査、保健指導を受けたときは必要な事項の記載を受ける。乳児、幼児になっても同様の記載を受ける。

母子保健法【ほしほけんほう】
　母性ならびに乳児、幼児の健康の保持増進をはかるために保健指導、健康診査、医療その他を講じ、国民保健の向上に寄与することを目的とする。

母体保護法【ぼたいほごほう】
　旧優生保護法として1948（昭和23）年7月13日法律第156号で制定された。第1条に、「この法律は、不妊手術及び人工妊娠中絶に関する事項を定めること等により、母性の生命健康を保護することを目的とする」と

規定されている。

━━━━ ま ━━━━

麻薬及び向精神薬取締法【まやくおよ
―こうせいしんやくとりしまりほう】
旧麻薬取締法として1953（昭和28）
年3月17日法律第14号で制定された。
第1条に、「この法律は、麻薬及び向
精神薬の輸入、輸出、製造、製剤、
譲渡等について必要な取締りを行う
とともに、麻薬中毒者について必要
な医療を行う等の措置を講ずること
等により、麻薬及び向精神薬の濫用
による保健衛生上の危害を防止し、
もって公共の福祉の増進を図ること
を目的とする」と規定されている。

名称独占【めいしょうどくせん】
法令によって、一定の職種、施設な
どのみが特定の名称を使用すること
を認められており、他のものの名称
使用が禁止されていることをいう。
これは、一定の職種、施設などに特
定名称を独占させることにより、い
たずらに世間に混乱が起こるのを防
ぐことを目的とする。たとえば、医
師については医師法第18条により、
また、病院、診療所については医療
法第3条により、当該名称を独占し
て使用できることとされている。保
健師、助産師、看護師、准看護師に
ついても、保健師助産師看護師法第
42条において名称独占が規定されて
いる。

━━━━ や ━━━━

薬剤師法【やくざいしほう】
薬剤師について、その任務、免許、
試験、業務などを規定した法律。

薬事法【やくじほう】
2014（平成26）年、薬事法の改正と
ともに「医薬品、医療機器等の品質、
有効性及び安全性の確保等に関する
法律」へと名称変更された。

優生保護法【ゆうせいほごほう】
1948（昭和23）年制定。現在では改
正され、母体保護法となっている。

養護教諭【ようごきょうゆ】
学校保健のなかで常勤職員として大
きな役割を果たしている。専門的な
立場から児童・生徒の健康および環
境衛生の実態を的確に把握して、心
身の健康に問題をもつ児童・生徒の
個別指導、健康な児童・生徒の健康
増進、一般教員の日常の教育活動に
協力する。

予防接種【よぼうせっしゅ】
予防接種法により、予防接種は「疾
病に対して免疫の効果を得させるた
め、疾病の予防に有効であることが
確認されているワクチンを人体に注
射、または接種すること」と定義さ
れている。対象疾病には次のものが
ある。A類疾病（集団予防、重篤化
の予防目的）：ジフテリア、百日咳、
急性灰白髄炎、麻疹、風疹、日本脳
炎、破傷風、結核、Hib感染症、肺
炎球菌感染症（小児）、ヒトパピロー
マウイルス感染症、水痘、B型肝炎、
ロタウイルス感染症、B類感染症
（個人予防、重症化の予防目的）：イ
ンフルエンザ、肺炎球菌感染症（高
齢者）。通常時に行う定期の予防接種

の実施主体は、市町村である。

予防接種法【よぼうせっしゅほう】

1948（昭和23）年6月30日法律第68号によって制定された。第1条に、「伝染のおそれがある疾病の発生及びまん延を予防するために、公衆衛生の見地から予防接種の実施その他必要な措置を講ずることにより、国民の健康の保持に寄与するとともに、予防接種による健康被害の迅速な救済を図ることを目的とする」と定めている。

━━━━ ら ━━━━

老人保健法【ろうじんほけんほう】

2008（平成20）年、「高齢者の医療の確保に関する法律」に改正された。老人保健法によって実施されていた保健事業（健康手帳の交付、健康教育、健康相談、健康診査、機能訓練・訪問指導）は、健康増進法に基づき市町村が実施することとなった。

労働衛生【ろうどうえいせい】

労働者の健康を守り高めるための保健活動の総称。産業の場という観点からは産業衛生あるいは産業保健、職業に伴う健康問題という視点からは職業保健といわれる。行政面では労働衛生とよび、労働安全衛生法に基づいて指導と監督が行われる。

労働基準法【ろうどうきじゅんほう】

1947（昭和22）年4月7日法律第49号によって制定された。総則、労働契約、賃金、労働時間・休憩・休日・年次有給休暇、安全・衛生、年少者、妊産婦等、技能者の養成、災害補償、就業規則、寄宿舎、監督機関、雑則および罰則を定める。民法上の雇用契約に対する特別法の役割をはたし、労働者の労働条件等の保護を目的としている。

━━━━ わ ━━━━

ワーク・ライフ・バランス

仕事と生活の調和をはかるために、国民一人ひとりがやりがいや充足感を感じながら働き、仕事上の責任を果たすとともに家庭や地域社会においても個人の時間を確保し、多様な生き方が選択、実現できることをめざすもの。

6 基礎看護

＝＝＝ あ ＝＝＝

ICN
（→国際看護師協会）

ICU
Intensive care unit。集中治療室。外科系・内科系にかかわりなく、急性の重症患者を集中的に管理するところ。

アセスメント
査定・評価すること。看護では、看護の対象の健康をめぐる問題を明確に把握するために、その人が示すさまざまな情報を系統立てて収集し、それが健康上どのような意味をもつか明らかにし、看護に必要な問題を明確にする過程をいう。アセスメントの結果は看護診断として表される。

圧迫包帯【あっぱくほうたい】
出血、皮下うっ血、浮腫、ヘルニア、内臓下垂、筋肉離開などに応用される包帯である。矯正するために使用される。

アネロイド式血圧計【―しきけつあつけい】
臨床で一般に使用されている血圧計の一種。水銀を用いない血圧計である。タイコス（tycos）型ともいわれ、持ち運びには小型で便利である。

アルマ・アタ宣言【―せんげん】
プライマリ・ヘルスケア国際会議が1978年9月12日にアルマ・アタで開催され、そこで宣言されたプライマ

リ・ヘルスケアの定義をさしている。世界のすべての人々の健康を保持増進するために全世界の迅速な行動が必要であると指摘している。

安静【あんせい】
静かに臥床している状態をいい、身体的エネルギーの消耗を少なくし、症状の悪化を防ぎ、病気の回復を早めるためにとる方法。

安静度【あんせいど】
疾病の種類や状態によって生活行動を規制する程度のことを安静度という。絶対安静、床上安静、局所安静などの表現で示される。

アンプル
ガラス製の密封容器。内容医薬品が損失したり風解したり、潮解または蒸発するおそれのない容器。

罨法【あんぽう】
患部に温熱（温罨法）または寒冷（冷罨法）の刺激を与え炎症、充血、疼痛を除去する治療法の一種。

安楽【あんらく】
心身ともに苦痛がなく、安らかなこと。

胃液検査【いえきけんさ】
胃液を採取し、その後、一定の刺激剤か試験食を与えて、胃液の分泌状態や胃液の酸度を観察する検査。胃の分泌機能がわかる。

胃管カテーテル【いかん―】
胃洗浄、胃液採取のために用いる

チューブ。長さ75cm、太さ10〜12mm。

意識混濁【いしきこんだく】

意識がぼんやりして現実と空想の区別ができなかったり、全くなくなる状態。

胃洗浄【いせんじょう】

胃内の腐敗物や毒物などの除去のため、胃内に胃管カテーテルを挿入して、それに洗浄液を注入し、サイホンの原理を応用して胃内容がなくなるまで洗うこと。

胃ゾンデ【い―】

胃液または十二指腸液を採取する場合に用いるゴム、ポリエチレン、シリコン製の管。

一次救命処置【いちじきゅうめいしょち】

呼吸や循環機能が低下または停止し、生命の危険が疑われるとき、特別な薬物や器具を使用しないで心肺機能を再開させる方法。反応がない、呼吸がない、頸動脈の触知ができないことを確認にしたうえで、ただちに①胸骨圧迫（強く：約5cm、速く：100〜120回／分、絶え間なく：中断を最小に）、②気道を確保、③胸骨圧迫と人工呼吸（30回：2回）を行う。

EBN

evidence based nursing。根拠に基づく看護である。EBM(evidence based medicine)は根拠に基づく医療。

衣服気候【いふくきこう】

皮膚に最も近い衣類と皮膚との間の空気の層をいう。この層によって外気の温度、湿度、気流を調節している。

イブニング・ケア

患者を安眠させるための夕方〜就寝前の世話。洗面をし、身体を清潔にして安眠できる環境を整えること。

イリゲーター

注腸・浣腸、洗浄、経管栄養法などに用いられる円筒状の器具。底の部分は管をつなぐようになっており、重力で薬液や栄養剤等を注入する。

医療施設【いりょうしせつ】

主に健康障害者に対する医療行為を実施する施設であるが、公衆衛生的活動やリハビリテーション活動、終末期患者の看護も行われている。医療法上、診療所、助産所、病院の3種があるが、その他に医療と福祉の中間的施設として、介護保険法に基づく介護老人保健施設も含まれる。

胃瘻【いろう】

経口的に食事が摂取できない患者に対して、胃にチューブを挿入して直接栄養剤を注入するために、腹壁を切開して造設した瘻孔。

インシデント

インシデントとは、事故になる一歩手前のニアミスのこと。「ヒヤリハット」。厚生労働省の定義によれば、「日常診療の場で、誤った医療行為等が患者に実施される前に発見されたもの、あるいは、誤った医療行為が実施されたが、結果として患者に影響を及ぼすに至らなかったもの」をいう。

インフォームド・コンセント

informed consent。説明と同意。医師が十分に情報を提供したうえで患

者から同意を得ること。看護師も医師とともに適切な説明を行い、医療を受ける者の理解を得るよう努めなければならない（→ p.94）。

ウォッシュクロス
清拭用の四角い布。小さいタオル。母指と示指の間に挟み、手早く巻きつける（図6-1）。きれいに巻かず、はみ出したりしている部分があると、その部分が冷たくなり、患者に不快感を与える。

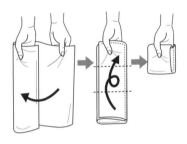

図6-1　ウォッシュクロスの巻き方

衛生管理者【えいせいかんりしゃ】
事業所において、労働衛生、健康管理を行う者。常時50人以上の被雇用者がいる事業所では、必ずおかなければならない。労働安全衛生法による規定である。

ADL
（→日常生活動作）

腋窩検温法【えきかけんおんほう】
腋の下で体温を計る方法。体温計を腋窩の中央部に体軸に対して30～45度の角度で、前面下方から上方に向けて挿入して測定する（図6-2）。

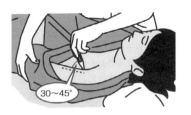
30～45°

図6-2　体温計の挿入角度

エチレンオキサイド・ガス滅菌器
【―めっきんき】
殺菌性ガスでビニールやプラスチック製器材の滅菌に利用される。

嚥下障害【えんげしょうがい】
嚥下運動は、口腔から咽頭までの第1相、咽頭から食道口までの第2相、食道口から噴門までの第3相からなる。何らかの要因でこれらの嚥下運動が円滑に行われない場合をいう。

円座【えんざ】
患者の安楽を図るため、骨が突出していて圧迫を受けやすい部分に用いる。

嘔吐【おうと】
胃内容物を食道、口腔を経て体外に吐き出す現象。

悪寒【おかん】
体温の急激な上昇の際に感ずる寒さで、さむけともいう。

汚染区域【おせんくいき】
病原菌が付着、または付着しているだろうと思われる場所をいい、感染症患者のいる所、使用した物品などのある場所すべてをいう。

オーバーテーブル
ベッドの上で使用できる机。

オープンベッド

患者がすぐに入れるように、掛け物を開いた状態に整えられたベッド。

オリエンテーション
新しい環境におかれた人を早く環境に慣れさせるために案内や教育をすること。患者に対しては、入院時と退院時などに行うオリエンテーションがある。

温罨法【おんあんぽう】
身体の一部分を温めることによって温熱刺激を与える方法。血管を拡張して血流を増加させたり、炎症を消退させたり、鎮痛させる作用がある。種類には、温湿布、パップなどの湿性温罨法と、湯タンポ、カイロ、電気あんかなどの乾性温罨法がある。

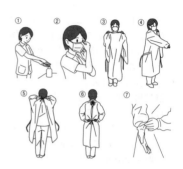

図6-3　ガウンの着方

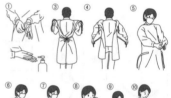
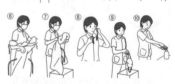

図6-4　ガウンの脱ぎ方

===== か =====

臥位【がい】
身体の基底面を最も広くした静止位で、最も安定した姿勢である。

咳嗽【がいそう】
咳のこと。肺内の空気が気道を通して爆発的に発する発声音。主に上気道の異物を排出するために起こる反射（咳嗽反射）である。痰を伴う湿性咳嗽と痰を伴わない乾性咳嗽がある。

ガウンテクニック
治療処置をするときや新生児、未熟児、または免疫力が低下している患者に接する場合などに、感染予防のためガウンを着脱する技術をいう。ディスポーザブルのガウンやエプロンは1回ごとの使い捨てが原則である（図6-3、図6-4）。

喀痰【かくたん】
吐き出した、気道の分泌物をいう。

過呼吸【かこきゅう】
呼吸中枢の働きで呼吸の深さや数が増した状態。

臥床【がしょう】
寝床で寝ていること。

家族歴【かぞくれき】
両親や祖父母、兄弟姉妹、夫、妻、子どもなど家族・近親者についての健康状態、疾患の有無、死因、死亡年齢などを記録したもので診断の資料に役立てる。

カテーテル

体腔や管状器官に挿入し、貯留物の排出、液体の注入など、検査、治療・処置に使用される細長い管。材質、太さ、長さは使用目的に応じて選択する。ネラトンカテーテル、バルーンカテーテル、チーマンカテーテルなど多種ある。導尿、浣腸、膀胱洗浄、酸素吸入などに使用する。

寛解【かんかい】

一時的または、永続的に自覚・他覚症状がある程度好転し、快方に向かった状態。

換気【かんき】

室内の空気を、窓などを開けて清浄化し、室内の温度や湿度を調整すること。換気の目安としては、二酸化炭素濃度（ビル管理法で1,000ppm以下）が用いられる。

環境【かんきょう】

周囲の状態、まわりの事物。

環境衛生【かんきょうえいせい】

上下水道、汚物処理、ネズミ・害虫の駆除、食品に関する衛生、公害防止、多数集合場所の衛生、建築に関する衛生、都市計画に関する衛生などをいう。

間欠的自己導尿法【かんけつてきじこどうにょうほう】

カテーテルを尿道から膀胱に挿入して人為的に排尿させる方法をいう。ある間隔をおいて何回か行う場合を間欠的導尿といい、排尿障害がある場合、膀胱に尿がたまるたびに患者自身で行う。導尿は排尿困難時に行うものであるが、治療目的や手術前処置・術後の失禁予防や汚染防止、尿検査の目的でも行われる。

間欠熱【かんけつねつ】

熱型の1つで、平熱より1℃以上の高熱と平熱をくり返す状態。マラリアなどにみられる（図6-9）。

環行帯【かんこうたい】

包帯を巻くとき、巻きはじめと巻き終わりに固定の目的で行う包帯法（図6-5、図6-10）。

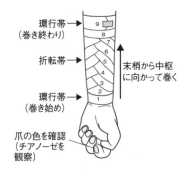

図6-5　包帯の巻き方の原則

看護活動【かんごかつどう】

健康の保持・増進、疾病の予防、苦痛の緩和、健康の回復など、看護の目的を達成するために、保健師、助産師、看護師、准看護師がそれぞれ実践する活動。活動の内容として療養上の世話、環境の調整、教育活動（保健指導）、診療の介助、助産、医療従事者との協力などがある。

看護過程【かんごかてい】

対象となる人の健康問題を科学的に解決するために問題を明らかにし、解決方法を計画し、それを実践・評価するという一連の活動をいう。

看護管理【かんごかんり】
　看護の対象によりよい看護をするために、人的・物的・経済的資源を効率よく運用すること。

看護業務【かんごぎょうむ】
　保健師助産師看護師法第5条に、看護師の行う業務は①患者の療養上の世話、②医師の行う診療の補助の2つが定められている。しかし、看護の概念は拡大しており、現在では健康者をも含めて看護の対象としている。したがって、療養上の世話や診療の補助にとどまらず、他部署との連携、教育指導、看護研究活動、看護学会参加、他専門集団との交流なども看護師の重要な業務となっている。

看護記録【かんごきろく】
　患者の入院から退院までの経過（状態の変化、施行した処置など）を看護師が記載する書類。

看護計画【かんごけいかく】
　一人ひとりの患者のもっている健康上の問題を解決していくための具体的な援助の方法の計画をいう。

看護研究【かんごけんきゅう】
　看護に関して、看護学の視点から行われる研究をいう。看護の科学的根拠を明らかにして看護の法則性をみつけようとするものと、看護の学問領域における理論を確立しようとするために行うものとがある。

看護者の倫理綱領【かんごしゃーりんりこうりょう】
　日本看護協会による。2003（平成15）年8月改訂。病院、地域、学校、教育・研究機関、行政機関など、あらゆる場で実践を行う看護者を対象とした行動指針。看護専門職として引き受ける責任の範囲を社会に明示するもの。

看護診断【かんごしんだん】
　アセスメントによって抽出された問題について、看護の視点から診断すること。

看護体制【かんごたいせい】
　病院の中で効率よく看護を行うためにつくられた看護の管理組織、看護の方式などをいう。

看護単位【かんごたんい】
　適切で効率的な看護管理を行うために、1人の病棟師長が把握できる患者の病床数を考えて決められたまとまりを1看護単位という。一般的に60床以下が標準とされている。

観察【かんさつ】
　対象に存在する事実を客観的につかむ。さらに事実を細かく深く、系統的に知ろうとすること。観察によって得られたものが適切な医療、看護の重要な資料となるためには、それらが科学的に行われなければならない。

渙散【かんさん】
　数日かかって、徐々に下降する熱の下降型のこと。猩紅熱の解熱期にみられる（図6-9）。

巻軸帯【かんじくたい】
　狭義の包帯で、晒木綿を縦に1/2、1/3、1/4、1/5、1/6、1/8に裂いた長さ9mくらいの長い布を巻いて軸にしたもの。2裂から8裂まである。

含嗽【がんそう】

口をゆすぐ。うがいのこと。

浣腸【かんちょう】
肛門から直腸内に液体を注入すること。目的は①排便を促す、②検査・診断のための薬液の注入、③症状の緩和などのために行われる。

緩和浣腸【かんわかんちょう】
炎症を起こしている腸粘膜に薬剤を作用させて、消炎するために行われる浣腸。

既往歴【きおうれき】
患者が以前に経験した病気に関する治療や経過などの記録。

気管切開【きかんせっかい】
上気道閉塞に伴う呼吸困難、または長期の呼吸管理を必要とする場合に、気管を切開して気道を確保し換気を促すことを目的に行う処置。上気管切開と下気管切開の2種の方法がある。

亀甲帯【きこうたい】
包帯法の1つで、最初の帯部と次の帯部が8字形に交差する巻き方。関節部によく用いる（図6-10）。

椅座位【きざい】
いすに腰背部をつけ、足底を床につけて座る体位（図6-7）。

起座位【きざい】
長座位の状態からオーバーテーブルなどに寄りかかる、前傾姿勢の体位（図6-7）。

吃逆【きつぎゃく】
しゃっくりのこと。横隔膜の痙攣で起こる。

機能別看護【きのうべつかんご】
看護の仕事の主なものを、業務の種類別に分担する方式。たとえば、注射係、与薬係、処置係などそれぞれの看護師に割り当てて、分業制にして看護の仕事を進めていく。

気泡収集管【きほうしゅうしゅうかん】
静脈内点滴注射の際に用いる点滴注射セットのチューブと静脈注射針の間にある連結管。誤ってチューブ内の空気が血管内に入らないように、丸くなったところに空気をためることができる管。別名タコ管ともいう。

吸引【きゅういん】
気管、胃などの各器官や体腔内に貯留した分泌物や浸出液、血液などを陰圧によって体外に排出すること。

QOL
quality of life。日常生活において身体的・精神的・社会的に充実した生き甲斐をもった過ごし方のできる状態で、生活の質を指す。医療や看護の分野では、慢性疾患や進行性の疾患で治療を続けながら生活していても、またターミナル期にある患者でも、その状態のなかで快適な生活が送れることが重視される。

仰臥位【ぎょうがい】
あおむけのこと。背部の大部分が基底面となり、身体の支持基面が最も多い。一般に腹部の診察に多く用いられる体位（図6-7）。

胸腔穿刺【きょうくうせんし】
胸腔に穿刺針を刺入して胸水を採取することで、疾病の診断、あるいは治療の目的で行われる。

矯正包帯【きょうせいほうたい】
徒手矯正や器械矯正のあと矯正位保持の目的で行う包帯法。先天性内反足の治療などに用いる。

虚脱状態【きょだつじょうたい】
　循環障害の結果、極度の脱力、衰弱
状態に陥って気力がない状態。

筋肉内注射【きんにくないちゅうしゃ】
　薬液を筋肉内に注射して全身に作用
させる方法。皮下注射に比べて薬剤
の吸収が速い。

駆血帯【くけつたい】
　採血や血管内注射の際、血管を表出
させるため、上腕、大腿などをしば
るゴム製の帯。

駆風浣腸【くふうかんちょう】
　胃、腸にたまったガスを排除するた
めに行われる浣腸。

グリセリン浣腸【―かんちょう】
　50％グリセリン液を使用して、腹部
膨満を緩和、除去するために排便を
促す目的で行われる浣腸。

クリティカルパス
　Critical pass. 疾患別にケア方法を整
理し、順序立て、経時的にまとめて
スケジュール化したもの。入院期間
を短縮するために、医師や医療従事
者の協力のもと、治療計画に沿った
看護を標準化することにより効率を
高めようとする方法。クリニカルパ
スともいう。

クローズド・ベッド
　患者が使用していないが、いつでも
使用できるように準備されている
ベッドで、カバーでおおわれた状態
のものをいう。

経管栄養法【けいかんえいようほう】
　意識障害や嚥下障害、口腔内の障害
などによって経口的に食事が摂取で
きない場合に、チューブを直接胃や
十二指腸まで挿入して流動物を注入

する栄養法のこと。経腸栄養ともい
う。方法には、経鼻胃管栄養法と胃
瘻栄養（PEG）がある。

経口的与薬【けいこうてきよやく】
　薬剤を経口的に投与し、作用させる
こと。薬物は消化管から吸収される。

経鼻カテーテル法【けいび―ほう】
　鼻腔から鼻咽頭部にカテーテルを挿
入して酸素を気道内に送る酸素療
法。酸素が送られる際に乾燥した酸
素が咽頭粘膜を刺激するので、加湿
びんの水を通し湿気をもたせて流す。

稽留熱【けいりゅうねつ】
　高熱で朝夕の温度差が1℃以内のも
のをいう。腸チフス、肺炎などにみ
られる熱型（図6-9）。

結髪【けっぱつ】
　髪をきれいにとかし、さっぱりとさ
せること。

下痢【げり】
　液状あるいは、液状に近い糞便をく
り返し排泄すること。

ケリーパッド
　ベッドの上で洗髪をするとき、寝具
および周囲を汚さないように使用す
るゴム製の洗髪用具。

牽引療法【けんいんりょうほう】
　軸方向に両端を引き離すように引っ
張ること。骨折持などの整復・安静
目的で行われる。

眩暈【げんうん】
　めまいのこと。

健康教育【けんこうきょういく】
　人々が自ら進んで健康の保持増進の
ため行動するよう援助すること。

倦怠感【けんたいかん】
　身体がだるくて何もする気になれな

い状態。

現病歴【げんびょうれき】
　現在の病気の始まりと経過の記録。

巻綿子【けんめんし】
　綿花を先に巻いて、咽頭、鼻、耳などに薬物を塗布したり、清拭するのに用いられる器具。

高圧浣腸【こうあつかんちょう】
　肛門より50cm程度の高さからやや大量の浣腸液を注入して、腸内を洗浄したり、その圧力により腸重積や軽い腸捻転を整復する目的で行われる浣腸である。

口腔検温法【こうくうけんおんほう】
　体温計の先端を舌下の舌小帯の両側のどちらかに入れて、口腔内で体温を測る方法。舌小帯の位置では、深く挿入することができず、体温計が不安定になり、正確な測定ができない。乳幼児、重症者、意識不明者は避ける（図6-6）。

硬結【こうけつ】
　組織またはその一部分が諸種の原因たとえば充血、炎症などにより、結合織の増殖をきたし硬くなること。

交差適合試験【こうさてきごうしけん】
　血液型不適合による輸血の副作用を未然に防ぐために行われる試験。

拘縮【こうしゅく】
　何らかの原因で関節が一定の肢位に長期間固定されることにより、筋・靭帯などの軟部組織の短縮や機能不全をきたし、関節可動域の制限が起こる状態。

硬脈【こうみゃく】
　脈波の緊張の強いもので、触診では指にかたく触れる。

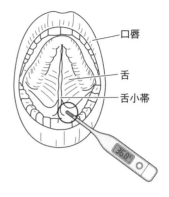

口唇
舌
舌小帯

図6-6　口腔検温時の体温計の挿入位置

6
基礎看護

誤嚥【ごえん】
　誤って食物や飲み物が気管に入ること。小児の場合は異物を飲み込むこともあり、注意が必要である。

呼吸困難【こきゅうこんなん】
　呼吸する際に不快感や苦痛などの自覚症状がある状態。もしくは、客観的に努力性の呼吸が観察される状態。

国際看護師協会【こくさいかんごしきょうかい】
　ICN：International Council of Nurses。国際的な看護の職能団体。1899（明治32）年ロンドンにおいて創立された。その目的は、看護師の教育、職業的地位の向上、看護業務の研究、国際的交流と親睦などである。日本は1933（昭和8）年第7回総会で加入を認められたが第二次世界大戦により除名され、1949（昭和24）年ストックホルムで開かれた第9回総会で再び加入を認められた。

113

総会は4年ごとに開かれる。

国際赤十字社【こくさいせきじゅうじしゃ】

アンリ・デュナンにより、1863（文久2）年傷病者救護を目的として創設された国際協力機関。

骨髄穿刺【こつずいせんし】

骨髄を穿刺して行う骨髄の検査法。血液疾患の診断や治療に重要である。

骨盤高位【こつばんこうい】

頭部を腰部や下肢より低くした状態。主に低血圧時、骨盤内の手術に応用される。トレンデレンブルグの体位（図6-7）。

個別看護【こべつかんご】

1人の看護師に数人の患者のすべての看護がまかされる看護方式。受け持ち制看護ともいう。

コミュニケーション

伝達、連絡、通報などの意味があり、人間どうしの意思疎通を図るための伝達手段をいう。言語的コミュニケーションと非言語的コミュニケーションがある。

ゴールドマーク・レポート

エール大学社会衛生科のウインスロー博士が保健活動に関する調査を行い、1923（大正12）年にまとめたもの。「アメリカにおける看護および看護教育」と題したこの報告書は、ウインスローの秘書であったゴールドマークが実務担当をしたのでその名が付されている。アメリカの保健教育保健事業白書ともいうべきもので、看護教育の問題点が指摘され、アメリカでの看護教育の大学化が進んだ。

━━━━━ さ ━━━━━

催下浣腸【さいげかんちょう】

人工的に腸を刺激して蠕動運動を起こさせ、排便を促すために行う浣腸。

採血法【さいけつほう】

検査および輸血の目的で血液を採取する方法。

砕石位【さいせきい】

仰臥位で、両大腿を上にあげ、少し離して股部につけるか、膝を曲げて肛門部を開く体位。産科、肛門部の診察時に用いる。截石位ともいう（図6-7）。

再発【さいはつ】

治ったと思われる病巣、症状などが再び発現すること。

砂嚢【さのう】

水でよく洗浄した砂を袋に入れて、身体の局所の固定に用いる。

坐薬【ざやく】

直腸、腟などに挿入し、局所的な効果を得るために用いる固形の外用薬。

三交替制【さんこうたいせい】

1日24時間の勤務を日勤、準夜勤、深夜勤の3つにわけて勤めること。

酸素吸入【さんそきゅうにゅう】

ある病的状態において、身体各組織内で酸素が欠乏したとき、圧縮酸素を吸入させ呼吸状態を改善する。

酸素テント【さんそ―】

患者の上半身をテントでおおい、その中に絶えず酸素を送り酸素で飽和された状態をつくる。高流量の酸素が必要である。

三節帯【さんせつたい】

包帯の巻き方の1つ。足関節のように3方向の突出部が合したような部分に応用する（図6-10）。

散剤【さんざい】
1種または2種以上の医薬品を均等に混和した粉末状の薬。

自覚症状【じかくしょうじょう】
患者自身が感じる主観的な症状。

死後硬直【しごこうちょく】
死後に起こる筋の硬化のことをいう。通常死後2～3時間で始まり、上肢4～6時間、下肢7～8時間を要する。

支持基底面積【しじきていめんせき】
ボディメカニクスの用語で、床面に接する両足の足底部の間でつくられる面積。広いほど安定性が保てる。

視診【ししん】
眼で見る視覚により患者の状態を観察すること。

弛張熱【しちょうねつ】
1日の体温の差が1℃以上の高熱をいう。敗血症、腎盂腎炎などにみられる（図6-9）。

膝胸位【しつきょうい】
胸と膝に重心を置いた状態。腹臥位で膝は軽く離し、大腿がベッドに垂直になるように殿部をもちあげ、腕を軽く組み頭上にあげる。肛門の診察や、子宮の位置の矯正をはかるときにとる体位（図6-7）。

失禁【しっきん】
無意識に排便、排尿が行われる状態。

室内気候【しつないきこう】
温度・湿度・気流によって構成されている。快適な状態にするためには、3要素を総合的に調整しなければな

らない。

疾病【しっぺい】
健康でないこと。病気。

指嚢【しのう】
肛門、腟の診察、内診のときに用いる指先にはめるゴム製の袋。

死斑【しはん】
死体現象の1つで、死後、血圧が消失、血流停止のため血管内血液が死体の下方に沈下し、その結果、背部、殿部の皮膚に紫赤色ないし紫青色の斑点を生じるもの。

シムス位【―い】
側臥位で身体を前に倒し、上になった足の膝を深く屈曲し、腹部に近づけ、下側の膝は軽く曲げ、上肢は下側の方が後方で上側の方が前方で自由に動かしうる位置におく。顔は横に向ける。肛門の診察、治療時に用いられる体位（図6-7）。

社会資源【しゃかいしげん】
患者や家族が日常生活を送るうえで抱えているさまざまな問題を解決するために利用できる福祉制度や施設、支援活動などを総称していう。

社会福祉施設【しゃかいふくししせつ】
身体的、精神的障害や未発達、老化などにより、自立が困難な人々を対象として、その生活上の困難や治療上の障害に対して種々のサービスを提供する施設。

社会復帰【しゃかいふっき】
病気が軽快して、生活や仕事などが病気以前の状態に戻ること。

煮沸消毒法【しゃふつしょうどくほう】
湿熱による消毒法の1つ。100℃で15～30分間煮沸する。芽胞菌などは完

全な滅菌が期待できない。

周期熱【しゅうきねつ】
規則正しい周期で発熱をくり返す熱。マラリアやステロイドが原因（図6-9）。

宿便【しゅくべん】
排泄されないで長い間、腸内にたまっている便。

主訴【しゅそ】
患者の訴える症状のなかで主となる訴え。

潤滑油【じゅんかつゆ】
浣腸、導尿施行時などカテーテルにつけて接触部の摩擦を減らすために、使用する油。グリセリン、ワセリン、オリーブ油などが使われる。

准看護師制度【じゅんかんごしせいど】
看護師の補助者として業務制限のない職種が必要として准看護師教育案が出された。この制度問題はたいへんな論議を呼んだ。最終的には、准看護師は中卒後2年の教育とし、看護師の指示のもとに同じ業務をするとし、1951（昭和26）年保健婦助産婦看護婦法の一部改正によって生まれた（→ p.99、准看護師）。

蒸気吸入法【じょうききゅうにゅうほう】
吸入器を用いて、水蒸気とともに薬液を噴霧し吸入する方法。

消息子【しょうそくし】
ゾンデともよばれる。体腔や管状器官の診療・治療に用いられる器械。金属や合成樹脂製の細い棒で、創傷の探知、ガーゼの挿入に用いる。

床頭台【しょうとうだい】
ベッドの横に設置され、患者の生活用品を整理、保管したり、治療・処置のための物品を置いたり、食事の食卓に使用される台。

小脈【しょうみゃく】
脈波の緊張が弱く、触診すると指に微弱な拍動が触れる脈。

静脈内注射【じょうみゃくないちゅうしゃ】
薬液を直接静脈内に注射すること。薬物の速やかな効果を期待する場合に行う（→ p.79）。

褥瘡【じょくそう】
持続的な皮膚の圧迫によって循環障害をきたして起こる組織の壊死。

助産所【じょさんじょ】
助産師が正常分娩を扱う場所で、妊産婦の収容施設は9床以下に限られている（→ p.99）。

触覚【しょっかく】
接触することによって起こる感覚。

徐脈【じょみゃく】
1分間60以下に脈拍数が減少した状態をいう（→ p.139）。

心悸亢進【しんきこうしん】
動悸のこと。心拍動が増加したとき心臓部に感じる拍動感をいう。

滲出液【しんしゅつえき】
炎症の際、特異な循環障害によって毛細血管壁より漏れ出る液体のこと。

寝床内気候【しんしょうないきこう】
就寝状態の寝床内の気候（温度・湿度・気流）をいい、快適な睡眠のためには、寝床内の温度33℃、湿度50％前後に保つことが必要とされる。30％以下、70％以上の湿度は、人体に有害とされている。

診療録【しんりょうろく】
病歴、カルテとよばれている。患者

の氏名、住所、生年月日、年齢、性、職業が記されるとともに患者の健康状態についてのすべてが系統的に記入されているもの。医師が記録する。

診療所【しんりょうじょ】
医療行為のなされる施設で1人ないし数人の医師または歯科医師によって病気の治療が行われる。患者収容施設のないものと患者19人以下の収容施設のあるものとがある。

ストレッチャー
輸送車のこと。患者を臥位のまま乗せて移動させるのに使用される。

スプレッド
ベッドの一番上をおおう布。毛布の汚れを防ぎ、外観を美しくする目的で使用する。

清潔区域【せいけつくいき】
隔離を完全にして看護者、患者の使用区域を定め、消毒を完全にした区域のこと。

清拭【せいしき】
身体を清潔にするため身体を拭くこと。

世界保健機関【せかいほけんきかん】
WHO：World Health Organization。国際連合の事業のうちで保健衛生の分野を受けもつ専門機関で保健衛生向上のための国際協力を目的としている。本部はスイスのジュネーブにある。1948（昭和23）年4月7日に発足。日本は1951（昭和26）年に加盟した。

赤十字社【せきじゅうじしゃ】
スイスの実業家アンリ・デュナンがソルフリーノの戦場における惨状を見て以来、傷病兵救護の国際運動を

起こそうと決意し、スイス政府の援助を受けて、1863（文久2）年に設立したのが赤十字である。翌1864（文久3）年のジュネーブ条約に加盟した国がつくる政府公認の1国1社の篤志救護協会が赤十字社である。赤十字は戦時における傷病の看護を目的とした。1919（大正8）年の赤十字社連盟の誕生に合せて平時にも医療や平和推進活動などを行うようになった。

舌圧子【ぜつあつし】
咽頭、口腔の診察や処置をする場合、邪魔にならないように舌を押える器具。

舌下錠【ぜっかじょう】
口腔粘膜から薬物を吸収させ肝臓を経ず直接血中に入り、作用を現すことを目的とした薬。

石けん浣腸【せっ―かんちょう】
2％の石けん液を使用して、排便を促す目的で行う浣腸の一種。

截石位【せっせきい】
（→砕石位）

折転帯【せってんたい】
巻軸帯の巻き方の基本型の1つ。大腿、下腿、前腕などのように円柱形で一方が細くなっている部分に巻く（図6-10）。

穿刺【せんし】
身体の一部に中空の細い針を刺し、内部の液体や臓器の組織の一部を採取すること。

全身清拭【ぜんしんせいしき】
入浴のできない患者の全身の皮膚を清潔に保つために拭き清めること。

洗髪【せんぱつ】

髪を洗って清潔にすること。

増悪期【ぞうあくき】
　慢性疾患の場合では、長い経過の中で症状が落ち着いている時期があったり、また反対に悪くなったりする状態がくり返される。症状がよくなって落ち着いている時期を寛解期といい、反対に病勢が進行して悪化した時期を増悪期という。

蒼白【そうはく】
　顔色が青ざめて血色の悪いこと。

側臥位【そくがい】
　横向きに寝ている状態。左右側臥位がある。支持基底面は小さく、そのうえ重心が高いので不安定である。背部の診察や浣腸、腸洗浄などの処置の際に用いる（図6-7）。

続発症【ぞくはつしょう】
　原病の経過に伴って、他の組織に一定の変化が現れること。

速脈【そくみゃく】
　脈拍の拍動の振幅の変化が速いもの、すなわち脈拍が急に大きくなって、また急に小さくなるものをいう。

足浴【そくよく】
　両足を洗面器に入れて洗うこと。または足、下腿のみを温浴する方法。

━━━━ た ━━━━

体位【たいい】
　姿勢には、静的な姿勢と動的な姿勢があり、静止した姿勢を体位という。基本的な体位として、立位、座位、臥位などがある（図6-7）。

体位変換【たいいへんかん】
　身体の位置を変えること。同じ体位で寝ているために起こる圧迫痛、うっ血、循環障害をのぞき、患者の気分転換をはかるために行われる。

体温【たいおん】
　人体の熱。体内の物質代謝の結果発生する熱と、体表面や排泄物で放出される熱とのバランスにより変動する。直腸温が身体深部温度に最も近い（→ p.42）。

体温計【たいおんけい】
　人体の温度を間接的にはかる器具。電子体温計、耳式体温計などが用いられている。

体温表【たいおんひょう】
　熱型、脈拍、呼吸の関係がひと目でわかり、長期の経過が把握できるので便利。特殊薬の投与や特殊処置の記録、また水分摂取量、尿の排泄量も記入されるようになっている表。

大脈【だいみゃく】
　脈波が大きく、触診するとしっかりと指に触れる脈拍。

他覚症状【たかくしょうじょう】
　他人によって認められる症状をいい、疾患などによって生じた出血、発熱、発赤、腫脹などをいう。

蛇行帯【だこうたい】
　巻軸帯の巻き方の一方法。これはガーゼ、その他のあてものをひとまず固定するときに用いるもので蛇行状に巻く（図6-10）。

打診【だしん】
　身体のある部分をたたいて振動させ、その部分の性質を知ろうとする診察法の1つ。

多頭帯【たとうたい】
　布帛包帯の一種で、必要に応じた幅

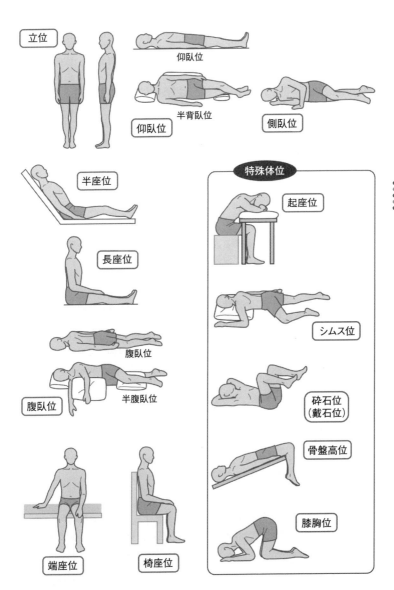

立位

仰臥位

半背臥位

仰臥位

側臥位

半座位

長座位

腹臥位

腹臥位

半腹臥位

端座位

椅座位

特殊体位

起座位

シムス位

砕石位
(截石位)

骨盤高位

膝胸位

6

基礎看護

図6-7　さまざまな体位

119

の布片の両側をいくつかに切ってあるもの。腹帯、臍帯、丁字帯など。

WHO
(→世界保健機関)

単科病院【たんかびょういん】
診療科が内科のみ、整形外科のみ、婦人科のみといった単一の科しかない病院をいう。

端座位【たんざい】
ベッドサイドから足を下ろし、足底を床につけた背もたれのない座位（図6-7）。

弾性包帯【だんせいほうたい】
包帯の一種。レーヨンやポリウレタンなどの伸縮性と圧迫力がある素材が用いられ、患部の固定や下肢静脈瘤の予防などに使用される。

チアノーゼ
血中の還元ヘモグロビンの濃度の増加によって生じる。皮膚や粘膜が紫色になることで唇や小指、足の爪によくみられる（→ p.144）。

地域看護【ちいきかんご】
病院などにおける施設内看護に対し、地域に暮らす個人・家族・集団を対象に健康の保持・増進を目的として行う看護活動のこと。

蓄尿【ちくにょう】
尿の検査のために一定時間排尿した尿を蓄えておく。普通12〜24時間行われる。

遅脈【ちみゃく】
脈波が徐々に上昇し、徐々に下降する脈拍をいい、触診すると徐々に指に触れ、徐々に消失する。

チームナーシング
看護師、准看護師、看護助手などでチームをつくり、患者中心の看護をチーム員の各々の能力を生かして協力して有効に行おうとする看護の方式。

注射法【ちゅうしゃほう】
注射器や針などを用いて身体の一部に薬液を注入する方法。

徴候【ちょうこう】
何かが起こる前ぶれ、疾病のきざしのこと。

長座位【ちょうざい】
ベッド上で上半身を起こし、下肢を前方に進展した体位（図6-7）。

聴診【ちょうしん】
心音、呼吸音など、各器官より生じる種々の音を聴取して、その器官の状態を知る診断法。

腸洗浄【ちょうせんじょう】
消化管に管を通して液を注入し、大腸内の清浄をはかる。

直腸検温法【ちょくちょうけんおんほう】
肛門より直腸内に体温計を入れて測定を行う方法。直腸粘膜の損傷を防ぐため、挿入部分に潤滑油を塗布する。成人では4〜5cm、小児では2〜3cm挿入する。乳児の検温によく用いられる。直腸温は腋窩温より0.5〜1.0℃高い（図6-8）。

鎮咳【ちんがい】
咳を鎮静させること。

鎮痛【ちんつう】
痛みを鎮めること。

丁字帯【ていじたい】
包帯の一種。丁字形をした包帯。幅は20〜25cm、長さ90〜110cmのさらしの一端に腹部に結ぶためのひもをつけたもの。手術後や分娩後などに

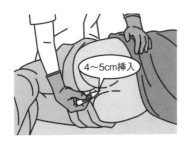

4〜5cm挿入

図6-8　直腸検温法

用いる。

剃毛【ていもう】
手術や処置の部位を清潔にするため十分に毛を剃ることをいう。

摘便【てきべん】
便秘で直腸内に停滞している便を排出するために、直腸内に手指を挿入し便を摘出すること。

点滴静脈内注射【てんてきじょうみゃくないちゅうしゃ】
大量の薬液を長時間にわたって静脈内に滴下注入する方法。

導尿【どうにょう】
尿道に管を入れて膀胱内の尿を導き出す人工的排尿法である。

特別食【とくべつしょく】
治療食、検査食がある。疾患や病態によって熱量や栄養素が調整された食事。食事箋に基づいて準備する。

閉じられた質問【とーじしつもん】
「はい」「いいえ」で答えられる質問のこと（クローズド・クエスチョンclosed question）。

塗擦法【とさつほう】
軟膏や薬液を手でのばすようにして皮膚にすり込む方法。経皮的に薬物を作用させる。

塗布法【とふほう】
布に軟膏を塗り、皮膚に貼用して薬物を作用させる方法。

鈍痛【どんつう】
にぶい痛み。

───── な ─────

ナースステーション
入院患者の生活と医療を管理する部屋。病棟内の一区画にあり、患者の病歴、看護日誌、看護計画表、指示表などが保管されている。また、記録や医療関係者の協議、伝達の場でもある。その病棟の一切のことがわかるようになっている。

軟脈【なんみゃく】
脈拍の性質を表したもので、やわらかく触れるもの。

日常生活動作【にちじょうせいかつどうさ】
ADL。リハビリテーション用語。起座や歩行、移動に関する動作など自分の身の回りのことをする日常の基本的、具体的な活動をいう（→ p.132、ADL）。

日本看護協会【にほんかんごきょうかい】
保健師、助産師、看護師、准看護師など看護関係者の職能団体で1946（昭和21）年、日本産婆看護婦保健婦協会の名称で発足したが、1951（昭和26）年に日本看護協会と改称した。会員の親睦と福祉をはかり、職業倫理の向上、看護教育や専門的な学術の

研究に努めることを目的としている。

日本助産師会【にほんじょさんしかい】
会員相互の親睦と職業的地位の向上をはかるとともに母子保健に関する知識の普及、母性保健の改善に貢献することなどを目的として設立された助産師の団体。日本産婆会が母体となっている。

日本赤十字社【にほんせきじゅうじしゃ】
わが国における国際的な傷病者の救護、治療機関で赤十字連盟に加入している。1877（明治10）年の西南戦争のとき佐野常民らによって結成された博愛社がこの前身である。創設以来戦時の看護に大きな役割を果たしたが、平時の災害救護にも当たった。自ら病院ももち看護師養成も行い、わが国の看護の発展につくした。

尿失禁【にょうしっきん】
無意識のうちに尿が漏れてしまう状態。排尿反射に関係する中枢神経系の障害や、排尿筋、括約筋の働きが不十分なために起こる。

尿閉【にょうへい】
膀胱内に尿がたまっており尿意をもよおしても意識的に排尿できないことをいう。全く排尿できない完全尿閉と一部排尿可能でも残尿のある不完全尿閉とがある。

熱型【ねっけい】
熱の経過を示したもの。疾病によって特有の熱型がある（図6-9）。

ネブライザー
咽頭・喉頭、気管に薬液を噴霧する装置。

脳波【のうは】

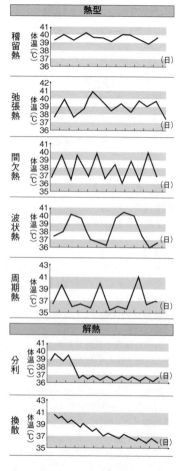

図6-9　さまざまな熱型

脳の電気的活動を記録したもの。てんかんや脳腫瘍の診断に用いる。

膿盆【のうぼん】
膿汁、血液、その他汚物を受ける容

器。メッキした金属製か、金属にほうろう引きしたものがある。

=== は ===

媒介【ばいかい】
　一宿主から他の宿主へ感染性の病原体を伝播すること。

肺活量計【はいかつりょうけい】
　できるだけ深く吸息し、これを十分吐き出した呼息のときの空気量を肺活量といい、これを測定する機器のこと。スパイロメーター。

排泄【はいせつ】
　生物が物質代謝の結果生じる不用な生成物を体外に出す作用を排泄といい、その不用な生成物を排泄物という。尿、便、汗、痰などがある。

バイタルサイン
　人間が生きている状態を示す徴候所見。看護活動では、体温、脈拍、血圧、呼吸、意識、精神状態、排尿、排便、食欲、睡眠、神経反射運動などを観察する。バイタルサインの測定という場合一般に体温、脈拍、呼吸、血圧の測定をいう。

排尿【はいにょう】
　腎臓で生成された尿が膀胱内に一定量貯留されて、尿道から体外に排泄されること。

排尿困難【はいにょうこんなん】
　排尿に時間がかかったり、腹圧をかけなければ排尿しにくいなど、尿が排出しにくい状態をいう。尿道の狭窄や神経の損傷などによって起こる。また、術後の疼痛や精神的不安なども原因となる。

排便【はいべん】
　大腸内容物である糞便が直腸から肛門を経て、体外に排出されること。

麦穂帯【ばくすいたい】
　巻軸包帯の巻き方の一種。8字帯の交差部が1回ごとに順序よく一方向に移動するもので、麦の穂のような外観になる。足関節、示指、肩などに利用される（図6-10）。

波状熱【はじょうねつ】
　有熱期と無熱期が不規則にくり返す熱。ブルセラ、マラリア、ホジキン病、腎結石、胆道閉鎖などが原因（図6-9）。

8字帯【―じたい】
　巻軸帯の基本型の1つ。関節を中心にして包帯を8字に巻く方法。関節運動を可能にすることが目的。

発汗【はっかん】
　体温調節のために、汗をかくこと。

バックレスト
　半座位や座位に用いる器具。肩、背部を支えるのに用いる。

発熱【はつねつ】
　病的原因によって起こる体温の上昇をいう。

巴布【ぱっぷ】
　粉末状薬物を糊状にしてリント、フランネルに伸ばして使用する罨法。消炎、鎮痛、浸出液の吸収を目的に使用する。

バリウム浣腸【―かんちょう】
　硫酸バリウム液を肛門に注入して、腸管、肛門の状態をX線で診断するために行う浣腸。

半座位【はんざい】
　上半身を45～60度に起こした状態。

呼吸困難の患者などに用いられる。ファーラー位ともいう（図6-7）。セミファーラー位は上半身を約30度に挙上した体位。

POS

problem-oriented system。問題志向システムに基づいた記録方式。1968（昭和43）年アメリカのウイードによって提唱されたもの。患者の訴えや疾病の経過、検査結果などを資料とし、患者の問題に焦点をあてながら医師の対応や見とおしなどを整理して病歴を記録していく方式である。

ビオー呼吸【―こきゅう】

10～30秒の無呼吸状態から突然深い呼吸が4～5回現れ、無呼吸と深さが一定しない呼吸をくり返す。髄膜炎や脳腫瘍などでみられる異常呼吸である。

皮下注射【ひかちゅうしゃ】

皮下組織に薬液を注入して全身に作用させる方法（→ p.85）。

皮内注射【ひないちゅうしゃ】

皮内に少量の薬液を注入する方法。ツベルクリン反応やアレルギー反応の検査の際に行われる。

PPC方式【―ほうしき】

プログレッシブ・ペイシェント・ケア（progressive patient care）。患者の重症度、つまり医療・看護の必要度に応じて病棟を区分し、ケアを行っていく看護方式。基本的には①集中ケア、②一般ケア、③セルフケア、④長期ケア、⑤ホームケア、⑥外来ケアの6段階に区分されている。

病院【びょういん】

病人を収容し、治療して健康をとり戻させる施設。患者20人以上の収容施設を有するものをいう（→ p.102）。

病床【びょうしょう】

患者の療養生活の中心となる場。すなわちベッドは睡眠の場所であり、休息の場であり、患者の生活のすべてがなされるところである。

開かれた質問【ひらーしつもん】

自由に回答できる質問形式のことで、「はい」「いいえ」では答えることのできない質問をいう（オープン・クエスチョン open question）。

頻尿【ひんにょう】

排尿回数の多いものをいう。

頻脈【ひんみゃく】

脈拍数が多いもの。成人で1分間100以上の場合をいう。

ファーラー位【―い】

（→半座位、図6-7）。

不感蒸泄【ふかんじょうせつ】

身体の表面すなわち皮膚と肺より、汗の出ないときでも絶えず水分が蒸発していくこと。1日に1L近くの水分が失われる。これは身体発生熱の25％に相当するといわれる。

腹圧【ふくあつ】

腹部にかかる圧力。

腹臥位【ふくがい】

腹部を下にしたうつ伏せの体位。背部の手術後などに用いられる体位。胸腹部を圧迫した体位であるため、呼吸運動を妨げやすい（図6-7）。

腹腔穿刺【ふくくうせんし】

腹腔内に液体（腹水・血液）が貯留しているかどうか、その有無や性状を確認するために、また、診断と治療の目的のために腹腔内に穿刺針を

刺入して腹腔内の液を排除する。

腹水【ふくすい】

腹膜腔内に異常に貯留した液体をいう。がん性腹膜炎、肝硬変、腎不全、心不全などのときに生じる。

腹帯【ふくたい】

腹部の傷、圧迫、固定に用いられる包帯。

不整脈【ふせいみゃく】

何らかの原因で心臓拍動のリズムが不規則となり、それが脈拍で観察される場合をいう（→ p.150）。

部分清拭【ぶぶんせいしき】

上肢、下肢とか上半身、下半身というように、患者の疲労度に合わせて部分的に清拭をすること。

プライマリ・ナーシング

1人の看護師が何人かの決まった患者の入院から退院までの全期間をとおして受け持ち、患者の看護計画を立て、実施、評価すべてを責任をもって行う看護方式。

プライマリ・ヘルスケア

実際的で科学的に適切で、かつ社会的に受容できる方法と技術に基づいた総合的保健医療といわれ、地域住民と密接な関係をもつ場での健康の援助と考えられている。（→アルマ・アタ宣言）。

ブラウン・レポート

第二次世界大戦後、アメリカで全米看護評議会が看護教育の総合的な調査・研究を行い「将来の看護」と題する報告書にまとめた。これを主導したブラウンの名をとって「ブラウン・レポート」とよばれている。看護および看護教育に関する改革案を

示し、20世紀後半におけるアメリカの看護の展望を明らかにしたものである。

ブレーデン・スケール

褥瘡発生のリスクをアセスメントするスケール。①知覚の認識、②湿潤、③活動性、④可動性、⑤栄養状態、⑥摩擦とずれ、の6つのカテゴリーについて患者の状態を評価し、点数をつけて採点する。

フローレンス・ナイチンゲール

1820～1910。イギリスの看護師。近代看護学と看護教育の創始者。職業としての看護師を確立した。クリミア戦争での野戦病院で傷病者の看護にあたり"クリミアの天使"と讃えられた。1860年ロンドンの聖トマス病院にナイチンゲール看護学校を設立、以後90歳の生涯を終えるまで看護の発展につくした。主著に「看護覚え書き」、「病院覚え書き」などがある。

分利【ぶんり】

発熱状態から急に熱が下降する解熱の型。クループ性肺炎などにみられる（図6-9）。

膀胱洗浄【ぼうこうせんじょう】

カテーテルを膀胱内に挿入して液体または薬液で膀胱を洗浄することをいう。

放散痛【ほうさんつう】

原因臓器以外の場所から発する痛みをいう。たとえば、胃・十二指腸潰瘍では右肩や背部へ、膵炎の際には背部、左肩へ広がる痛みが生じる。

包帯【ほうたい】

創傷や骨折など疾患部の上をおおい、

6

基礎看護

125

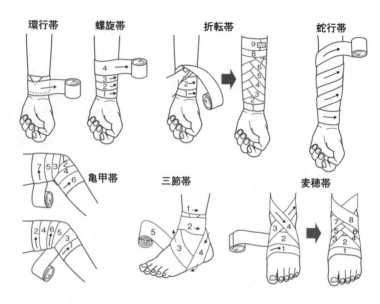

環行帯　螺旋帯　　　折転帯　　　　　蛇行帯

亀甲帯　　　　三節帯　　　　　麦穂帯

図6-10　包帯法

その保護をし、細菌の侵入を防止する目的で使用する衛生材料。目的に応じた包帯法がある。（図6-10）。

乏尿【ぼうにょう】
尿量が異常に減少する状態で1日500mL以下の場合をいう。急性腎不全や尿路閉塞などが原因である。

訪問看護【ほうもんかんご】
看護師や保健師が主治医の指示のもと対象者の自宅を訪ねて診療の補助行為や療養上の世話などをすること。

保健医療【ほけんいりょう】
対象となる人間の健康管理から疾病の予防、治療、リハビリテーション、社会復帰にいたる一連の過程を含めた包括的な医療をいう。

保健医療従事者【ほけんいりょうじゅうじしゃ】
保健医療活動を行う専門技術者である。医師、歯科医師、薬剤師、診療放射線技師、保健師、助産師、看護師、ケースワーカー、理学療法士、作業療法士、臨床検査技師、衛生検査技師、視能訓練士などの職種が含まれる。

保健医療福祉チーム【ほけんいりょうふくし―】
保健医療福祉活動を総合的な立場から行うためにつくられたチームで、保健医療福祉従事者で構成される。

保健所【ほけんじょ】
地域における公衆衛生活動の第一線

機関として、地域保健法に基づいて都道府県または政令で定める市が設置したもの（→ p.102）。

母子健康包括支援センター【ぼしけんこうほうかつしえん—】
子育て世代包括支援センターとして、母子保健法に基づき、母性および乳幼児の健康保持・増進に関する包括的な支援を行うことを目的として市町村が設置する施設。妊娠期から子育て期にわたる切れ目ない支援を行う。

保存血【ほぞんけつ】
健康な人から採取した血液に血液保存抗凝固液を加え、一定期間保存できるようにした血液。

発赤【ほっせき】
急性炎症の徴候の1つで、局所の小動脈、毛細血管の充血によって皮膚および粘膜が赤味を帯びること。

ボディメカニクス
身体力学であり、骨格系・筋系および内臓器官の力学的な相互関係を表す用語。ボディメカニクスは最小のエネルギーで最高の効果を上げる動作である。患者の安全・安楽だけでなく、看護師自身の疲労度も考えた看護師にとっても安全な動作を行うことにも役立つ。効果を上げるための動作として、①小さくまとめる、②援助の対象に近づく、③支持基底面を広くする、④重心を移動しやすい位置にする、⑤大きな筋群を使う、⑥水平に動かす、などがある。

— ま —

マンシェット
血圧計の空気をいれるゴム帯で、成人用幅約12cm、このほか小児用など年齢によって3cm、5cm、7cm、9cmがある。

耳式検温法【みみしきけんおんほう】
耳のなかから放射されている赤外線をとらえ、鼓膜の温度を測定する方法。乳幼児によく行われる方法。体温計のプローブカバーを必ず着け、耳の奥（鼓膜）に向けて入り口をぴったり塞ぐように入れる（図6-11）。

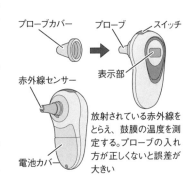

プローブカバー　プローブ　スイッチ
表示部
赤外線センサー
電池カバー
放射されている赤外線をとらえ、鼓膜の温度を測定する。プローブの入れ方が正しくないと誤差が大きい

図6-11　耳式体温計(赤外線鼓膜用体温計)

無菌操作【むきんそうさ】
手術器械、包帯材料などを消毒・滅菌し、それが細菌に汚染されないように取り扱うこと。

無尿【むにょう】
腎臓機能の障害により尿が生成されず、膀胱内に尿がたまっていない状態。または1日尿量が100mL以下の場合をいう。

メディカル・コンプライアンス
医療従事者が対象に対して出す健康の問題に関するさまざまな指示や指導を正確に受け入れて守ること。

問診【もんしん】
診察の一方法。質問や会話により患者を知ること。

問題志向型記録【もんだいしこうがたきろく】
（→ POS）。

—————— や ——————

薬液噴霧法【やくえきふんむほう】
ネブライザー（吸入療法に用いられる装置）を用いて薬剤を微細粒子にして鼻腔または口腔から気管の奥深くに作用させる方法。

薬杯【やくはい】
薬を入れる容器。

輸血セット【ゆけつ—】
保存血液を輸血する際に用いるもので、瓶針、濾過器、滴瓶、気泡収集管、輸血針、ゴム管（またはポリエチレン管）、空気針からなっている。滅菌パックが施されている。

溶血【ようけつ】
赤血球が崩壊して、ヘモグロビンが遊出する現象をいう（→ p.69）。

腰椎穿刺【ようついせんし】
脊髄麻酔の際や、検査のために髄液を採取したり、あるいは治療のために髄液腔に造影剤、薬液などを注入する目的で行う。通常第3〜4腰椎間または第4〜5腰椎間に穿刺針を刺入して行う。

予後【よご】
疾病についての経過および転帰を予測すること。その状態により良、不良、きわめて不良、不明などに分かれる。

予防衣【よぼうい】
病原菌が広がるのを防ぐために、医師、看護師が着用するもの。

与薬【よやく】
医師が患者の状態にあわせて処方した薬を安全・安楽に効果的に患者に与えること。

—————— ら ——————

落屑【らくせつ】
表皮角層が大小の角質片として脱落すること（→ p.193）。

螺旋帯【らせんたい】
巻軸帯の巻き方の基本型の一種。末梢から中枢に向けて、包帯を1/2〜1/3重ねながら巻いていく方法。巻き始めと巻き終わりに環行帯を行う（図6-10）。

リカバリールーム
回復室のこと。術後の患者を収容し、患者が麻酔覚醒または体力回復まで術後の経過を観察する部屋をいう。

リスクマネジメント
危機管理のこと。日本看護協会のガイドラインでは、医療におけるリスクマネジメントの目的は、「事故防止活動などをとおして、組織の損失を最小に抑え、医療の質を保証すること」と定義づけられている。

立位【りつい】
足底を支持基底面とし、頭や体幹などの重心が1つの垂直線に並ぶよう

に立つ体位。支持基底面は足底であり、重心が高いので不安的な体位である（図6-7）。

利尿【りにょう】
尿の生成を促すこと。

リネン
敷布、枕カバー、病衣など、布を素材にして使用されているものを総称していう。

リハビリテーション
回復期にある患者に対して治療と並行して日常生活や社会生活のための訓練を行い、患者が容易に日常生活を送ることができ、社会生活ができるようにすること。更生指導、回復指導、社会復帰ともいう。リハビリテーション看護では、目的に沿って他の医療従事者とともに日常生活の自立を中心に援助する。

離被架【りひか】
掛け物の圧迫を避けるために用いる器具。

リビング・ウィル
living will。尊厳ある死を自分で決定したいという意思表示を、本人が生きている間に文書に示すこと。

留置カテーテル【りゅうち—】
膀胱内にカテーテルを留置して行う持続的導尿のこと。膀胱、尿道、前立腺、その他の手術後、手術創への感染を予防し、安静を保ち、周囲の臓器への圧迫を避けるため、膀胱を常に空にしておく必要のある場合、膀胱に管を挿入したままにして、尿を外に導く方法をいう。

冷罨法【れいあんぽう】
局所または全身に寒冷刺激を与える方法。冷湿布または氷枕、氷嚢などを用いる方法があり、解熱、血管収縮による止血、消炎・鎮痛作用がある。

漏出液【ろうしゅつえき】
血液の液状成分の一部が漏出作用によって組織間隙または体腔内に出たものをいう。琥珀色、透明の液で腹水などがこれにあたる。

内科系疾患・看護

あ

悪液質【あくえきしつ】
　全身状態の著しい衰弱をきたしている状態。原因として、悪性腫瘍、バセドウ病、下垂体機能低下症があり、臨床的には、るいそう（やせ）、貧血、浮腫などがある。

悪性高血圧症【あくせいこうけつあつしょう】
　高血圧の1つの病態を示すものであり、著明な高血圧、眼底浮腫、腎機能障害と全身状態の急激な増悪を伴う。

悪性貧血【あくせいひんけつ】
　ビタミン B_{12} の吸収障害による貧血。高血色素大球性、巨赤芽球、舌乳頭萎縮、索性脊髄症、消化器症状がみられる。

悪性リンパ腫【あくせい—しゅ】
　リンパ網内系の悪性腫瘍、ホジキン病と非ホジキン病に大別される。全身リンパ節の肥大と全身組織へのリンパ球の侵入により、発熱、圧迫症状、寝汗、貧血などがみられる。

アジソン病【—びょう】
　原発性慢性副腎皮質機能低下症。ACTH の過剰分泌および副腎皮質ホルモンの低下により、易疲労性、るいそう、低血圧、低血糖、不眠、精神異常、色素沈着などがみられる。

アシドーシス
　体液の pH が低下した状態をいう。呼吸不全による二酸化炭素の蓄積によって起こる呼吸性アシドーシス、糖尿病の際のケトン体の発生、腎疾患、激しい運動による乳酸の蓄積などにより起こる代謝性アシドーシスがある。

アダムス・ストークス症候群【—しょうこうぐん】
　洞房や房室伝導障害などにより、心拍動が起こらず、脳循環不全により発作的に生じる意識障害。軽度では眩暈、程度が強くなると失神することがある。

アドヒアランス
　患者が積極的、治療方針の決定に参加し、患者自らの意思により治療を実行・継続していくこと（→ p.70）。

アナフィラキシー
　異種血清、薬物や昆虫毒などに暴露されて数秒から数分以内でみられる即時型アレルギー反応。血圧低下、呼吸困難、蕁麻疹（じんましん）などが出現する。重篤（じゅうとく）な場合はショックを起こすことがあり、これをアナフィラキシーショックという。

アナムネーゼ
　「病歴」のこと。このなかに現病歴、家族歴、既往歴、生活習慣や生活環境なども含む。

アルカローシス

体液の pH が上昇した状態をいう。過呼吸により二酸化炭素が過剰に呼出されたときに起こる呼吸性アルカローシス、過度の嘔吐や腎臓からの水素イオン（H^+）の喪失などにより起こる代謝性アルカローシスがある。

アレルギー

抗原と抗体の反応による免疫反応のうち、それにより自己の組織障害がみられるものをいう。アレルギーを起こす抗原をアレルゲンとよび、花粉、細菌やカビ、食物、金属などがあり、花粉症、気管支喘息、皮膚の炎症などが生じる。発生機序によりＩ型〜Ⅳ型アレルギーに分類される。

安静度【あんせいど】

身体的エネルギーの消耗を少なくし、疾病による症状の悪化を防ぐための方法で、床上安静・絶対安静などの区別がある。疾病の程度によって患者の活動内容が異なる安静度基準が定められている。

胃痙攣【いけいれん】

胃、腸などの中空臓器の痙攣によって起こる発作性上腹部痛。胃炎、胃潰瘍、胆石などでみられる。

意識障害【いしきしょうがい】

意識とは自分や自分の回りの状況がよくわかっていることをいい、知識・思考・感情・意思などの精神機能の根底をなすものである。意識障害にはその程度により無関心、傾眠、昏迷、嗜眠、昏睡などがあり、脳機能の低下により起こる。意識障害の評価にはジャパン・コーマ・スケールやグラスゴー・コーマ・スケールが用いられる。

異常呼吸【いじょうこきゅう】

呼吸運動の異常をいう。クスマウル呼吸、チェーン・ストークス呼吸、起座呼吸などが代表的。

一過性脳虚血発作【いっかせいのうきょけつほっさ】

TIA。脳血管の動脈硬化による脳虚血により、一過性に、不全片麻痺、失語、視力障害、頭痛、痙攣、めまいなどがみられる状態で、くり返すことが多い。脳血栓症の前駆症状として重要である。

胃ファイバースコープ【い―】

ガラス繊維の透光性を利用し、外部より胃内を観察できるもので、胃の内視鏡検査に用いる。胃カメラが先端にとりつけてあるものや、胃生検ができるものもある。

異味症【いみしょう】

寄生虫病（回虫症、鉤虫症など）で炭、白墨、土など異常なものに食欲を感じる症状をいう。

陰影欠損【いんえいけっそん】

充満欠損ともいう。造影剤による中空臓器（胃、腸など）の造影を行う場合、当然あるべき形態の一部が造影されない現象をいう。癌に特徴的な所見。

インスリン

膵臓のランゲルハンス島のＢ細胞から分泌される血糖下降作用のあるホルモン。インスリン製剤は、糖尿病の治療に用いられる。

ウイルス性肝炎【―せいかんえん】

肝炎ウイルスの感染による肝臓の炎症。A 型、B 型、C 型、D 型、E 型の 5 つのウイルスがあり、主要なも

のは A 型、B 型、C 型である。なかでも C 型肝炎は慢性肝炎への移行頻度が高く、肝硬変や肝細胞癌を起こす。

運動負荷試験【うんどうふかしけん】
運動を負荷することにより、心機能・肺機能の評価と疾患の診断、重症度の判定を行う。安静時の心電図では、異常所見のない症例でも、運動負荷試験を行うと心筋虚血を示す ST 低下が出現することがあるので、虚血性心疾患の診断に用いる。

エアウェイ
直訳すれば気道のことで、呼吸するときの肺までの空気の道である。口腔および鼻腔から気管までの気道を確保するために用いられる器具をいい、これによって舌根沈下による気道障害（窒息）を防ぐ。

ACTH 試験【―しけん】
ACTH は副腎皮質刺激ホルモンである。下垂体疾患、副腎疾患の疑われる場合に実施される試験。

HB 抗原【―こうげん】
オーストラリア抗原ともいう。B 型肝炎ウイルスやその一部で、血清中に出現する。

AST
アスパラギン酸アミノトランスフェラーゼ。肝疾患や心筋梗塞の診断に用いる。以前は GOT といわれていた。

ALT
アラニンアミノトランスフェラーゼ。心筋梗塞のときはあまり上昇しないが、肝疾患のときは上昇する。以前は GPT といわれていた。

ADL
日常生活動作のこと。リハビリテーション用語の 1 つで、①自分の身の回りのことをする動作、②起座・歩行・移動に関する動作、③手の動作など日常の基本的な、かつ具体的な活動をさす。

嚥下【えんげ】
食物を飲み込むこと。食物をよく飲みこめないことを嚥下困難という。嚥下困難によって食物を気道に吸引して生じる肺炎を誤嚥性肺炎という。

黄疸【おうだん】
肝疾患、溶血性疾患で血中ビリルビンが増加し、皮膚や結膜が黄染する症状。

黄疸指数【おうだんしすう】
肉眼的比色法により、血清ビリルビンを推定する簡便法である。血清に食塩水を加えて希釈し、基準液と比色して測定する。正常者では 4 〜 6 で、顕性黄疸では、血清ビリルビン値が18mg/dL 以上のとき黄疸指数は100以上となる。

悪寒戦慄【おかんせんりつ】
急激な発熱の初期に起こる、鳥肌が立つような不快な寒気を悪寒といい、またさらに激しい場合には全身の押さえがたいふるえが起こる。これを戦慄という。

オートクレーブ
高圧蒸気滅菌装置のこと。温度は120〜130℃で圧力は0.12〜0.24MPa。時間はその対象により異なるが、同時に多量の滅菌ができる。細菌の芽胞まで死滅できる。

温熱療法【おんねつりょうほう】

全身的または局所的に温熱をかけて血液循環の改善や筋緊張の緩和、鎮痛などをはかることを目的で行う。熱気浴、ホットパック、パラフィン浴などがある（→ p.265）。

———————— か ————————

潰瘍性大腸炎【かいようせいだいちょうえん】
頑固な持続反復性粘血下痢便を伴う腸炎。原因は不明。

牙関緊急【がかんきんきゅう】
咬筋の痙攣性強直により口が開かなくなる状態。破傷風菌感染の初期に認められる。菌の排泄する毒素が原因である。咬痙ともいい、破傷風、テタニー、てんかんなどでみられる。

隔離【かくり】
感染者を感染可能な期間中に他の人から引き離しておくこと。感染症対策の1つで、法的に定められているもの。

家族歴【かぞくれき】
両親、兄弟姉妹、配偶者、子、孫などを中心にして、その健康状態、罹患した疾患、死因、死亡年齢について記載した病歴のこと。

喀血【かっけつ】
肺の病変部が崩壊し血管が破れて出血するもの。鮮紅色で空気の泡を含むことが多い。

褐色細胞腫【かっしょくさいぼうしゅ】
副腎髄質、傍神経節などのクロム親和細胞の腫瘍で、カテコラミンが過剰に分泌され、高血圧や頭痛、動悸、発汗、不安感、便秘、麻痺性イレウ

スなどの症状がみられる。

合併症【がっぺいしょう】
疾病の経過中に新たに生じた別の疾患をいう。両疾患の発症に因果関係がある場合は、後から起きた疾患を続発症というが、しばしば合併症と同義で使用される。

寛解【かんかい】
一時的または永続的に、自覚・他覚症状がある程度軽快し、快方に向かった状態。白血病やバセドウ病、多発性硬化症など慢性疾患で使用する。

緩下剤【かんげざい】
下剤の一種。作用の強弱により①峻下剤、②緩下剤、③軟下剤に分類される。緩下剤は作用が緩和で、服用後 8～10時間後に排便を催す。

間欠的陽圧呼吸法【かんけつてきようあつこきゅうほう】
略称 IPPB。吸気時に陽圧を加えて、空気や酸素を気管支の奥へ送り込む方法。去痰剤や気管支拡張剤、抗生物質を吸入させることもある。

肝硬変【かんこうへん】
線維化に引き続く再生結節の形成を伴い、肝臓全体の構築が乱れた慢性肝疾患のこと。慢性肝炎が進行したかたちであり、すべての肝疾患の終末像。肝細胞癌を続発することが多い。

感作【かんさ】
抗原と抗体を結合させること。人体・動物に特定の抗原を与え、その抗原に対して過敏性をもたせること。

渙散・分利【かんさん・ぶんり】
解熱の形に対して用いられる。渙散

は徐々に、分利は急激に解熱する形式をいう（→ p.122、図6 − 9）。

肝生検【かんせいけん】

肝実質を直接採取し検査する方法である。開腹して肝組織を採取する方法と、経皮的に穿刺する方法、腹腔鏡による方法がある。急性肝炎、肝硬変、肝癌などの診断に用いる。

肝性昏睡【かんせいこんすい】

肝性脳症ともいう。肝機能不全によりアンモニアなどの有害物質が血中に蓄積して中枢神経に作用し、錯乱、運動障害、意識障害を起こしたもの。興奮状態（Ⅰ度）など軽度のものから、全く反応のない深い昏睡（Ⅴ度）に分けられる。羽ばたき振戦が特徴的で、肝硬変、劇症肝炎などに多い。

関節リウマチ【かんせつ—】

原因不明の全身の関節の内膜の反復性の炎症と、それによる関節破壊により関節の変形をきたす病気。関節部の疼痛、こわばり、腫脹、発赤、運動制限などがみられる。

顔貌【がんぼう】

顔全体の感じをいう（有熱顔貌、無欲性顔貌、満月様顔貌など）。

乾酪化【かんらくか】

組織や分泌物の凝固壊死で、チーズのようになることをいう。結核にみられる。

既往歴【きおうれき】

患者が以前に罹患した病気に関する治療や経過など、過去の疾病の記録。

期外収縮【きがいしゅうしゅく】

不整脈の1つ。洞房結節の規則的な拍動とは別に、他の部位からの刺激によって心臓が正常拍動より早く収縮するもの。刺激の発生部位により上室性期外収縮と心室性期外収縮がある。

気管支拡張症【きかんしかくちょうしょう】

気管支壁の弱化のため内腔が拡張し、その部位に炎症が反復するもので、幼児期の肺炎、肺結核、胸膜肥厚、胸隔形成術後などに起こる。バチ状指、咳、痰、喀血をくり返し、感染を起こしやすい。

気管支喘息【きかんしぜんそく】

気管支平滑筋の攣縮、浮腫、粘液分泌により発作性呼吸困難を呈する。気道閉塞は可逆性である。ハウスダスト、ダニ、花粉などのアレルゲン、ウイルス感染、アスピリンなどの薬剤が発作の誘因となる。発作が重篤になると、起座呼吸、チアノーゼ、低酸素血症がみられ、通常の治療では改善しない場合救急治療を要する。

気胸【ききょう】

何らかの原因で胸膜腔内に空気が貯留し肺が萎縮した状態をいう。自然気胸と外傷性気胸があり、自然気胸には、主として気腫性嚢胞（ブレブ）の破綻により起こる特発性気胸、結核などに続発して起こる続発性気胸がある。胸痛、咳嗽、呼吸困難を生じる。

疑似【ぎじ】

よく似てまぎらわしく見分けのつかないこと。赤痢、腸チフスなどの感染症で、症状が似ているが細菌検査をしても菌が証明されないもの。疑似赤痢などの呼び方をする。

吸気性呼吸困難【きゅうきせいこきゅ

うこんなん】

気管、喉頭部などの上気道閉塞により喘鳴、呼吸困難を生ずることをいう。異物の吸入、癌・血腫の圧迫などの場合に生じる。

狭心症【きょうしんしょう】

心臓の栄養血管である冠状動脈の内腔が狭窄することで、心筋への酸素不足が生じ胸痛発作を起こす虚血性心疾患。多くは労作性狭心症であり、死の恐怖を伴う胸痛が数分〜15分続き左肩へ放散する。ニトログリセリンが奏効する。心電図でST降下がみられる。

胸水【きょうすい】

胸膜腔に水が貯留した状態。胸痛、胸部圧迫感、呼吸困難、咳などの症状が出現する。結核、癌（転移）に多い。

巨人症【きょじんしょう】

身体の発育、成長が正常より過度に促進したもの。下垂体前葉からの成長ホルモン分泌過剰により起こる。

虚脱熱【きょだつねつ】

体温が平温以下になる場合。重篤で生体反応を表せないときにみられる。

起立性タンパク尿【きりつせい―にょう】

臥位ではタンパク尿がなく、起立または運動したあとにみられる良性で無害なタンパク尿。とくに思春期に多いとされている。

空洞【くうどう】

肺の組織が崩れて、なくなった状態。肺結核に多い。

空腹痛【くうふくつう】

空腹時に起こる上腹部の痛み。酸分泌の多い胃潰瘍、十二指腸潰瘍などにみられる。飢餓痛ともいう。

クスマウル呼吸【―こきゅう】

異常に深く大きい呼吸型をいう。代償性過換気。糖尿病性昏睡のときなどにみられる。

クッシング病【―びょう】

副腎皮質ホルモンであるコルチゾールの過剰分泌による。満月様顔貌、中心性肥満、赤色線条、多毛、高血糖、高血圧、骨粗鬆症がみられる。

クリアランス試験【―しけん】

腎機能検査の一種。クリアランスとは、1分間に腎より尿中に排泄される物質の量を供給する血液の量を表す。心不全・出血ショック時にはクリアランス値は低くなる。

クローン病（限局性腸炎）【―びょう（げんきょくせいちょうえん）】

原因不明の慢性肉芽腫形成性の腸炎で、全消化管に発症するが多くは回腸に起こる（50%）。発熱、下痢、腹痛、貧血などがみられる。

珪肺【けいはい】

塵肺症のなかで最も重要なもので、珪酸を含む粉塵を多年にわたり吸入することによって生ずる。採鉱、採石、ガラス製造、研磨などに従事する人に多い。

痙攣【けいれん】

1つ以上の筋肉の不随意運動発作をいう。尿毒症、子癇、脳卒中、破傷風、テタニー、低血糖、ヒステリー、髄膜炎、脳腫瘍、小児の発熱などにみられる。

血液ガス分析【けつえき―ぶんせき】

主に動脈血を外気に接しないように採血し、血液中の酸素分圧、二酸化

炭素分圧などの測定を行い、患者の呼吸機能の検査を行うもの。

結核菌【けっかくきん】

ドイツの細菌学者、ローベルト・コッホによって発見された桿菌。この菌はチール・ネルセン法によって染まる。空気感染を起こす。抗結核薬のSM（ストレプトマイシン）、INH（イソニアジド）、PZA（ピラジナミド）、EB（エタンブトール）、RFP（リファンピシン）などが有効。

血行途絶【けっこうとぜつ】

血管が塞がり、血流が途絶えること。

血栓【けっせん】

心臓および血管内に生じた血液の固まりをいう。血栓を生じやすい病変としては、血管炎、動脈硬化がある。血栓が血流に運ばれて別の場所で血管を閉塞するものを血栓症という。

血痰【けったん】

喀痰中に血液が混じること。肺結核、肺癌で認められる。

血糖【けっとう】

血液中のブドウ糖のことである。糖尿病で高値となる。

解熱作用【げねつさよう】

高熱のあるとき体温を下げて平熱または平熱近くにする働きをいう。この働きのある薬を解熱剤という。

現病歴【げんびょうれき】

現在の病気がどのようにして起こり、どのような経過をたどったかという病歴。

犬吠性咳嗽【けんぼうせいがいそう】

喉頭ジフテリアや急性声門下喉頭炎の際に起こる咳嗽。金属性の響きがあり、犬の吠えるのに似ている。

後遺症【こういしょう】

病気が治癒したあとまで残っている症状をいう。

口渇【こうかつ】

のどのかわき。脱水症状の1つ。糖尿病、尿崩症などで著明である。

恒久性不整脈【こうきゅうせいふせいみゃく】

心房細動に伴って起こり、脈拍の間隔が不規則。絶対性不整脈ともいう。器質的心疾患、ことに僧帽弁狭窄症に多く、高血圧、冠状動脈硬化、心筋変性、バセドウ病に伴う。診断は心電図による。

高血圧【こうけつあつ】

収縮期血圧（最高血圧）140mmHg以上、拡張期血圧（最低血圧）90mmHg以上をいう。原因として神経性、腎性、内分泌性、腎血管性などがあるが、原因不明の本態性高血圧が最も多い。

膠原病【こうげんびょう】

血管や結合組織が全身性に侵される病気。全身性エリテマトーデス、強皮症、皮膚筋炎、リウマチ、結節性動脈周囲炎、ベーチェット病などがこれに含まれる。

口臭【こうしゅう】

口内のにおい（→ p.244）。

甲状腺クリーゼ【こうじょうせん―】

甲状腺ホルモンの急激かつ多量の分泌が起こり、頻脈、発熱、下痢、不整脈、興奮、昏睡、ショックがみられるもの。服薬中断、感染症、コントロール不良時の甲状腺亜全摘術などが原因で、急激な意識障害、循環不全、相対的な腎不全などを起こす。

項部硬直【こうぶこうちょく】

項部筋肉がつっぱって（強直して）首が曲がらない状態をいう。髄膜炎、クモ膜下出血、パーキンソン病、破傷風でみられる。

誤嚥【ごえん】

食物を飲み込む場合、食物は食道のほうへ入っていくが、誤って気管のほうへ入ってしまう場合をいう。

呼気終末陽圧呼吸【こきしゅうまつようあつこきゅう】

人工呼吸器を用いて、呼吸周期全体をとおして大気圧より圧を高く維持する方法。PEEPという。これにより、とくに呼気時の肺胞の虚脱を防ぎ、酸素伝達の面積を大きくすることができる。

呼気性呼吸困難【こきせいこきゅうこんなん】

気管支喘息、肺気腫、急性細気管支炎などでみられる呼気時の呼吸困難で、しばしば喘鳴（ぜんめい）を伴う。

呼吸困難【こきゅうこんなん】

呼吸が苦しく、呼吸するのに努力が必要な状態。吸気性、呼気性、混合性があり、呼吸の機械的、化学的、神経的調整が障害されることにより起こる。

呼吸訓練【こきゅうくんれん】

呼吸方法を正しくし、強くすることにより呼吸の効果を増大させ、それにより呼吸障害を代償する方法。呼吸を調節することにより、エネルギーの節約を行う。横隔膜呼吸法、口すぼめ呼吸法などがある。

呼吸不全【こきゅうふぜん】

呼吸障害により、動脈血酸素分圧（PaO$_2$）が60mmHg以下になった状態。呼吸不全の状態が1か月以上続く場合を慢性呼吸不全という。

骨髄移植【こつずいいしょく】

骨髄は造血を行う器官であるが、提供者（ドナー）に骨髄穿刺を行い正常の骨髄細胞を集め、これを患者の静脈内に輸注する。再生不良性貧血や白血病の患者の化学療法によって空になった骨髄内に正常骨髄細胞を移行し、そこで生着増殖させ、造血機能を正常化させることを目的とした治療法。

コーピング

直面しているストレスに対して能動的に対処し、克服しようとする個人の努力をいう。

昏睡【こんすい】

意識が完全に消失した状態をいう。脳卒中、脳炎などでみられる。

コンプライアンス

医療提供者の決定や指示を遵守すること。食事や運動、安静など治療に伴う決定や指示を理解して実行できること。

───── さ ─────

再生不良性貧血【さいせいふりょうせいひんけつ】

骨髄の造血幹細胞の分化・成熟が障害されることによる貧血で、X線障害、薬剤などが原因となるが、原因不明のものが多い。貧血のほか白血球・血小板減少による出血・感染がみられる。

再発・再燃【さいはつ・さいねん】

いったん治った病気が再度起こることを再発、治りかかった病気が再度悪化するのを再燃という。

錆色の痰【さびいろ―たん】
肺炎のときに出る緑色の痰。

サルコイドーシス
原因不明の全身に肉芽腫をつくる病気。肺、リンパ節、肝、脾、皮膚、耳下腺をおかすことが多い。

シェーグレン病【―びょう】
唾液腺、涙腺の分泌低下により唾液や涙の減少がみられる病気。関節痛もあり女性に多い。

CCU 看護【―かんご】
心筋梗塞や狭心症などの冠血管性疾患を扱う病棟での看護活動をいう。

CT 検査【―けんさ】
コンピュータ断層撮影ともいう。体外より細いX線ビームを臓器に連続的に当てて、組織の吸収力の差をコンピュータで画像化し、断層写真状態でスキャンするもので、診断に用いられる。

自己効力感【じここうりょくかん】
Self-efficacy。自分の遂行能力や学習能力にかかわる自信や信念。何かが行動あるいは学習できるという期待のこと（バンデューラ：Bandura, A. による）。

視診【ししん】
眼で視て患者の状態を知ること。

持続気道陽圧法【じぞくきどうようあつほう】
一方通行弁を通して、持続的に圧力をかけた空気や酸素を吸入させる方法（CPAP）。自発呼吸のある患者の酸素供給に用いる。圧が強すぎると、呼気時に患者の呼吸仕事が増加し、呼吸困難がみられるので注意を要する。

失語症【しつごしょう】
脳卒中、脳腫瘍、脳外傷などが原因となり大脳の言語中枢が障害され、言葉の理解、発語、復唱、読みとり、字を書くことができない状態をいう。障害された言語野により運動性失語症（ブローカ失語）、感覚性失語症（ウェルニッケ失語）、全失語などがある。

失神【しっしん】
意識の一時的消失をいう。

湿性咳嗽【しっせいがいそう】
痰を含んだ咳。痰のないものは乾性咳嗽。

紫斑【しはん】
皮膚または粘膜への出血。打撲などでみられるものと、血小板や血液凝固異常でみられる場合がある。直径3mm以下を点状、3mm以上を斑状とする。

嗜眠【しみん】
意識の清明度の障害で強い刺激を与えられなければ覚醒しない状態であって、さらに進めば昏睡に陥るもの。

周期性四肢麻痺【しゅうきせいししまひ】
四肢麻痺が発作性に起こるもの。遺伝性のものと二次性に起こるものがある。二次性周期性四肢麻痺は、利尿剤などの薬剤投与、甲状腺機能亢進症などの内分泌疾患、腎不全などに伴う血中カリウム濃度の異常が原因で発症する。

重症筋無力症【じゅうしょうきんむりょくしょう】
　神経と筋の接合部の機能異常が原因で発症する。アセチルコリン受容体抗体の産生により骨格筋の収縮が起こりにくくなり、眼瞼下垂、筋力低下がみられる。筋萎縮はない。

主訴【しゅそ】
　患者の訴える症状のなかで主となる訴え。

出血傾向【しゅっけつけいこう】
　出血しやすい状態、すなわち血小板や凝固因子の異常、血管系の異常により血液が漏出しやすくなっている状態をいう。紫斑病、白血病、再生不良性貧血などでみられる。

静脈瘤【じょうみゃくりゅう】
　静脈の局所的な拡張をいう。静脈圧の上昇や静脈壁の硬化により、下肢、痔静脈、陰部、精索、食道下部などに認められる。破綻して出血したり血栓を形成することもある。

触診【しょくしん】
　身体各部を触って診察すること。

食中毒【しょくちゅうどく】
　原因物質を含む食品を食べることによって急性胃腸炎などの急性障害を起こすもの。原因として、天然の食物（フグ毒、キノコ）や化学物質（ヒ素、シアン）、細菌および細菌のつくる毒素によるものがある。細菌性食中毒では、サルモネラ、腸炎ビブリオ、黄色ブドウ球菌、ボツリヌス菌が原因菌となる。

食道アカラシア【しょくどう―】
　噴門痙攣ともいう。食道の下部の筋肉の運動をつかさどる神経叢の欠如により、食道の正常の運動が障害され、また下部食道括約筋の痙攣性収縮により、食道は太く下にとがった状態となるもの。嚥下困難や嘔吐がみられる。

食道静脈瘤【しょくどうじょうみゃくりゅう】
　肝硬変などで門脈の亢進が生じ、その迂回路として腹壁静脈や食道下部静脈が拡張し、蛇行したもの。しばしば破れて大出血を起こし死亡の原因となる。

除細動【じょさいどう】
　心臓に短時間の電気ショックを与え、心室細動や心房細動などの致死性不整脈を正常な洞調律に戻す治療手技。カウンターショックともいう。患者の前胸部に伝導用パッドを貼付し通電して行う機器を除細動器という。

ショック
　急性循環不全により血圧低下や血液の組織への循環が低下し、全身に十分な酸素を供給できない状態をいう。皮膚蒼白、体温・血圧低下、頻脈、乏尿、意識障害がみられる。原因に対する治療と昇圧・補液療法を行う。

徐脈【じょみゃく】
　1分間の脈拍数が60回以下の場合をいう。洞性徐脈、洞房ブロック、房室ブロックなどがある。完全房室ブロックではペースメーカー植え込みの適応となる。

心音【しんおん】
　胸壁上に聴診器を当てて聴取される心臓から発する音。第Ⅰ音は房室弁の閉鎖によって生じる音で、第Ⅱ音

は動脈弁の閉鎖によって生じる音である。心臓弁膜症では、心雑音が聴取される。

心筋梗塞【しんきんこうそく】
冠状動脈閉塞による心筋の壊死。狭心症とあわせて虚血性心疾患とよぶ。強い持続性胸痛がみられ、ニトログリセリンで軽快しない。ショック、不整脈、うっ血性心不全が出現する。特有の心電図で診断される。CCUへ収容し、全身管理と治療を行う。

真菌症【しんきんしょう】
カビによって起こされた病気。内臓真菌症としては肺真菌症、肺アスペルギルス症などがある。

心臓拡張期【しんぞうかくちょうき】
心臓は常に一定の周期をもって収縮と拡張を続けているが、心筋の弛緩拡張した時期をいう。実際には心房筋が弛緩し、ついで心室筋の弛緩拡張に移るのであるが、普通は心室筋の弛緩拡張の時期をさす。この時期に血液は心臓内に流入する。

心臓カテーテル法【しんぞう—ほう】
通常、右心カテーテルを意味する。末梢静脈（肘静脈または大腿静脈）からカテーテルを挿入し、右心房→右心室→肺動脈など右心側各部位に進めて、その部の血圧・酸素含有量などを測定する。心肺疾患の診断に用いられる。

心臓収縮期【しんぞうしゅうしゅくき】
心臓拡張期に対応するもので、心筋が興奮して心臓が収縮する時期をいう。普通は心室の収縮期を指す場合が多い。このとき血液は心臓から動脈のほうへ押し出される。

心臓喘息【しんぞうぜんそく】
左心不全により、肺循環障害で気道収縮が生じることによって起こる喘鳴を伴う発作性呼吸困難である。就寝後に発生することが多いため発作性夜間呼吸困難ともよばれる。臥位になることで下肢・内臓からの静脈還流量が増加し肺うっ血を増悪させることが原因と考えられる。

心臓弁膜症【しんぞうべんまくしょう】
心臓の弁膜の変形により弁の働きが阻害された状態。心臓の血液を送り出す力に大きな負担が生じるようになり、心房や心室の肥大を引き起こし、心臓のポンプ機能が障害される。

心臓リハビリテーション【しんぞう—】
虚血性心疾患、慢性心不全、血管疾患、開心術後などの患者を対象に、急性期より退院後まで継続して行われるプログラムであり、生活の質向上と生命予後の改善を目的に、それぞれの患者に合わせた運動療法、患者教育、カウンセリングなどを行う。

心タンポナーデ【しん—】
心臓の外膜腔に液体が貯留し、心臓が拡張できなくなった状態。

シンチグラム
体内の臓器にラジオアイソトープを取り込ませ、それを体外から感知してその強弱により臓器の像を描いたもの。ヨードは甲状腺に集まるのでその性質を利用する甲状腺シンチグラムなどがある。

心電図【しんでんず】
特殊な器械を用いて心臓の電気的活動を記録したもので、その波形より心疾患の診断を行う。P波、Q波、

R波、S波、T波の波形で表される。P波は心房の興奮開始を示し、QRS波は心室の興奮開始、T波は心室の興奮回復の過程を示す（図7-1）。

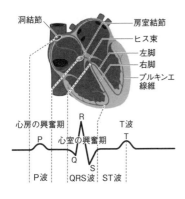

図7-1　心電図の波形

じん肺【―ぱい】
膠原線維の増生。職業による肺の線維化。珪肺、石綿肺、滑石肺、鉄肺、ベリリウム肺などがある（→ p.99）。

腎バイオプシー【じん―】
腎の組織を採取し、病理組織学的に腎疾患の診断を行う方法。腎生検ともいう。

心不全【しんふぜん】
心臓機能の低下により、十分な血液を送り出すことができなくなった状態をいう。右心不全（体循環系にうっ血）、左心不全（肺循環系にうっ血）に分類される。

腎不全【じんふぜん】
腎臓の血流の障害、糸球体の障害または尿細管の障害により腎機能である血液の浄化と尿の生成ができなく

なった状態。代謝産物が体内に蓄積し、やがて尿毒症となる。

心房細動【しんぼうさいどう】
心房が1分間に300～600の頻度で不規則な収縮をくり返し、このうちのいくつかのものが心室へ伝わり、心拍の頻度・大小・調律が不規則になる。心室の拍動が速くなると、心臓のポンプ作用が不可能となり心不全となる。原因は僧帽弁狭窄症・閉塞不全症に多く、ときには健康人でも過労・飲酒・喫煙時にみられる。しばしば心房内に血栓が生じ　脳血栓の原因となる（→恒久性不整脈）。

心房粗動【しんぼうそどう】
心房が1分間に200～400で規則的な収縮をくり返し、2～3に1つが心室に伝わり、心拍は規則的である。心電図上、規則的な基線の乱れ（F波）が認められる。リウマチ熱、甲状腺機能亢進症にみられる。

スクィージング
呼気圧迫法。排痰体位をとって呼気時に胸郭を圧迫して呼気流速を高め、痰の移動を促進させる（図7-2）。

スパイロメトリー
肺の機能検査のうち、換気力の検査で、肺活量、1秒量、最大換気量などがわかり、呼吸器の異常を診断する。スパイロメーターで検査する。

性感染症【せいかんせんしょう】
STD/STI：Sexually Transmitted Disease/Infection。性行為によって伝播する感染症。梅毒、淋病、尖圭コンジローマ、性器ヘルペス、HIV、A型・B型肝炎、クラミジア感染症、非淋菌性尿道炎、腟トリコ

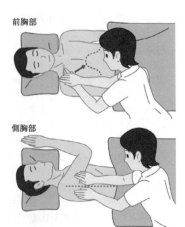

前胸部

側胸部

図7-2　スクィージング

モナス症、寄生虫症なども含む。

成分輸血【せいぶんゆけつ】

患者が必要としている成分だけを輸血する方法。全血輸血より患者に対する危険はより少なくなる。濃厚赤血球製剤、濃厚血小板製剤、新鮮凍結血漿、アルブミン製剤、クリオプレシピテート（第Ⅷ因子）の輸注などがある。

赤血球増加症【せっけっきゅうぞうかしょう】

多血症ともいう。原因不明、または二次的に赤血球の産生が増加した状態で、血液量や白血球、血小板の増加も伴う。中年の男性に多い。血液粘度の増加その他により、頭痛、かゆみ、脾腫、高血圧、痛風などがみられる。

舌苔【ぜったい】

舌に苔が生えたような状態をいう。糸状乳頭の先端にある角化した上皮細胞の小突起が異常に成長したときにみられる苔状物のこと。

セルフケア

自分で自己の健康管理を行うこと。セルフケアは、各人の意思決定あるいは選択のうえに成り立つ行動であり、学習によって成立すると考えられている。

遷延【せんえん】

時間がかかり、長引くこと。

前駆期【ぜんくき】

潜伏期の間は一般に症状のないものであるが、はっきりした病的症状を表す少し前からだんだんに頭痛、食欲不振、不快感やめまいなどを表しはじめることがある。これを前駆症状といい、この期間を前駆期という。

潜血反応【せんけつはんのう】

尿や糞便中に存在する肉眼的に判定困難な少量の出血を調べる方法。消化管出血の有無を調べる便潜血反応では、肉類・葉緑素を含む野菜類を禁じた食事を2～3日間続けたのち便の血液反応を調べる。消化管疾患の診断に用いる。

全身性エリテマトーデス【ぜんしんせい—】

SLE：Systemic Lupuserythematosus。膠原病の代表的な疾患。15～40歳の女性に多い。発熱、関節痛、心・腎症状、顔面の蝶形紅斑がみられる。

仙痛【せんつう】

胃・腸・膀胱・子宮または胆道・腎杯・尿管などの臓器の壁となっている平滑筋の痙攣のため周期的に反復する腹痛。激しく、灼熱様、絞扼様

の痛みである。

喘鳴【ぜんめい】
気道の一部が狭くなっている場合に聞かれるゼーゼー、ヒューヒューという呼吸音で、気管支喘息、肺水腫などでみられる。

素因【そいん】
病気にかかりやすい身体的性状をいう。

嘈囃【そうそう】
胸やけ。剣状突起または胸骨下部裏面に感じられる焼けるような感覚。

粟粒結核【ぞくりゅうけっかく】
結核菌が血行性に全身の多くの臓器に播種され、粟粒大の結核結節のできた状態をいう。肺は常に侵され、肝臓、脾臓、脈絡膜、腎臓、髄膜などにも起こる。結核症のすべての時期に発生しうるが、初感染結核症（ことに肺門リンパ節結核）に続発することが多く、とくに小児と若年者に多くみられる。

━━━━━ た ━━━━━

体位ドレナージ【たいい─】
呼吸理学療法の1つであり、肺の分泌物貯留部位を高くする体位をとることにより、重力の助けをかりて、分泌物を気管支から口側へ誘導し排痰させる方法。

代償不全【だいしょうふぜん】
臓器は機能障害や負荷の増大が生じた場合、予備力を動員してその機能を代償する。しかし、最大限に働いてもその機能が維持できなくなると機能不全の症状が現れる。心不全、腎不全など。

対症療法【たいしょうりょうほう】
病気の根本原因に対する治療ではなく、出現している症状を緩和するために用いる療法である（疼痛に対する鎮痛剤、咳嗽に対する鎮咳剤の投与など）。

耐性菌【たいせいきん】
抗生物質の連用などによって、薬物に対する抵抗性を獲得した病原微生物のこと。

大腸癌【だいちょうがん】
直腸、S状結腸に多く50〜60代に多い。右側結腸では軽い腹痛、腹部不快、食思不振、倦怠感があり、通過障害はまれ、腫瘤はよく触れる。左側結腸では通過障害、便秘、腹痛、粘血便、直腸では排便障害、糞便の回りに付着する出血がみられる。診断は大腸ファイバースコープ、注腸X線による。

大動脈内バルーンパンピング【だいどうみゃくない─】
IABP。バルーンのついたカテーテルを大腿動脈から大動脈まで入れ、心拍に同調させて心臓の拡張期にバルーンを膨らませ、収縮期に縮小させることにより心機能を補助する方法。拡張期の冠状動脈の血流量を増加させ、後負荷を減少し、心臓の仕事量の減少をはかる。

大動脈瘤【だいどうみゃくりゅう】
大動脈が、嚢状または紡錘状に拡張した状態。原因は感染、先天性の血管の脆弱、動脈硬化、梅毒、外傷による。胸部大動脈瘤と腹部大動脈瘤に分けられる。内膜に亀裂ができ血

管壁を破るものを解離性大動脈瘤という。

大葉性肺炎【だいようせいはいえん】
　肺炎双球菌（グラム陽性）、フリードレンデル肺炎桿菌、レンサ球菌などによる肺葉単位の炎症。悪寒戦慄、発熱、胸痛、呼吸困難、咳、鉄錆色痰、チアノーゼがみられる。

打診【だしん】
　身体各部を指または簡単な器械で叩いて、そのときに生ずる音の性質によって、その部位の性状を知ること。

脱感作【だつかんさ】
　人体および動物を感作する抗原を極少量ずつ注射し、抗原の量をしだいに増加し、ついには抗原に対する抗体をなくし、過敏性を減弱させていく方法。

脱水【だっすい】
　体内の水分と電解質が失われ、体液の減少をまねいた状態。主に体液中の水分が欠乏して起こるものを高張性脱水といい、血漿浸透圧が上昇し口渇、尿量減少がみられる。主に体液中のナトリウムが欠乏して起こるものは低張性脱水といい、血漿浸透圧が低下して循環血液量が減少するため血圧低下、頻脈などを生じ、全身倦怠感、頭痛・悪心などに移行する。

多尿【たにょう】
　1日の尿量が多く、3,000mL以上。糖尿病、尿崩症にみられる。

多発性骨髄腫【たはつせいこつずいしゅ】
　リンパ球の一種である形質細胞の腫瘍。骨で増殖するため、骨痛、貧血、

X線検査で骨打ち抜き像がみられ、そのほか発熱、腎障害、出血などもみられる。

タール便【―べん】
　黒色のタール状で、のりの佃煮のような外観をした便のことをいう。消化管の上部、主として胃・十二指腸からの出血の場合、腸管内で変化して黒色となるためである。

タンパク尿【−にょう】
　タンパク質が出現する尿。激しい運動後や起立時に一過性に認められる生理的タンパク尿と、糸球体腎炎、ネフローゼ症候群などで認められる病的タンパク尿がある（→ p.218）。

チアノーゼ
　皮膚・粘膜の毛細血管の酸素飽和度が減少し、還元ヘモグロビンが増加することにより口唇や爪床が暗紫色を呈する状態。心拍出量低下による血流減少または静脈系のうっ血の際にみられる。還元ヘモグロビンが5g/dL以上になると出現する。

中心静脈圧【ちゅうしんじょうみゃくあつ】
　CVP。胸腔内の大静脈または右心房の圧をいう。鎖骨下静脈などから右心房へカテーテルを入れて直接測定する。心臓のポンプ作用の指標となる。肺うっ血、右心不全などにより静脈圧は上昇する。基準値より低い場合は右心房へ戻る血液量の不足を意味し、出血性・細菌性ショックや脱水時にみられる。

中毒【ちゅうどく】
　外来性物質が体内に入り、機能障害を起こした場合をいう。

超音波診断法【ちょうおんぱしんだんほう】

可聴周波数（30～18,000Hz）以上の音波を臓器（心、肺、脳、胆嚢、腎など）に投射し、その反射像により臓器の病態を把握して、診断する方法。

腸穿孔【ちょうせんこう】

腸に穴が空いた状態。突然の腹痛、嘔気、嘔吐あり。放置すれば腹膜炎を併発する。腸チフス、胃・十二指腸潰瘍に多い。

対麻痺【ついまひ】

パラプレジアともいう。下肢の運動および知覚が両側とも障害された状態をいう。両側上下肢の障害の場合は四肢麻痺という。原因は外傷、脊髄の病気などによる。

痛風【つうふう】

プリン体の代謝異常による高尿酸血症のため、関節内に尿酸が沈着し発赤、腫脹、疼痛を伴う関節炎を起こしたもの。急激に起こる関節炎を痛風発作といい、第1中趾関節に好発する。尿路結石、腎障害を伴うことが多い。

低血圧【ていけつあつ】

収縮期血圧が100mmHg以下でめまい、頭痛を伴う。本態性、起立性、症候性などがある。

低血糖【ていけっとう】

糖尿病治療薬を投与中の患者、またはインスリノーマなどによるインスリン過剰のため血糖が低下しすぎた状態。一般に血糖値が50mg/dL以下になると動悸、頻脈、ふるえ、発汗、顔面蒼白、いらだち、精神症状、昏睡などがみられる。救急処置としてブドウ糖の経口摂取または静脈内注射を行う。

テス・テープ

尿糖を検査するための試験紙である。尿に浸し、試験紙の変色により測定する。

てんかん

中枢神経疾患で、大脳の神経細胞の過剰活動によって突然意識を失い痙攣を起こすなどのてんかん発作をくり返すもの。てんかん発作は、全身の痙攣発作と意識障害を伴う全般発作と部分的に痙攣を起こす焦点発作に分けられる。治療では抗てんかん薬の投与が行われる（→ p.202）。

転帰【てんき】

病気の終末状態をいう。治癒、死亡などが含まれる。

伝染性単核球症【でんせんせいたんかくきゅうしょう】

エプスタイン・バー（EB）ウイルスによる感染症。咽頭炎、発熱、発疹、脾腫、リンパ節腫脹がみられる。患者の唾液や血液から伝染する。

頭蓋内圧亢進【とうがいないあつこうしん】

脳腫瘍、脳血腫、脳浮腫、脳の感染などにより、頭蓋骨内の圧力が高まった状態。脳の血流が障害されるとともに、脳の実質が圧迫され、脳ヘルニアを起こし、意識障害、嘔吐、痙攣、植物状態などを起こす。

透視【とうし】

X線を人体の各部に通過させ、蛍光板上に写し診断の助けとする。

透析療法【とうせきりょうほう】

半透過性の膜を隔てて、低分子物質を高濃度側から低濃度側へ移行させる原理を用いて、腎不全や尿毒症患者の体内に蓄積した老廃物を体外へ排出させる方法。患者自身の腹膜を透析膜として利用する腹膜透析、人工的に動静脈シャントを造設し透析器を用いて行う血液透析がある。

糖代謝機能【とうたいしゃきのう】
糖の新陳代謝を順調に行う能力、すなわち、摂取し吸収した糖質を、栄養素としてうまく処理していく能力。

糖尿病【とうにょうびょう】
膵ランゲルハンス島 β 細胞からのインスリン不足のために起こる糖代謝障害。口渇、多飲、多尿、全身倦怠感、体重減少などの高血糖による症状がみられる。β 細胞が破壊されたため絶対的インスリン欠乏となる1型糖尿病と、インスリン分泌低下やインスリン抵抗性を主体としたインスリンの相対的欠乏による2型糖尿病がある。慢性合併症として、糖尿病網膜症、糖尿病腎症、糖尿病神経障害がある。

糖尿病昏睡【とうにょうびょうこんすい】
糖尿病の急性合併症であり、高度の高血糖のため意識障害をきたす状態。インスリンの極度の作用不足によってケトン体が産生されアシドーシスが生じる糖尿病ケトアシドーシス、高血糖とそれによる高浸透圧、脱水により昏睡がみられる高血糖高浸透圧症候群がある。早急な補液とインスリン投与が必要となる。

吐血【とけつ】
消化管出血が嘔吐とともに吐出され

るものをいう。胃癌、胃潰瘍、肝硬変症でみられる。

吐糞【とふん】
糞臭をおびた吐物を出すこと。腸閉塞症の重要な症状。吐物は初め帯黄褐色で、のちに汚い褐色を呈する。閉塞部位が上位なものほど早く起こる。

--- な ---

内視鏡検査【ないしきょうけんさ】
身体の内部を光学器械を挿入して観察すること。食道鏡、胃鏡（胃カメラ）、大腸鏡、直腸鏡などがあり、これらはファイバースコープが用いられている。

二次感染【にじかんせん】
①ある病原体に感染した個人が次いで他の病原体にも感染した状態。②ある感染症に最初に感染した個人から続発して別人が感染すること。

ニトログリセリン錠【—じょう】
狭心症発作の際、冠状動脈を拡張させるために用いる舌下錠で、速効性があり排泄も早い。

尿毒症【にょうどくしょう】
腎臓の機能低下により窒素代謝産物が血中に蓄積することによって生じる中毒症状。嘔気、嘔吐、アシドーシス、意識障害、痙攣などが起こる。

尿閉【にょうへい】
膀胱に尿はたまっており、尿意はあるが自然排尿ができない状態。前立腺肥大、尿道内結石や腫瘍などによる。また膀胱の収縮をつかさどる神経の障害によることもある。カテー

テルによる導尿を行い、排尿をはかる。

尿崩症【にょうほうしょう】

下垂体の後葉から分泌される抗利尿ホルモン、バソプレッシンの減少ないし欠如により、腎で水分の再吸収が行われず、多量の尿を排出する病気。脱水や多飲もみられる。尿の比重は低くなる。

尿路結石【にょうろけっせき】

尿路に存在する結石。腎臓結石、腎盂結石、尿管結石、膀胱結石、尿道結石の総称である。

ネフローゼ症候群【―しょうこうぐん】

腎炎、糖尿病、全身性エリテマトーデスなどにより腎の糸球体のタンパクの透過性が亢進し、多量の血漿タンパクが尿へ失われる病気の総称。高度のタンパク尿、低タンパク血症、浮腫、脂質異常症がみられる。

粘液水腫【ねんえきすいしゅ】

甲状腺ホルモン低下による病気で、不活発、貧血、手足の冷え、圧痕を残さない浮腫がみられ、小児ではクレチン病となり知能低下を伴う。

脳死【のうし】

脳幹を含む脳全体の機能が失われた状態。循環などのその他の機能は維持されている状態。わが国では臓器提供を前提とした場合に限り人の死とされている。深い昏睡、瞳孔の散大と固定、脳幹反射の消失、平坦な脳波、自発呼吸の停止、以上の５種類の項目を６時間以上経過した後に再度検査した結果、脳死と判定する。

脳卒中【のうそっちゅう】

脳の血管障害で、突然意識を失い、昏睡、多くは対側の麻痺を残す。①脳出血、②脳血栓、③脳塞栓、④クモ膜下出血がある。④は脳表部の動脈瘤（先天的）の破裂で、強い後頭頂部痛、髄膜刺激症状、血性髄液を伴う。③は他から血栓その他が急に詰まるため発症が最も早い。②は比較的徐々に発症、夜間睡眠中などに多い。半日くらいかかる。動脈硬化が主因。①は出血素因、高血圧による。

脳動脈硬化【のうどうみゃくこうか】

脳血管の動脈硬化により脳の微小軟化、頭重、頭痛、不眠、耳鳴、めまい、四肢のしびれ、記憶・記銘力低下などがみられるもの。

脳軟化症【のうなんかしょう】

脳の血行の一部が断絶し、その支配下の脳実質が軟化する疾患。脳血栓と脳塞栓に分けられる。

━━━━━━ **は** ━━━━━━

肺気腫【はいきしゅ】

肺胞壁の破壊により終末気管支から気腔が拡張している状態。40歳以降の男性に多い。咳嗽、痰、喘鳴・労作時呼吸困難、ビール樽様胸郭、横隔膜低下がみられる。

肺水腫【はいすいしゅ】

肺の間質や肺胞の中に血液中の血漿部分が漏出し、そのため呼吸が困難となった状態をいう。急性左室不全、過剰の輸血や輸液、アレルギー、刺激毒の吸入、肺の損傷などによる。喘鳴、呼吸困難、チアノーゼ、頻脈などがみられ、下肺野で水泡音が聴

取される。

肺性心【はいせいしん】
　肺の機能や構造に異常があり、そのため右心室肥大や右心不全をきたしたもの。浮腫、頸静脈怒張、肝腫大がみられる。

梅毒血清反応【ばいどくけっせいはんのう】
　梅毒の検査に用いる血清反応。ワッセルマン反応もその1つ。

肺膿瘍【はいのうよう】
　肺の限局性の化膿性または壊死性の病気で、膿を外に出すことにより空洞をつくる特徴がある。異物の吸引、上気道感染分泌物の吸引、肺炎などが原因となる。発熱、胸痛、大量の痰がみられる。

パーキンソン病【―びょう】
　中脳の黒質、線条体の病変によるドパミン生産が低下するために起こる錐体外路系の疾患。動作緩慢、振戦、筋の強直、仮面様顔貌、小刻み歩行、抑うつなどがみられる。

橋本病【はしもとびょう】
　自己免疫性疾患で、両側性びまん性甲状腺腫と甲状腺機能低下がみられる。中年以後の女性に多い。

播種性血管内凝固症候群【はしゅせいけっかんないぎょうこしょうこうぐん】
　DIC。血管内凝固によって血小板、凝固因子が消費され減少した結果生じる出血傾向と、血栓による多臓器不全をきたす病態をいう。

バセドウ病【―びょう】
　甲状腺機能亢進症。甲状腺ホルモン分泌過剰と、これに伴う TSH、TRH の分泌抑制が生じる。甲状腺腫、頻脈、眼球突出、やせ、神経過敏、心悸亢進、新陳代謝亢進がみられる。

ばち状指【―じょうし】
　慢性肺疾患や先天性心疾患などの際、静脈性うっ血により、手足指の末端が異常に大きくなってばち状となること。チアノーゼを伴うことが多い（図7-3）。

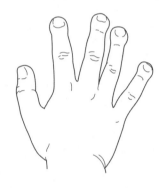

図7-3　ばち状指

反射【はんしゃ】
　一定の刺激に対して知覚線維が脊髄に達し、ここで介在するニューロンを経るか、または直接に運動神経細胞に接続して運動効果が来るものをいう。膝蓋腱反射などの生理的反射に加えて、脳、脊髄疾患では病的反射（反射亢進や消失）がみられる。これらは病気の診断に応用される。

PEIT
　経皮的エタノール注入療法。肝臓癌の治療法の1つ。腫瘍内およびその周囲肝組織に限局して通常1回あた

り 3 mL 以内のエタノールを注入する。適応は、超音波で腫瘍全体が描出される肝細胞癌、長径 3 cm 以下、3 病巣以内。

PSP テスト

フェノールスルフォンフタレイン（PSP）試験の略。腎機能を調べる検査法である。PSP 溶液が尿中に排泄される速度により尿細管機能を測定する方法。尿細管機能が低下すると PSP 値は下がる。

BSP テスト

ブロムサルファレイン試験の略。肝機能検査法である。ブロムサルファレインを静注すると、すみやかに肝細胞から胆管中に排泄されるので、一定時間後に血色素量を測定すれば、肝臓の排泄機能がわかる。注射後ショックを起こすことがあるので注意を要する。

PCI

経皮的冠動脈インターベンション。冠動脈の狭窄部にバルーンカテーテルを挿入、留置して、狭窄部を拡張させる、心臓カテーテル検査の手技を応用した、動脈硬化性冠動脈疾患における治療法の 1 つ。

非定型肺炎【ひていけいはいえん】

主にマイコプラズマによる肺炎で、症状、経過、予後とも細菌性肺炎より軽い。1 週間くらいで寒冷凝集反応陽性。X 線ですりガラス様陰影がみられ、治療はマクロライド、テトラサイクリンによる。

PPC 方式【―ほうしき】

それぞれの患者の医療上および看護上のニードを中心に、それぞれの看護単位に分ける方式。集中ケア・一般ケア・セルフケア・長期ケア・ホームケア・外来ケアの 6 段階とされている（→ p.124）。

鼻翼呼吸【びよくこきゅう】

呼吸困難時にみられ、呼吸するごとに鼻翼が運動する症状をいう。肺炎、心不全時にみられる。

貧血【ひんけつ】

血液中の赤血球、血色素が異常に低下した状態で、組織への酸素供給が不十分となったもの。鉄欠乏性貧血、巨赤芽球性貧血、再生不良性貧血、溶血性貧血などがある。

フィッシュバーグ濃縮試験【―のうしゅくしけん】

尿の濃縮力を調べる検査法で、尿細管の再吸収機能を端的に表すので広く行われる。尿の比重を測定する。正常は1.023以上、腎機能不全の場合には1.020以下の低値になる。

腹腔鏡検査【ふくくうきょうけんさ】

腹腔鏡を挿入して肉眼的に腹腔内臓器を観察する検査方法。直視下で生検を行うこともできる。施行中ショックを起こすことがあるので、バイタルサインのチェックが大切である。

腹水【ふくすい】

浸出液、漏出液が腹腔に貯留したものをいう。肝硬変、心不全、癌性腹膜炎などでみられる。

腹部陥没【ふくぶかんぼつ】

腹部がへこんでいる状態。

腹部膨隆【ふくぶぼうりゅう】

腹部が膨らんでいる状態。鼓腸、腹水が存在するときにみられる。

浮腫【ふしゅ】

結合組織内への血液の液体成分の異常な蓄積。原因は心臓病、腎障害、肝障害および内分泌疾患がある。腹水や胸水もみられることがある。

不整脈【ふせいみゃく】

心臓の拍動の異常をいう。拍動数が多かったり（頻脈）、少なすぎたり（徐脈）する場合と、リズムが不整の場合がある。後者では、期外収縮、細動、粗動、房室ブロックなどがある。原因は心臓病、高血圧、薬などによる。症状は動悸、めまい、結代として感じる。

舞踏様運動【ぶとうよううんどう】

身体各部が目的のない運動を示し、くり返していることをいう。ハンチントン舞踏病などでみられる。

ペースメーカー

人為的に心臓に電気刺激を与えて心拍動を起こさせる装置。一時的なものと体内にペースメーカーを植え込んで行う恒久的なものがある。アダムス・ストークス症候群を起こす洞不全症候群や房室ブロックなど、病的な心拍数減少により脳虚血発作などを起こす場合や極度の徐脈、心臓手術後などに用いられる（図7-4）。

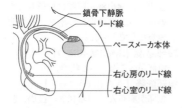

鎖骨下静脈
リード線
ペースメーカ本体
右心房のリード線
右心室のリード線

図7-4　ペースメーカーの仕組み

ベル麻痺【―まひ】

第8脳神経である顔面神経が一側性に、かつ脳を出てから（末梢性）障害を受けることにより片側の顔面神経麻痺がみられるもの。

房室ブロック【ぼうしつ―】

心房からの刺激が正しく心室に伝わらない、刺激伝導路に異常がある状態。原因は先天性のものと動脈硬化によるものが多い。伝導が遅くなるものをⅠ度房室ブロック、一部のみが伝導するものをⅡ度房室ブロック、すべて伝導しないものをⅢ度（完全）房室ブロックという。

乏尿【ぼうにょう】

1日の尿量が500mL以下になった場合を乏尿といい、100mL以下の場合を無尿という。急性腎不全でみられ、腎性、腎前性、腎後性に分類される。原因療法を行っても利尿がつかないときは透析療法を行う。

本態性【ほんたいせい】

原因不明の意味。

本態性高血圧症【ほんたいせいこうけつあつしょう】

原因となる基礎疾患が判明していない原因不明の高血圧で最も頻度が高く、40歳以後に多い。

― ま ―

慢性気管支炎【まんせいきかんしえん】

気管支の慢性の炎症による閉塞性疾患で、反復性の痰と咳が続くもの。原因は喫煙、感染、加齢、素質、大気汚染で、治療は増悪因子の除去と感染対策を行う。

慢性閉塞性肺疾患【まんせいへいそくせいはいしっかん】

COPD：chronic obstructive pulmonary disease。気道が徐々に閉塞する疾患で、慢性気管支炎、肺気腫、気管支喘息などをいう。喫煙、粉塵曝露、大気汚染、アレルギーなどが原因となる。

メタボリックシンドローム

過剰な内臓脂肪の蓄積は、糖尿病や高血圧、脂質異常症の発症率が上昇し、脳卒中や心筋梗塞などの動脈硬化性疾患を引き起こすリスクとなる。腹部肥満に加え、脂質異常、高血圧、高血糖のうち2つ以上がある場合をメタボリックシンドロームと判定し、是正を目指して食事療法、運動療法などの生活指導を行う（→ p.93）。

メルゼブルクの3徴【―ちょう】

眼球突出、甲状腺腫、頻脈の3症状をいう。3徴があるものをバセドウ病（グレーブス病）という。

免疫【めんえき】

病気に対する個体の抵抗力をいう。狭義には、病原菌に対する抗体をつくることにより、その病原菌が体内に入ったとき、抗原抗体反応により菌を殺し、感染をまぬがれることをいう。抗体を含む血清を注射することによる免疫を受動免疫、自分の身体の中で抗原により抗体をつくる免疫を能動免疫という。

免疫療法【めんえきりょうほう】

免疫の力を利用して癌細胞を攻撃する治療法。効果が証明されている治療法として、免疫チェックポイント阻害薬を用いる方法、エフェクターT細胞療法などがある。

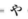

や

弓そり緊張【ゆみ―きんちょう】

破傷風の患者では、背中を強く背屈し、頭、踵を弓状に背屈させた位置をとる。このそり返った姿勢をいう。

腰椎穿刺【ようついせんし】

腰椎部で針を脊髄腔に入れ、髄液腔内の状態の検査と採取した髄液についての物理的、化学的検査を通じて神経疾患の状態、病態を知る方法。

ら

ラ音【―おん】

気管、気管支に分泌物、膿、血液などが存在するとき、聴診上聞こえる音（副雑音）。心不全や喘息で聴取される連続性ラ音、気管支炎、肺炎で聴取される断続性ラ音がある。

レイノー現象【―げんしょう】

寒冷や精神的ストレスにより、主として手の動脈が痙攣的に収縮し、痛み、冷感、蒼白、潰瘍がみられるもの。膠原病や振動障害（白ろう病）などでみられる。

レジオネラ肺炎【―はいえん】

レジオネラ・ニューモフィラによる肺炎。在郷軍人病ともいう。自然環境の水、土壌、空調や工事用の冷却水、温泉水などに分布し、吸入することにより肺炎を起こす。50歳以上の喫煙者に多く、急激に発症、高熱、悪寒、咳を伴う。

外科系疾患・看護

――― あ ―――

ICU
集中治療室。呼吸・循環・代謝その他の重篤な状態にある急性期患者を収容し、強力かつ集中的に治療・看護を行う部門（→ p.105）。

圧迫包帯【あっぱくほうたい】
止血や浮腫を軽減する目的で行われる包帯法（→ p.105）。

軋轢音【あつれきおん】
骨折部を動かすとき、骨片が接触して発するコツコツとした音。

圧潰【あっかい】
押し潰されて、壊れること。

Rh 血液型【―けつえきがた】
Rh 陰性者に Rh 陽性者の血液を輸血すると、抗原抗体反応の結果溶血が起こり重篤な副作用を現す。わが国では Rh 陰性の割合が約0.5% と少なく、供血者を探すのが困難である。

胃癌【いがん】
胃の粘膜上皮に生じる癌でほとんどが腺癌である。癌の進行度によってステージＩＡ～Ⅳに分類される。治療として内視鏡的切除術、胃部分切除術、胃全摘術などを行う。

遺残膿瘍【いざんのうよう】
開腹術のあと腹腔内に感染源が残り、腹壁創がいったん閉鎖完了した後に発熱、疼痛の症状を起こす。再切開排膿を要する。

胃・十二指腸潰瘍【いじゅうにしちょうかいよう】
胃や十二指腸壁の一部が抵抗力の低下をきたし、ここに胃液が作用して消化が起こるため、粘膜面から種々の深さに及ぶ組織欠損が生じる。

一次的癒合【いちじてきゆごう】
創に感染が現れず、しかも創面、創縁が密着し、異物や凝血、壊死組織などのない場合のことをいう。線状の瘢痕を残す。

溢血斑【いっけつはん】
皮下毛細管性出血で斑状にみられる。浅いものほど赤く、深いものでかつ時間が経過するものほど暗赤より暗青色となる。

イレウス
腸管運動の障害によって腸内容の通過障害が起きたものをイレウスといい、麻痺性イレウス、痙攣性イレウスがある。

胃瘻造設術【いろうぞうせつじゅつ】
腹壁を切開し胃に瘻孔を造設する手術。胃内に直接栄養チューブを挿入・留置し栄養剤を注入する。経皮内視鏡的胃瘻造設術（PEG）が行われることが多い。

ウィルヒョウ転移【―てんい】
胃癌が左の鎖骨上窩内リンパ節に転移したもの。

うっ血【―けつ】

静脈血の流れが妨げられ局所の静脈や毛細血管が拡張し、臓器や組織に血液が停滞した状態（→ p.27）。

エアウェイ
舌根沈下を防ぎ気道を確保することを目的に用いる医療器具。経口エアウェイ、経鼻エアウェイなどがある。

壊死【えし】
体組織の一部が循環遮断のため栄養障害に陥って死滅した状態をいう。

エナメル上皮腫【—じょうひしゅ】
下顎に発生することが多い良性腫瘍（→ p.242）。

炎症【えんしょう】
病原菌の侵入や化学物質、物理的刺激などの傷害に対して生体が起こす反応をいう。発赤・発熱・腫脹・疼痛を伴う。

円背【えんはい】
胸椎後彎の増強したもの。猫背。

横骨折【おうこっせつ】
骨折線が骨の長軸に直角の方向に走るもの。

凹足【おうそく】
足の内側縦足弓が正常よりも増加するものをいう（扁平足の反対）。先天性内反足の随伴症状の1つとしてみられることがある。

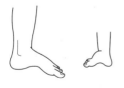

図8-1 凹足

悪心【おしん】
吐き気のこと。延髄の嘔吐中枢が刺激されたことにより起こる。

―――――― か ――――――

外傷【がいしょう】
外部から生体に加えられた損傷。

外傷性気腫【がいしょうせいきしゅ】
外傷により空気が皮下に侵入したもの。

介達牽引法【かいたつけんいんほう】
皮膚を介して牽引する方法。代表的なものとして絆創膏牽引法、スピードトラック牽引法、グリソン牽引法などがある。

開排制限【かいはいせいげん】
股関節は正常では90度まで外に開くことが可能であるが、先天性股関節脱臼のある小児ではそれまで開かないので開排制限という。

回復体位【かいふくたいい】
気道確保のための体位。刺激に対する反応はないが、呼吸あるいは脈があり、外傷のない場合、回復体位をとって医師の到着を待つ。吐瀉物のドレナージ効果がよく、気道を開通させる体位である。

開放骨折【かいほうこっせつ】
複雑骨折。創を伴い骨折部と外部が交通するもの。感染の危険性が高い。

開放性損傷【かいほうせいそんしょう】
機械的の損傷により、皮膚・粘膜に創ができたもの。感染の危険がある。

解離【かいり】
解け離れること。

カウンターショック

除細動。胸部に強力な通電を行い心拍動の異常調律を除去する。心室細動などに行われる。QRS波に同期させて行う通電法をカルディオバージョンという。

下顎挙上法【かがくきょじょうほう】
気道を確保する方法の1つ。頭部が動かないよう両手で左右の下顎角を引き上げるように持ち、下顎を突き出すようにして挙上する（図8-2）。

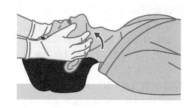

図8-2　下顎挙上法

化学的損傷【かがくてきそんしょう】
化学薬品による損傷。

仮関節【かかんせつ】
骨折部が骨性癒合を行わずに可動性がある状態をいう。

喀出【かくしゅつ】
咳などによって気道分泌物を吐き出すこと。吐き出した気道分泌物を喀痰という。

角膜反射【かくまくはんしゃ】
角膜に触れると両方のまぶたが閉じる（瞬目）反射。三叉神経を求心路、顔面神経を遠心路として起こる。

下垂手【かすいしゅ】
橈骨神経麻痺時にみられる典型的な形。長橈側手根伸筋以下が麻痺し、手が垂れ下がる形を呈す（図8-3）。

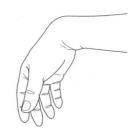

図8-3　下垂手

架台【かだい】
足を挙上させる場合に使用する台。

合併症【がっぺいしょう】
ある疾患に関連して起こった他の疾病、余病のこと。

化膿性関節炎【かのうせいかんせつえん】
関節の炎症で、血行によるものと、周囲の化膿性炎症が関節内に波及することによって起こるものとある。

痂皮下治癒【かひかちゆ】
創液、血液が乾燥して塊となって創面をおおっている間に、その下に組織が再生して治るもの。

カリエス
骨が栄養障害のために壊疽に陥ったものをいい、主として結核のような慢性疾患によるものが多い。

寛解【かんかい】
一時的であれ永続的であれ自他覚症状の減少した状態。永続的の場合を永久寛解という。

間欠性跛行【かんけつせいはこう】
しばらく歩行すると下肢筋に耐えがたい疼痛が起こり、歩行不能となるが、休息により寛解し歩行可能となる。しばらく歩くと再び歩行不能と

なる。脊柱管狭窄症などの神経障害、閉塞性動脈硬化症などの血行障害によって起こる。

眼瞼反射【がんけんはんしゃ】
まぶたに触れるとまぶたが閉じる（瞬目）反射。まつ毛に触れるとまぶたが閉じる睫毛反射も同じ機序で起こる。

関節強直【かんせつきょうちょく】
関節の変化により、関節の運動が消失したもの。

関節捻挫【かんせつねんざ】
関節に正常範囲を越えた過度の運動を強制した場合、関節嚢や靱帯が異常に伸展され、ときには断裂を起こすもの。

完全骨折【かんぜんこっせつ】
骨の連絡が完全に離断してしまったもの。

完全脱臼【かんぜんだっきゅう】
関節嚢が裂けて骨頭が全く関節外に出るもの。

貫通銃創【かんつうじゅうそう】
銃弾の貫通による創傷。管状の創の内面には熱傷を生じ、射入口に比し射出口が大きいのが常である。

嵌頓ヘルニア【かんとん―】
ヘルニア嚢内に出た内容が鼠径輪に絞扼されて還納できなくなったもの。強い痛みを生じ、放置すると血行障害により壊死を起こすため緊急の手術が必要となる。

嵌入【かんにゅう】
はめ込むこと、はまり込むこと。

還納【かんのう】
返し納めること。用手的にヘルニア内容を元に戻すことができるものを還納性ヘルニアという。

奇異呼吸【きいこきゅう】
吸気のときに肺や胸郭が収縮し、呼気のときに拡張するような呼吸。持続すると徐々に肺の拡張が不十分になる。

機械創【きかいそう】
機械によって起こる創傷。とくに機械に巻きこまれて頭部、陰嚢の皮膚が全く剥ぎ取られるのを剥皮創という。

気管切開【きかんせっかい】
気道確保のため頸部前面を切開し、気管カニューレを挿入すること。

気管内麻酔【きかんないますい】
チューブを気管の中に入れてこれを通して行う吸入麻酔をいう。全身麻酔である。

ギプス包帯【―ほうたい】
患部の安静、疼痛の軽減、整復位の保持、変形の矯正を目的に行う固定・療法。石膏ギプスより最近はプラスチック製のギプスが普及している。

ギプスシャーレ
ギプスを身と蓋に切半して殻状にしたもの。

急性呼吸窮迫症候群【きゅうせいこきゅうきゅうはくしょうこうぐん】
ARDS：acute respiratory distress syndrome。何らかの原因によって肺毛細血管の透過性が亢進し、血管内の水分が間質や肺胞内に多量に漏れ出てくる病態。急激な呼吸困難や陥没呼吸、チアノーゼ、ピンク色泡沫様痰などが出現する。

急性腹膜炎【きゅうせいふくまくえん】
腹膜の急性炎症で、病変が腹膜全般

に広がったものを汎発性腹膜炎、一部に限局したものを限局性腹膜炎という。

急性リンパ管炎【きゅうせい—かんえん】
創からの感染で細菌や毒素がリンパ管内に侵入するためにリンパ管に炎症を起こしたもの。

急性リンパ節炎【きゅうせい—せつえん】
体内のどこかに化膿性感染があると、それに所属したリンパ節が炎症を起こす。リンパ節の疼痛や発赤、腫脹、発熱などがみられる。

吸入麻酔【きゅうにゅうますい】
気体の麻酔剤を吸入させ意識を失わせる麻酔方法。

胸郭成形術【きょうかくせいけいじゅつ】
肋骨を数本切除し、胸壁を柔軟にして胸壁ごと肺病巣を縮小させる方法。慢性膿胸の治療で行われる。

強直【きょうちょく】
関節がある角度に固まり、関節可動域が制限された状態（→ p.31）。

橋梁形成【きょうりょうけいせい】
脊椎カリエスの際、隣接する2つの椎骨の辺縁を連結する橋梁様の骨の新生を起こす治癒状態。

局所麻酔【きょくしょますい】
意識のあるままで局所を無痛にする方法。浸潤麻酔、表面麻酔、神経ブロック、腰椎麻酔、硬膜外麻酔などがある。

虚脱【きょだつ】
急激な血液の循環障害により、皮膚の蒼白、冷汗、血圧低下、脈拍の微弱など著明な脱力状態となること。

去痰薬【きょたんやく】
気管や気管支にたまっている喀痰を除去するのに用いる薬剤（→ p.73）。

筋炎【きんえん】
筋肉の炎症でブドウ球菌やレンサ球菌の血行感染によって起こる。数か所の筋肉を次々と侵すものを多発性筋炎という。

禁忌【きんき】
用いると都合の悪い結果をまねく治療法や処置、薬剤などを避けること。

菌血症【きんけつしょう】
身体の一部に化膿巣があってその血液より細菌が検出されたものを広義の菌血症と総称し、そのなかで、臨床症状が自覚的にも他覚的にも重篤なものを敗血症という。また、身体各所に転移性に化膿巣を形成するものを膿血症あるいは膿毒症という。血液より細菌を培養したが、その臨床症状の軽度なものを狭義の菌血症という。

禁食【きんしょく】
検査、治療、処置のために食事を禁止すること。

筋性防御【きんせいぼうぎょ】
腹部を触診する際に、腹腔内に炎症があると腹壁の筋肉が緊張して板状に触れることをいう。デフェンスとよばれ圧痛がある。虫垂炎、腹膜炎などのときにみられる。

筋断裂【きんだんれつ】
筋がさけること。

巾着縫合【きんちゃくほうごう】
腸管壁の小孔の周囲に輪状に糸をかけて孔の辺縁を埋没するように次第にしめて結紮縫合すること。

緊縛法【きんばくほう】
　止血を目的に、損傷部より中枢部を止血帯その他バンド類で動脈を締め付ける方法。

筋ヘルニア【きん―】
　筋膜が破れ、その裂け目から筋が皮下に脱出する状態をいう。

駆血帯【くけつたい】
　四肢手術に際し、出血を防ぐために装着するもので通常1時間を限度とする。緊縛だけでは弛緩しやすい。マンシェット方式でガス圧（酸素ボンベ）による圧迫は圧が計測でき常に指定圧に保持されてきわめて便利である。

クラーメル梯状副子【―ていじょうふくし】
　針金で梯子状につくってある副子で、幅の広いものと狭いものとがある。長さを調節するとができ、患部の形に適合するようにいろいろ変形できる利点がある。

クリーゼ
　慢性疾患が急激に増悪した状態で、手術や外傷、感染や妊娠などが誘因となる。発熱や悪心・嘔吐、血圧の変化、意識障害などを起こし、急速な治療が必要となる。甲状腺クリーゼや副腎クリーゼ、重症筋無力症の経過中に生じるクリーゼがある。

グリソン牽引【―けんいん】
　頭部を把持し、頸椎に牽引力を働かせる装置。前方は顎に、後方は後頭結節を中心に後頭部に頸椎牽引用のバンドを当てて行う。グリソンが初めて用いたもので、頸椎疾患、頸椎部の外傷、斜頸などの頸部の牽引の

ために行う（図8-4）。

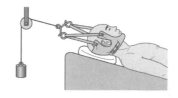

図8-4　グリソン牽引

傾斜台【けいしゃだい】
　臥位をとらせ、足止板、膝おさえ、腰おさえなどをつけ、手動式または電動式に90度直立するまで徐々に立てることのできる台。

痙縮【けいしゅく】
　脊髄損傷の患者で、わずかな外来刺激や体位変換で筋肉が不随意的、かつ持続的に収縮する状態。

鶏状歩行【けいじょうほこう】
　一側または両側下肢の弛緩性麻痺を有する患者にみられる異常歩行。とくに足関節周囲筋の筋力低下が著しい場合。

経皮経肝胆道ドレナージ【けいひけいかんたんどう―】
　PTCD。胆道に閉塞を起こし閉塞性黄疸をきたした場合に、経皮経肝胆道造影法（PTC）の手技を応用して胆管内にチューブを挿入し、胆汁を排出し黄疸を軽減させる方法（→ p.253）。

傾眠【けいみん】
　うとうとした状態。大声で呼ぶか、手をつねるなど相当強い刺激を与えると覚醒するが、放置すれば再びも

との状態に戻る。

下血【げけつ】
　胃、腸からの出血があり肛門から排泄される場合をいう。

結紮【けっさつ】
　糸などで血管を緊縛したり、組織のある部分を絞扼したりすること。

血色素【けっしきそ】
　赤血球に含まれ、グロビンというタンパク質とヘムという色素体からなっている（ヘモグロビン）。

血腫【けっしゅ】
　体内で起きた出血が組織内にたまっている状態。

血栓症【けっせんしょう】
　生体の血管内で血液が凝固して生じた塊により全部または一部がつまった状態。

欠損創【けっそんそう】
　組織の一部が身体より全く離断した状態。

腱索【けんさく】
　心室内壁の乳頭筋の先端にある腱。

誤飲【ごいん】
　誤って飲む。吐物などが気管のほうに入ることなどもいう。

高圧蒸気滅菌法【こうあつじょうきめっきんほう】
　オートクレーブ滅菌。135℃、3気圧まで加圧して芽胞まで死滅させることができる。費用も安く時間も比較的短時間で行われる。高圧高温に耐えられない物品には適さない。

交差適合試験【こうさてきごうしけん】
　クロスマッチテスト。血液型不適合による輸血の副作用を防ぐ試験である。①供血者と受血者の血液をそれぞれ遠心分離して血清と血球とにわける。②2本の試験管に供血者と受血者のそれぞれの血清を別々に2滴ずつ入れる。③主試験：受血者の血清を入れた試験管内に、供血者の血球2％浮遊液を1滴加える。④副試験：供血者の血清に受血者の血球2％浮遊液を1滴加える。ただちに1,000回転2分間遠心して凝集の状況をみる。理想的には主副両試験ともに（-）であることを要する。主試験に凝集があれば不適で、副試験に凝集があっても、あまり強くなければ輸血は可能である。

膠質【こうしつ】
　コロイド。溶質粒子が大きく拡散が遅く、動物膜、セロファン紙などを通過できない物質をいう。

拘縮【こうしゅく】
　関節周囲の組織が何らかの原因によって、被伸展性を失うことによって、その関節が一定の位置に固定したままの状態に陥り他動的に動かすことができなくなった状態。

甲状腺腫【こうじょうせんしゅ】
　甲状腺が全体に、あるいは一部結節状に腫脹した状態をいう。バセドウ病や橋本病などでみられる。

咬創【こうそう】
　動物や人間によってかまれたために生じる創。

叩打法【こうだほう】
　診察の一方法。叩いて、衝撃の伝達による反応を観察する。

硬直【こうちょく】
　かたくなること。こわばって柔軟性のないこと。

硬膜外麻酔【こうまくがいますい】

穿刺針を硬膜外腔中に刺入し、カテーテルを挿入して麻酔剤を注入する方法。局所麻酔である。胸腹部の手術では気管内麻酔と併用し、術後の創部痛に対して留置したカテーテルより鎮痛剤の注入を行う。

肛門周囲炎【こうもんしゅういえん】

肛門または直腸周囲の急性炎症をいう。進行して肛門周囲膿瘍となる。

姑息的治療【こそくてきちりょう】

疾患の根治を目的とせず、症状の改善や苦痛の緩和、生存期間の延長のために実施される手術など治療をいう。

鼓腸【こちょう】

腹部にガスがたまり腹部が膨隆した状態をいう。

骨・関節結核【こつかんせつけっかく】

血行感染によるものと周囲の病巣からくるものがある。青少年に多い。骨結核では長管骨の骨端付近や短骨にみられ、関節結核では股関節、膝関節、肘関節などの関節にみられる。

骨切り術【こつきーじゅつ】

骨・関節の形態や関節負荷面の適合性を改善する目的で、骨を切る手術法。

骨髄炎【こつずいえん】

骨の炎症で主として皮膚・粘膜を侵したブドウ球菌の血行感染によって起こり長管骨に多い。

骨折【こっせつ】

外力によって骨の連絡が一部または全部が断たれたものをいう。外傷性骨折のほかに、骨粗鬆症などで起こりやすい病的骨折、運動選手にみられる疲労骨折など、さまざま骨折がある（図8-5）。

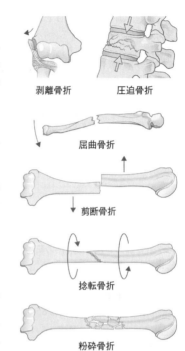

剥離骨折　　　圧迫骨折

屈曲骨折

剪断骨折

捻転骨折

粉砕骨折

図8-5　主な骨折の種類

骨穿孔法【こつせんこうほう】

骨の遷延治癒および仮関節の治癒法として、骨折端よりやや隔たったところから骨折端に向かって多数の穿孔を行って、骨の再生現象を誘発させる方法。

骨粗鬆症【こつそしょうしょう】

骨質であるコラーゲンの劣化やカルシウム、リンが減少し、骨量が病的に減少した状態。骨がもろくなり骨折しやすい。エストロゲンの減少（閉経後の女性）、糖尿病、甲状腺機

能亢進症、副腎皮質ステロイド剤の
長期連用などが原因となる。

骨端分離【こったんぶんり】
　発育期の骨端軟骨部の分離をいう。

骨膜起子【こつまくきし】
　骨と骨膜を剥離するのに用いる。

骨膜剥離子【こつまくはくりし】
　鋭的に骨膜を剥がすのに用いる。

骨鑢【こつろ】
　骨用のやすり。

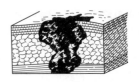

図8-7　挫創

猿手【さるて】
　正中神経麻痺の際にみられる手の形
状を表現するもので母指の対立運動
と屈曲が不能となる（図8-8）。

━━━━━ さ ━━━━━

臍帯ヘルニア【さいたい―】
　先天性に臍帯基部が膨らんで、ヘル
ニア嚢におおわれて腹腔内の臓器が
脱出したもの。

挫傷【ざしょう】
　打撲症、皮下損傷。鈍力によって起
こり、創を伴わないもの（図8-6）。

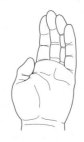

図8-8　猿手

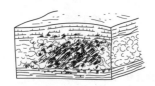

図8-6　挫傷

挫創【ざそう】
　鈍性外力によって生ずる創。皮膚は
破れ、皮下組織が断裂する（図8-7）。

挫滅弾片創【ざめつだんぺんそう】
　砲弾の破片（不規則な形状）が体内
に突入して、組織をきわめて強く大
きく破壊し、骨折などを伴う複雑な
創傷。

**酸化エチレンガス滅菌【さんか―
　めっきん】**
　EOG。エチレンオキサイドガス滅菌。
平圧・平温で処理できるが、人体に
有毒なガスであるため、滅菌後の残
留ガスの除去が必要となり長時間を
要する。熱に耐えられない物品の滅
菌に用いられる。

指圧止血法【しあつしけつほう】
　損傷部より中枢で動脈の触れるとこ
ろを骨に向かって指で一時的に押さ
える止血方法。

哆開【しかい】
　創が大きく開くこと。

自潰【じかい】
膿瘍において炎症の進行が被覆組織を破壊するようになり、内容物を排出すること。

痔核【じかく】
直腸下部粘膜下の静脈叢が静脈瘤様になり、粘膜下や皮下にいぼ状に膨隆したもの。内痔核が肛門外に脱出して括約筋により絞扼されたものを嵌頓という。

弛緩性麻痺【しかんせいまひ】
末梢性運動麻痺があり、筋肉が緊張を失ってだらりとなり、他動的に動かしても少しも手ごたえがない状態。

刺鋸【しきょ】
骨を切るために用いる医療用ののこぎり。

死腔【しくう】
ガス交換の行われていない気道空間のことで、解剖学的には鼻腔から終末細気管支までをいう。容量は1回換気量のうち約150mLである。

死腔炎【しくうえん】
手術などで臓器を摘出した後にできる空間に、血液などの滲出物が貯留し感染巣となった状態。一方、周囲に瘢痕、組織を形成。薬剤が有効に到達しにくいため治癒しにくい。

止血法【しけつほう】
出血を止める方法。圧迫止血法には、出血部位を直接圧迫する方法と、出血部位よりも中枢に近い動脈部（止血点）を圧迫する方法がある。また、手指を用いて行う場合と、止血帯や加圧器などの器具を使用する場合があり、出血部位や状態によって選択する（図8-9）。

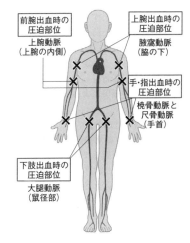

図8-9　止血点

指股【しこ】
指のまた。

持針器【じしんき】
縫合針を把持する器械で、把針器ともいう。

刺創【しそう】
針・釘・尖刀などで刺されたために起こる創（図8-10）。

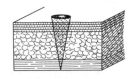

図8-10　刺創

持続吸引器【じぞくきゅういんき】
手術部位などの死腔の防止または滲出液の排出のために持続的に弱い陰

161

圧をかけて吸引する装置である。逆流による感染を防止するため閉鎖式ドレーンに接続して用いられる。

失行症【しっこうしょう】
経験によって習得した有意運動の型が、大脳の損傷によって失われた状態をいう。

CT検査【―けんさ】
コンピュータ断層撮影法。人体の周囲より γ線を照射して透過線量をコンピュータにより計算し、画像を再現して人体の断面像を得る。画質は鮮明。

斜骨折【しゃこっせつ】
骨折線が骨の長軸に斜めに走るもの。

縦隔動揺【じゅうかくどうよう】
左右の胸膜腔にはさまれた胸腔の中央部を縦隔といい、開放性気胸などで片側の胸腔が外気と交通することによって、呼吸運動に伴い縦隔が左右に動揺する状態を縦隔動揺という。肺の換気運動が十分に行われず低酸素血症を起こす。

縦骨折【じゅうこっせつ】
骨折線が骨の長軸に走るもの。

重錘【じゅうすい】
おもりのこと。牽引療法に用いられる。

腫脹【しゅちょう】
炎症などによって、身体の一部が腫れ上がること。

腫瘍【しゅよう】
人体のある組織が過剰の発育をして、かってに大きく増殖していくもので、しかもその個体自身にとって有意義でないものをいう。良性と悪性がある。良性のものには線維腫、粘液腫、骨腫、軟骨腫、脂肪腫、血管腫、リンパ管腫、筋腫、神経細胞腫、神経腫、

神経膠腫、神経鞘腫、内皮細胞腫、乳頭腫、腺腫、嚢腫などがあり、悪性のものには肉腫、癌腫などがある。

上口唇披裂【じょうこうしんひれつ】
兎唇の一種。

消毒【しょうどく】
病原菌体は処理するが、芽胞・ウイルスまでは完全に処理できない。皮膚面をアルコール綿で拭く、医師・看護師が消毒液で手を洗うなどの行為（→滅菌）

静脈性出血【じょうみゃくせいしゅっけつ】
静脈からの出血で、暗赤色の血液が持続性に出る。

静脈内麻酔【じょうみゃくないますい】
静脈内に麻酔薬を注射して鎮静する方法。

静脈留置針【じょうみゃくりゅうちしん】
テフロンなどの軟性チューブを金属針の誘導で刺入留置するもので、血管壁を損傷することなく点滴を長時間実施することができる。

食道癌【しょくどうがん】
食道粘膜に発生する癌。ほとんどが扁平上皮癌である。喫煙、飲酒、熱い飲食物を好むことなどが誘因と考えられている。進行度は0～Ⅳb期に分類される。内視鏡的粘膜切除術、食道切除術、食道再建術を行う。

食道静脈瘤【しょくどうじょうみゃくりゅう】
肝硬変などの門脈亢進症により起こり、食道の静脈が拡張し膨隆した状態。破れて大出血（吐血）する危険がある。胃疾患の吐血より色調はやや鮮紅色。静脈瘤破裂時の圧迫止血

のため食道から胃まで挿入するセングスターケン‐ブレイクモアチューブ（S-Bチューブ）がある。

食道ブジー【しょくどう―】
金属製、ゴム製などの細い管。消息子ともいう。これを挿入することによって食道狭窄部位を拡張する方法。近年では先端に付いたバルーンを膨らませて拡張する方法が用いられることが多い。

ショック
急激に起こる全身の血液循環不全により、心臓や脳など、重要臓器への循環血液量が減少し、重篤な臨床症状を呈するものをいう。顔面蒼白、冷汗、口唇や指先にチアノーゼが生じ、脈拍は小さく速く、呼吸も浅くて数が多く、血圧が低下する。

ショック体位【―たいい】
出血部位を心臓より高くすることで、循環血液を心臓、脳などに重要臓器に集中させる体位（図8-11）。

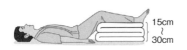

図8-11　ショック体位

ショックパンツ
装着したパンツによって下半身に空気圧をかけ、血管を圧迫して血流を制限することで循環血液は重要な臓器に集中し、血圧を上昇させることができる。成人の下半身の血液量は750～1000mLなので、その分の輸血をしたことと同じ効果がある。加圧時間の限界は1時間（図8-12）。

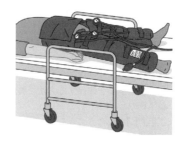

図8-12　ショックパンツ

痔裂【じれつ】
裂肛ともいう。肛門部粘膜に生ずる小さい表在性の裂創。

痔瘻【じろう】
急性肛門周囲膿瘍または結核性膿瘍の自潰あるいは手術後に発生する瘻孔をいう。

心エコー図【しん―ず】
UCG（心臓超音波検査）。超音波を心臓各部に当て、その反射波（エコー）を画像として記録する方法。心臓の形態や大きさ、働きなどの様子を観察することができる。

心胸郭比【しんきょうかくひ】
CTR。胸部X線写真上で、心臓の横径と胸部の比をいう。心臓肥大の指標となる。

神経膠腫【しんけいこうしゅ】
グリオーマ。神経膠細胞（グリア細胞）から発生する。本来は良性のものであるが、中枢神経のような重要部位に発生すると進行が速く生命にかかわる。脳腫瘍など。

神経鞘腫【しんけいしょうしゅ】
末梢神経を包む神経鞘細胞からできる線維腫の一種。

人工気胸術【じんこうききょうじゅつ】
胸膜腔内に気体を注入して肺を収縮させる方法。

人工気腹術【じんこうきふくじゅつ】
腹膜腔内に気体を注入して、手術操作をする空間を確保する方法。腹腔鏡手術のときに行う。

人工肛門【じんこうこうもん】
直腸癌などの手術の際、腸内容の排泄のために切断した腸の末端を腹壁（多くは左下腹部）に開口縫着して造設したもの。一時的なものと永久的なものとがあり、一時的に造設する場合は吻合部の減圧や安静の目的を達した後に閉じられる。術前にあらかじめ造設位置を決めておくストーマサイトマーキングを行う。

人工呼吸器【じんこうこきゅうき】
自発的な呼吸が停止したり抑制されたときに、人工的に換気を行う装置。従量式換気と従圧的換気様式がある。気管内挿管により気道内に陽圧でガスを送り込む陽圧式換気装置が一般的だが、マスクを使用して行う非侵襲的陽圧呼吸（NPPV）もある。

浸潤【しんじゅん】
しみ込んで広がること。身体の炎症部位に白血球やリンパ球が遊走して集まってくる現象や、癌細胞が周囲の組織を侵しながら広がっていく現象をいう。

浸潤麻酔【しんじゅんますい】
手術する部分を囲んで麻酔剤を注入浸潤させて無痛にする方法。

振戦【しんせん】
身体の一部または全身の拮抗筋が互いに不随意に収縮をくり返す律動的な運動。

心臓タンポナーデ【しんぞう―】
心膜腔内の出血あるいは液体の貯留によって心膜腔内圧が上昇し、心拍動や血液還流が障害された状態。頻脈、血圧低下がみられショックとなる。穿刺またはドレナージによる心嚢液の排出を行う。急性心膜炎、心筋梗塞、大動脈解離、心臓手術後などに起こりやすい。

シンチグラフィ
γ（ガンマ）線を放出するアイソトープを投与し、その分布を撮影し臓器の形態や機能、取り入れ濃度などを知る核医学検査（→ p.257）。

心肺蘇生法【しんぱいそせいほう】
CPR：cardiopulmonary resuscitation。呼吸や心拍の停止がみられた場合に、心肺機能の補助を行う救命処置である。発症後ただちに一般の人が行う胸骨圧迫や人工呼吸、除細動などを一次救命処置（BLS：basic life support）、医師の指示のもと救命救急士や看護師が器具や薬剤を使用して行う二次救命処置（ALS：advanced life support）がある。

膵臓壊死【すいぞうえし】
膵臓炎の一種。脂肪組織の壊死がきわめて著明な急性の膵臓の炎症で、膵液中の強力な酵素により膵臓の組織自体が消化されて壊死に陥る。

随伴症状【ずいはんしょうじょう】
ある疾患に罹患していて、同一の病因により他の症候の出た場合その症候をいう。

水分代謝【すいぶんたいしゃ】

身体を構成する物質中水分は体重の60〜70%を占める。正常状態では総量、組成はほぼ一定している。また水分自身は体内各部分の間に移行して一刻も休むことがない。また体外よりの摂取と体外への排泄も絶えず行われている。その変化のなかに平衡が微妙に保持されている。このような現象を総括して水分代謝という。

スパスム
自分の意志ではコントロールできない筋肉や血管に起こる断続的で急激な収縮。攣縮。

精巣腫瘍【せいそうしゅよう】
精巣に発生する悪性腫瘍。セミノーマが多く、若年者に好発する。

脊髄麻酔【せきずいますい】
腰椎麻酔。脊髄のクモ膜下腔内に穿刺針を入れて麻酔剤を注入し（通常第2、第3腰椎間）、脊髄より出る神経根を麻酔させる方法で下半身の麻酔に便利である。

舌癌【ぜつがん】
舌の側縁から口腔底にかけて多く発生する癌。

切創【せっそう】
刀・ガラス・ブリキなど鋭利な辺縁を有するものによって切られたために起こる創（図8-13）。

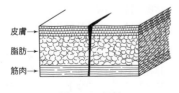

皮膚→
脂肪→
筋肉→

図8-13　切創

舌根沈下【ぜっこんちんか】
舌が落ちこんで気道をふさぐこと。麻酔が深いときにみられる。

セニング手術【―しゅじゅつ】
セニングによりはじめられた大血管転位症に対する手術。

全身麻酔【ぜんしんますい】
麻酔薬を中枢神経に作用させて一時的に意識や痛みを消失させる方法。吸入麻酔と静脈麻酔がある。

尖足【せんそく】
足関節が底側屈曲位に拘縮を起こした状態をいう。麻痺性（痙攣性）、瘢痕性のものがあり、また長時間の臥床によるものが多い（図8-14）。

図8-14　尖足

穿通【せんつう】
穿孔により内容が漏れること。

蠕動【ぜんどう】
消化管など、管状臓器の内容を移送する伝搬性の収縮波。

創液【そうえき】
外傷により破損された組織が浸出した液。これが深く創腔にたまることを防ぐためドレーンによって排液をはかる。また浅い創傷では表面で血液とともに乾燥凝固して痂皮となり肉芽面を保護する。

創傷【そうしょう】

創とは皮膚の連続性の離断を伴う開放性損傷をいい、傷とは皮膚の連続性が離断されない閉鎖性損傷をいう。創傷はそれらすべてのことで、形態によって切創、割創、刺創、裂創、挫創、剥皮創、擦過創などがある。

創傷治癒【そうしょうちゆ】
創傷部において、ほとんど肉芽組織を形成せず平坦に密着して早期に癒合し、線状になって治癒する場合を一次治癒という。二次治癒とは、組織の欠損や感染などがあり、肉芽組織を形成して盛り上がり、瘢痕を残して治癒する状態をいう。

掻創【そうそう】
爪で掻かれた創。

塞栓症【そくせんしょう】
血栓や脂肪滴、細菌の塊、気泡などの塞栓が血管の中を流れ、他の場所にひっかかって血管の全部、または一部を閉鎖したもの。

足底挿板【そくていそうばん】
アーチサポート。インソール。①足の長軸のアーチや横のアーチを矯正すると同時に、前足部または後足の回内、回外位を矯正する。②足関節に生じた疼痛を除去する。③足の関節が働くことで疼痛をきたす場合、これらの関節を固定する。④足部の筋肉が麻痺している場合、その支持をする（図8-15）。

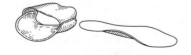

図8-15　足底挿板

鼠径ヘルニア【そけい—】
鼠径部に腸管などが脱出して膨隆した状態で、内鼠経ヘルニアと外鼠経ヘルニアがある。

阻血【そけつ】
乏血。局所貧血中とくにその程度が強くて肉眼的にほとんど血液を認めない場合をいう。

阻血性拘縮【そけつせいこうしゅく】
フォルクマン拘縮ともいう。小児の上腕骨顆上骨折に多い。循環障害のため、肘関節以下の腫脹、激痛、知覚障害、水疱形成を起こし、ついには筋肉が線維性に変化し、手関節、指に屈曲拘縮を生じる。機能障害が強い。

鼠咬症【そこうしょう】
病原体はスピロヘータで、これを保有するネズミにかまれて感染し発病する。

――――――― た ―――――――

対光反射【たいこうはんしゃ】
光を瞳孔に当てると瞳孔が縮小する反応。頭蓋内圧が亢進し、脳幹が不可逆的な損傷を受けた場合、瞳孔は散大し対光反射は消失する。

大腸癌【だいちょうがん】
腺癌が多く、直腸、S状結腸、上行結腸、横行結腸、盲腸、下行結腸の順に多い。直腸切断術と永久的人工肛門切除術を行うマイルズ手術、肛門括約筋を温存する前方切除術、自律神経温存術などがある。早期がんに対しては、内視鏡下における粘膜切除術（EMR）や粘膜下層剥離術

（ESD）が行われている。

大動脈瘤【だいどうみゃくりゅう】
大動脈壁が限局的に脆弱化し拡張した状態。発生部位により胸部大動脈瘤、腹大動脈瘤があり、胸部大動脈瘤では、反回神経障害による嗄声がみられる。瘤の直径が5～6cm以上になると破裂の危険性が増すため、人工血管置換術やカテーテルによるステントグラフト療法などを行う。

ダグラス窩【―か】
腹膜腔の1つで、子宮と直腸の間に位置するくぼみ（直腸子宮窩）。男性では膀胱直腸窩とよばれる。

脱肛【だっこう】
肛門部の粘膜が脱出するもの。

脱水【だっすい】
種々の原因で起こる過度の体液喪失状態をいう（→ p.144）。

脱疽【だっそ】
四肢末端が壊死に陥って脱落するもの。

脱力感【だつりょくかん】
身体の力が抜ける感じ。

ダーマトーム
皮膚移植の際に、皮膚遊離片を任意の一定の均一な厚さに採取することのできる器械。手動式、電動式の2つがある。

胆石症【たんせきしょう】
胆嚢、肝内胆管、総胆管内の胆道系に石が発生したもの。右季肋部に生じる仙痛発作、発熱、黄疸がみられる。

丹毒【たんどく】
皮膚まれには粘膜の表層を急速に進行するレンサ球菌による炎症。

胆嚢炎【たんのうえん】
細菌の感染による胆嚢の炎症。胆石による胆汁うっ滞があり、そこに細菌感染を起こして発症する場合が多い。

ダンピング症候群【―しょうこうぐん】
胃切除術を受けた後に起こる症候群で、摂取した食物が小腸内へ急速に移動することによって発症する。食後20～30分以内にみられる早期ダンピング症候群では悪心、嘔吐、心窩部圧迫感、蠕動亢進とともに脱力感、頭痛、眩暈、発汗、心悸亢進などが現れる。食後2～3時間後に起こる後期ダンピング症候群では、インスリンの過剰分泌による低血糖症状がみられる。患者には1回の食事量を減らし、食事回数を増やすよう指導を行う。

タンポン
止血などを目的に滅菌ガーゼなどを創腔内に充填する。

弾綿【だんめん】
青梅綿のこと。

搐溺【ちくでき】
クローヌス。腱を外からの力で突然伸展するとその間、筋が不随意的・律動的に収縮をくり返す現象。脳卒中や脳外傷、脊髄損傷後など、錐体路の障害によって生じる。

蓄膿症【ちくのうしょう】
粘膜、漿膜で囲まれた体腔に膿のたまったものをいう。副鼻腔、胸膜腔、心嚢などにみられる。

中心静脈圧【ちゅうしんじょうみゃくあつ】
CVP。上行性大静脈、下行性大静脈

内の圧力。心臓のポンプ機能の指標となる。カテーテルを上大静脈または右心房まで挿入して測定する。基準値は5〜10mmHg。上昇している場合は心不全や心タンポナーデなどの状態を示す。

中心静脈栄養法【ちゅうしんじょうみゃくえいようほう】
TNP：total parenteral nutrition。心臓に近い中心静脈から行う高カロリー輸液。上大静脈よりカテーテルで長期にわたり水分・電解質・栄養を補給する。

虫垂炎【ちゅうすいえん】
虫垂突起の炎症。マックバーニー点に圧痛を認める。穿孔して腹膜炎を起こすことがある。

腸圧定べら【ちょうあつてい—】
手術時、腸を押さえるのに用いる。

超音波内視鏡検査【ちょうおんぱないしきょうけんさ】
消化管用ファイバースコープの先端に超音波探索装置を付けて消化管内部を映し出す検査法。鮮明な画像が得られるため、消化管や胆道系、膵臓の癌の診断、静脈瘤や消化性潰瘍の評価に用いられる。

腸結核症【ちょうけっかくしょう】
結核菌によって起こり、多くは肺結核による二次性腸結核であるが、肺に病巣を認めない一次性腸結核もある。好発部位は回盲部であり、潰瘍を形成する。

腸骨窩膿瘍【ちょうこつかのうよう】
脊椎カリエスの流注膿瘍が腸骨窩にたまったもの。前方より穿刺排膿する。

腸重積症【ちょうじゅうせきしょう】
回盲部において、回腸が結腸内に入り込んだ状態となったもの。生後半年以降の乳児に多い。間欠的に起こる啼泣、ゼリー様の粘血便などがみられ、発病初期に高圧浣腸による整復を行う。長時間経過したものや腸管壊死が疑われる場合に開腹手術を行う。

腸閉塞【ちょうへいそく】
腸管が機械的あるいは物理的に閉塞した状態をいう。腫瘍による狭窄や癒着などによって起こる単純性腸閉塞、血行障害を伴う絞扼性腸閉塞、腸捻転によるものなどがある。

直達牽引法【ちょくたつけんいんほう】
骨に直接牽引力を働かせて牽引する方法。長管骨骨折に対するキルシュナー鋼線牽引、頚椎の骨折や脱臼時に行うクラッチフィールドによる頭蓋直達牽引などがある。

直腸脱【ちょくちょうだつ】
直腸全体が肛門より脱出するもの。高齢の女性に多い。

低タンパク血症【てい—けっしょう】
血漿中のタンパク量、とくにアルブミンが異常に減少した状態をいう。ネフローゼ症候群、肝硬変、悪性腫瘍、低栄養状態などでみられる。

Tチューブ
主に胆嚢摘出術後などに、胆汁を体外へ排出するために挿入されるT字型のチューブ。

溺水【できすい】
水に溺れること。

転移【てんい】
腫瘍細胞が発生部位から離れた場所

に運ばれ増殖するもの。血行性転移、リンパ行性転移、周辺の組織に浸潤して広がる播種性転移がある。

転位【てんい】
ある部位の位置移動をいう。一般には骨折の際に起こる骨折端間の移動のことをいう。

点状出血【てんじょうしゅっけつ】
毛細血管が破れて起こる皮膚や粘膜における微小出血。外傷によるもの、血小板や凝固因子の異常などによって起こる。

伝達麻酔【でんたつますい】
手術野より離れた部位で神経幹や神経叢など神経の途中で、麻酔剤を作用させて知覚伝導を遮断し、その神経の支配する範囲を麻痺させる方法（神経ブロック）。オーベルストの伝達麻酔は指趾に用いられる。

纏絡法【てんらくほう】
骨接合術のとき、骨折している骨に針金を巻いて接合する方法。

頭蓋底骨折【とうがいていこっせつ】
頭部外傷で起こり、脳脊髄液の漏出、頭蓋底を出入りする血管や神経を傷つけたことによる出血、神経障害を起こすことがある。

橈曲骨折【とうきょくこっせつ】
長骨の両端に屈曲力が加わった状態で起こる骨折。多くの骨折はこれに属する。

導子【どうし】
電気治療を行う際人体に電波または電気を導入するための電極をいう。

等尺性運動【とうしゃくせいうんどう】
関節を動かすことなく筋が収縮することを等尺収縮といい、この性質を用いて行う基本的な筋力増強訓練法。

凍傷【とうしょう】
①第1度：紅斑性ともいい、発赤、腫脹、知覚鈍麻がある。②第2度：水疱・血疱・びらん面を生じる。水疱性ともいう。③第3度：壊疽性といい、潰瘍を生じ、壊死部の脱落後は肉芽となり瘢痕治癒する。凍傷は寒冷地に多く起こり、受傷当時は痛覚鈍麻のため熱傷の場合のように退避することがないため、長時間侵害を受けることになる。受傷時はただちに加温することなく手指の摩擦による血行増進を図る。

投石帯【とうせきたい】
下顎や鼻などに用いられる。包帯法の一種。先端がさけている。

動脈性出血【どうみゃくせいしゅっけつ】
動脈からの出血で、鮮紅色の血液が拍動性にほとばしり出る。

動脈瘤【どうみゃくりゅう】
動脈壁がそのまま拡張して生じる真性動脈瘤と、動脈壁の一部に裂け目ができて出血し血腫のまわりに被膜組織ができて生じる仮性動脈瘤とがある。

特発性骨折【とくはつせいこっせつ】
病的骨折。骨の病気のために、通常では折れないようなわずかな力で起こる骨折をいう。

吐瀉【としゃ】
はきくだし。

徒手矯正法【としゅきょうせいほう】
四肢や脊柱の変形に対する矯正や関節拘縮の除去に用いられる。非観血的方法として手を用いて行う。

徒手整復【としゅせいふく】
　器械などを用いないで手で骨折部位や脱臼した関節などをもとの状態に治すこと。

努責【どせき】
　いきみ。

突背【とつはい】
　亀背。脊椎椎体が外傷または炎症などにより破壊され脊柱、ことに胸椎の限局性の屈曲変形が起こりその角度が尖鋭であるものをいう。脊椎カリエスによるものが代表的である。

ドレナージ
　体内に貯留した血液やリンパ液、分泌物、膿などを体外へ誘導、排泄する方法。ドレナージのために挿入される誘導管をドレーンといい、ガーゼドレーン、ペンローズドレーン、多孔チューブなどさまざまな種類がある。

トレンデレンブルグ体位【一たいい】
　仰臥位で頭部を低く下半身を高くする体位。腰椎麻酔で低比重の場合や骨盤腔内手術時に使用される（→骨盤高位、p.119、図 6 - 7 ）

トレンデレンブルグ徴候【一ちょうこう】
　股関節脱臼患者などの歩行時にみられ、脱臼肢より反対側（健側）の骨盤が沈下する跛行をいう。

━━━━━ **な** ━━━━━

内視鏡的逆行性胆管膵管造影【ないしきょうてきぎゃっこせいたんかんすいかんぞうえい】
　ERCP。胆道に直接造影剤を注入して、胆管や膵管の形態を観察し疾患の診断を行う検査法。内視鏡を用いて観察しながら、十二指腸のファーター乳頭部よりカテーテルを用いて胆管・膵管に造影剤を注入する。

内転足【ないてんそく】
　先天性内反足の変形の一要因をなすもので、前足部（中足骨以下）が内方を向く変形をいう（図 8 - 16）。

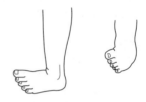

図 8 - 16　内転足

内反足【ないはんそく】
　足が回外位（内がえし）の状態で拘縮を示す。先天性や麻痺性（後天的）のものがある（図 8 - 17）。

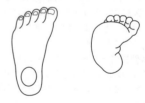

図 8 - 17　内反足

肉芽組織【にくげ（が）そしき】
　盛んに増殖しつつある結合組織、創傷治癒に際して赤い顆粒としてみられ、多数の毛細血管に富み組織再生

の重要な役割を果たす。

肉腫【にくしゅ】
　腫瘍の実質細胞が非上皮性（間葉系）組織由来の悪性腫瘍を総称して肉腫という。上皮性の悪性腫瘍を癌という。肉腫には、線維肉腫、脂肪肉腫、骨肉腫、神経肉腫などがある。

乳癌【にゅうがん】
　乳腺に発生する悪性腫瘍。このほか乳腺内にかたい腫瘤を触れるものに慢性乳腺腫、線維腺腫がある。

熱傷【ねっしょう】
　やけどのこと。熱傷深度はⅠ度の表皮熱傷、Ⅱ度の真皮浅層熱傷（浅達性Ⅱ度）、真皮深層熱傷（深達性Ⅱ度）、Ⅲ度の皮下組織にまで及ぶ熱傷に分類される。受傷直後は衣服を着たまま流水で冷却する。中等度以上の熱傷では循環血液量の減少によるショックや感染予防のため全身管理が必要となる。

捻挫【ねんざ】
　関節に正常範囲をこえた過度の運動を強制した場合、関節包や靱帯が過度に伸展したり、または断裂を起こした状態。

脳圧迫【のうあっぱく】
　脳内浮腫や出血などにより、頭蓋骨内の一定容積が急に増加するため脳実質を圧迫するもの。

膿胸【のうきょう】
　胸膜腔に膿の貯留した状態をいう。

脳血管撮影【のうけっかんさつえい】
　大腿動脈や上腕動脈より穿刺し脳血管内に造影剤を注入して、頭蓋内の血管の分布や走行、病巣の様子などを調べる。検査後は出血予防のため穿刺部の圧迫固定を行う。

脳挫傷【のうざしょう】
　外傷により脳に器質的変化をきたしたもの。損傷部位に一致した病巣症状、機能障害、麻痺症状を示す。

脳腫瘍【のうしゅよう】
　脳実質や脳膜などから発生する種々の良性、悪性腫瘍。原発性のものには神経膠腫（グリオーマ）や髄膜腫などがある。転移性のものは肺癌の転移によるものが多い。頭痛や悪心・嘔吐、うっ血乳頭による視力障害などの頭蓋内圧亢進症状、痙攣発作、運動麻痺や知覚麻痺などがみられる。

脳震盪【のうしんとう】
　脳に損傷がなく、一過性の意識消失を起こすもの。逆行性健忘（ある時期に意識を失って、それ以前のことを忘れてしまう）を伴うことがある。

膿瘍【のうよう】
　化膿性炎症で組織の破壊された空隙に膿のたまったものをいう。

━━━━━ **は** ━━━━━

バイオプシー
　生検。生体より組織の一部をメス、鋏、針などで採取すること。採取した組織を観察して疾病の診断を行う（組織学的検査）。

肺切除術【はいせつじょじゅつ】
　直接病巣を除去する方法で、一側の肺全部を除去する肺全摘術、病巣を含む肺葉を切除する肺葉切除術、肺区域に応じて病巣を除去する肺区域切除術がある。

バイトブロック

気管内挿管時に、気管チューブが患者の歯で嚙まれ閉塞しないように、気管チューブとともに口内に挿入し固定する。

廃用症候群【はいようしょうこうぐん】

人の身体は使わなければ弱くなったり萎縮したりして機能低下を起こし、全身に悪影響を及ぼす。長期の安静によって起こるこのような状態を廃用症候群という。筋力低下、関節拘縮、骨粗鬆症、起立性低血圧、沈下性肺炎、褥瘡、便秘、抑うつなどがある。

白腫【はくしゅ】

関節結核では関節周囲の腫脹、関節両端をなす肢節の萎縮が起こり、関節を中心として、紡錘形に腫れるものをいう。

剥皮創【はくひそう】

頭髪が器械などに巻き込まれ、強い力で持ち去られて、頭蓋骨を露出した創。

跛行【はこう】

異常歩行または病的歩行のこと。正常の歩行型より偏倚したもの。

バセドウ病【―びょう】

甲状腺機能亢進症。自己免疫疾患であり、甲状腺からのホルモン分泌が亢進して甲状腺中毒症状を呈する。甲状腺腫、眼球突出、頻脈をメルゼブルクの三徴という。

抜糸【ばっし】

手術縫合部の糸を抜くこと。

パッチ移植【―いしょく】

血管壁の欠損部を補塡したり血管内腔の拡大を図るため人工血管片、心膜片、自家静脈片などをパッチ状に移植する方法。

波動【はどう】

液体の限局性貯留を証明する診察方法で、たとえば腹部の両側に手を当て、片側を軽く叩くと反対側の手に波動を感じた場合は腹水の貯留が考えられる。

バルーンカテーテル

持続的導尿を行う際に膀胱内に留置するカテーテル。副管から蒸留水を注入し尖端部にあるバルーンを膨らませて膀胱内に固定して用いる。

瘢痕【はんこん】

創傷の修復過程において、組織の欠損部を埋めるために形成された肉芽組織が、しだいに毛細血管、線維芽細胞などが減少し線維形成が進行して膠原線維が増加した状態。

汎発性【はんぱつせい】

全身的に作用の起こること。

B型肝炎【―がたかんえん】

血液を介して感染するB型肝炎ウイルスによって起こる。急性化することが多く慢性化は少ない。症状がなくても感染力が強いためHB抗原・抗体を検索し、血液・汚染物の取り扱いに慎重に対処する。

非開放性損傷【ひかいほうせいそんしょう】

打撲・墜落・埋没などの鈍性外力によって外傷を受け、皮膚、粘膜に創ができないもので、皮下、筋、骨、内臓などが損傷されること。

皮下骨折【ひかこっせつ】

単純骨折。皮膚に創を伴わない骨折。

被覆穿孔【ひふくせんこう】

胃潰瘍が胃壁組織を全層にわたって消失して穿孔した場合、その外側にすでに近接組織との癒着により被覆保護されて、胃内容が漏れないこと。

非観血的療法【ひかんけつてきりょうほう】
手術によらない治療法で、マッサージ、矯正法、電気療法、超短波療法、絆創膏包帯法、ギプス包帯法、副子包帯法、牽引法などがある。

ひょう(瘭)疽【-(ひょう)そ】
化膿性爪囲炎（paronychia）。細菌感染により手足の指に起こる急性化膿性炎症であり、発赤、腫脹、疼痛が生じる。膿瘍を形成し皮下や骨髄にまで進展することがある。

表面麻酔【ひょうめんますい】
皮膚・粘膜にリドカインクリームなどの麻酔剤を塗布して鎮痛を図る方法。

不完全骨折【ふかんぜんこっせつ】
骨の連絡が部分的に保たれているもの。

腐骨【ふこつ】
骨髄炎の際、骨の一部が壊死に陥って周囲から遊離した状態。排除処理しなければならない。

不全脱臼【ふぜんだっきゅう】
一部の関節面が接しているもの。亜脱臼ともいう。

ファーラー位【一い】
上腹部手術後に多くとる体位で、体幹はベッドの水平面から45〜60度の傾斜を保たせ、膝を軽く引きよせて半座位にする（→ p.123、半座位）。

フォルクマン拘縮【一こうしゅく】
（→阻血性拘縮）。

不可逆的【ふかぎゃくてき】
もとに戻らない状態。

腹部膨満【ふくぶぼうまん】
腹部が張ること。腸蠕動低下による排ガスの貯留のほか、腹水、腹膜炎、腹部の腫瘍などさまざまな原因があるためアセスメントが必要である。

布帛包帯【ふはくほうたい】
包帯材料の一種で、応急処置に使用される三角巾、手術後の患者に用いる腹帯やT字帯がある。

ブロッカーの法則【―ほうそく】
小児の熱傷範囲の算定に用いられる法則。5の法則（図8-18）。

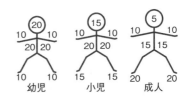

図8-18　ブロッカーの法則

吻合【ふんごう】
血管や神経を互いに連絡すること。また、手術により血管や神経、腸管などをつなぐこと。

糞瘻【ふんろう】
皮膚に生じた瘻孔を通じて腸内容の一部が排出されること。

閉塞【へいそく】
詰まること。

ヘマトクリット
血液中に占める赤血球が占める容積の割合（％）で表した値。Ht。貧血や脱水症などの診断に役立つ。

ヘモグロビン
　赤血球の成分、血色素。酸素を運搬するために重要なタンパク。Hb。

ヘルニア
　内臓の一部が腹膜に包まれたまま、腹壁の孔を通じて皮下に出てくるもの。

弁状創【べんじょうそう】
　切創の一種で、創縁のある部分が薄い板状となり蓋のようになっている状態。

蜂窩織炎【ほうかしきえん】
　主として皮下に生じ、組織間隙をびまん性に進行する炎症で、かたく腫れ上がり境界は明らかではない。指趾の蜂窩織炎をとくにひょう疽とよぶ。

防御反射【ぼうぎょはんしゃ】
　外部から加えられる有害な刺激から身を守ろうとする反射運動。

縫合不全【ほうごうふぜん】
　創部の血行不良や感染、または栄養状態が悪く低タンパク血症のある場合などは縫合不全を起こしやすい。

縫合（法）【ほうごう（ほう）】
　手術外傷による組織の損傷を縫い合わせること。縫合材料には絹・ナイロン・テフロン・腸線・合成吸収糸・スチールなどがある。皮膚外表に現れたものは抜糸する以外は組織内にとどまる。

放射線滅菌（Ｃｏγ線）【ほうしゃせんめっきん】
　透過能力の強力なガンマ線（コバルト60やセシウム137などの放射線同位元素から放出される）を用いた滅菌は、温度上昇がなく器具に影響を与えず梱包のまま照射することができ、熱に弱い医療機器の滅菌に使用される。

補助呼吸【ほじょこきゅう】
　人工呼吸を行う際に、患者の自発呼吸に合わせて吸気時に圧を加えて換気を行うこと。

母地組織【ぼちそしき】
　腫瘍細胞ができたところ。

ポリネック
　頸椎固定用装具（図8-19）。

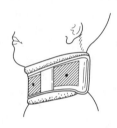

図8-19　ポリネック

━━━━ ま ━━━━

麻酔前投薬【ますいぜんとうやく】
　手術を受ける患者に対して、不安の軽減、鎮痛・鎮静、気道分泌物の抑制などの目的で、麻酔を行う前に与薬すること。プレメディケーションともいう。

麻酔法【ますいほう】
　手術に際し無痛にする方法。

マスタード手術【―しゅじゅつ】
　大血管転位症の血行動態を矯正する手術法。

マルゲーヌ圧痛【―あっつう】
　骨折の診断上、重要な所見の1つで、

骨折線に一致して限局性の鋭い圧痛
がある。

ミルウォーキーブレース
側彎症に対して用いられる矯正用コ
ルセット。支持、固定、矯正の役割
を兼ねそなえたコルセット。

ムーア(Moore)の分類【―ぶんるい】
術後侵襲からの回復過程を4相に分
類したもの。第1相を傷害期（異化
期）、第2相を変換期、第3相を筋力
回復期、第4相を脂肪蓄積期として
いる。

無褥ギプス【むじょく―】
皮膚に直接ギプス包帯を巻くこと。

迷芽説【めいがせつ】
胎生期に組織発生の芽が異常な部位
に入って、個体の成長にしたがって腫
瘍として現れるようになるという説。

メタフィーゼ
長骨の骨幹端にある骨の成長をつか
さどる部分。

滅菌【めっきん】
病原菌体とその芽胞、ウイルスのす
べてを死滅させること、手術器械・
器具・材料に対して行う（→消毒）。

免荷ギプス包帯【めんか―ほうたい】
下肢関節の免荷と固定をはかるため
ギプス包帯に歩行鐙を取りつけ、体
重を坐骨結節を経て歩行鐙で受けさ
せるようにしたもの。

免荷装具【めんかそうぐ】
患部にかかる体重を軽減するための
装具。

盲貫銃創【もうかんじゅうそう】
銃弾が射入して、創管が体内の途中
でとどまり、したがって射出口のな
いもの。

毛細管性出血【もうさいかんせい
　しゅっけつ】
実質性出血。臓器面や創面からの出
血で、赤色の血液がじわじわと持続
的に出るもの。

─────── や ───────

ヤコビー線【―せん】
両側の腸骨稜を結ぶ線で、これは第
3～4腰椎間を通る。腰椎穿刺の際
に指標として利用される（図8-20）。

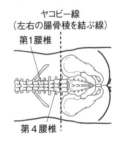

ヤコビー線
（左右の腸骨稜を結ぶ線）
第1腰椎
第4腰椎

図8-20　ヤコビー線

有褥ギプス【ゆうじょく―】
皮膚に綿包帯などを巻き、その上に
ギプス包帯を巻いたもの。

有窓ギプス包帯【ゆうそう―ほうたい】
ギプス包帯をしたとき、中に傷があ
る場合や腹部などは風通しをよくし
たり、呼吸をしやすくしたり、処置
をするため穴をあける。このギプス
包帯に穴（窓）をあけたものをいう。

幽門側胃切除術【ゆうもんそくいせ
　つじょじゅつ】
胃部分切除術の1つで、胃体から幽
門側を切除する術式。胃切除後の再

建法として、残胃と十二指腸または空腸を吻合するビルロートⅠ・Ⅱ法、ルーワイ法などが行われる。

輸血【ゆけつ】
供血者から採取した血液を患者に注入すること。輸血後に発疹などの副作用がみられた場合は、ただちに輸血を中止し、医師に報告する。

癒合【ゆごう】
傷などが癒えて、傷口が塞がること。

翼状鉗子【よくじょうかんし】
痔核を挟むのに用いる翼状の鉗子。

━━━━ ら ━━━━

ラジウム針【―しん】
ラジウムを針に封入したもの。

リーメンビューゲル装具【―そうぐ】
先天性股関節脱臼で1歳未満児の治療に用いられるもので、鈴木良平によって日本に紹介された。両肩からズボンつりのように、両下肢をつりあげ、股関節90度屈曲位、膝関節90度屈曲位になるようにし、ある程度の動きを許す固定バンドのこと（図8-21）。

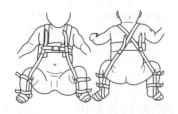

図8-21　リーメンビューゲル法

良肢位【りょうしい】

関節の拘縮や麻痺がある場合に、日常生活を送るうえで最も便利で苦痛の少ない肢位のことで、各関節でほぼ一定している。便宜肢位、機能肢位ともいう（→ p.270、図17-1）。

リンパ節郭清【―せつかくせい】
悪性腫瘍の摘出術の際、腫瘍だけではなく周辺にある所属リンパ節を取り去ることをいう。

リンパ節結核【―せつけっかく】
外科で取り扱うものは頸部のリンパ節の結核が多く、るいれきとよばれ、軟化して破壊すると瘻孔や潰瘍をつくり容易に治癒しない。

流注膿瘍【るちゅうのうよう】
脊椎カリエスでしばしばみられる。膿が原病巣の周囲より、組織間の抵抗の少ない部分を移動して、遠くの部分に貯留し、そこに、冷膿瘍を形成するもののことをいう。

冷膿瘍【れいのうよう】
寒性膿瘍。結核性肉芽組織および浸出した凝固線維素が液化して、結核性膿汁をつくる。このように膿汁化した部分は集まって膿瘍を形成するが、急性炎症症状を欠くので冷膿瘍とよばれる。

轢創【れきそう】
汽車、電車、自動車などの車両にひかれたときに生ずる創。

裂手、裂足【れっしゅ、れっそく】
手足の指の奇形の一種。中央の指骨と中央の中手骨、または中足骨に高度の欠損があって、それにある程度の合指が合併すると、手または足がちょうど、カニのハサミのような形になる。多くは遺伝性であるといわ

れている。

裂創【れっそう】
　外力によって身体の一部が激しく牽引されたために、外力の作用したところよりも離れた場所に、皮膚の断裂をきたすもの（図8-22）。

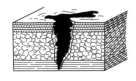

図8-22　裂創

裂離骨折【れつりこっせつ】
　筋・腱・靱帯などの異常な牽引力により、その付着部の骨が剝離した骨折をいう。

瘻孔【ろうこう】
　組織内に生じる異常管孔をいう。絶えず膿が出て閉鎖しない。

瘻孔造影法【ろうこうぞうえいほう】
　エックス線透視下で瘻孔に直接、または留置したチューブより造影剤を注入し、瘻孔の状態やチューブの位置などを調べる検査方法。

鷲手【わして】
　尺骨神経麻痺により手内筋が萎縮し、とくに環指と小指の付け根の関節（中手指骨関節）が過伸展する一方、指先の関節（遠位指節間関節）と中央の関節（近位指節間関節）が屈曲した状態（図8-23）。

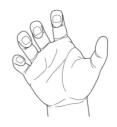

図8-23　鷲手

ワレスの法則【―ほうそく】
　成人の熱傷範囲の算定に用いられる法則。9の法則（図8-24）。

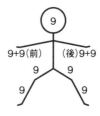

図8-24　ワレスの法則

母性・小児

あ

愛着【あいちゃく】
ある特定の対象に対して形成する情愛的結びつきのことを愛着（アタッチメント）という。

アプガー・スコア
新生児の出生直後の皮膚の色、心拍数、呼吸、反射、筋緊張の状態を点数で表す方法。出生後1分と5分の2回判定する。8～10点：正常、4～7点：軽症仮死、0～3点：重症仮死。

アールフェルド徴候【―ちょうこう】
胎盤剥離の徴候。胎児の娩出後、腟外にある臍帯の長さが数cm長くなることで、胎盤が剥離して排出されていることがわかる。

E₃法【―ほう】
母体の尿中ホルモンであるエストリオール（E_3）を定量して胎児胎盤機能を知る検査法。

苺舌【いちごじた】
猩紅熱のとき、舌の乳頭が腫大して苺のような外観になる。

溢乳【いつにゅう】
哺乳の際、口角よりたらたらと乳が流れ出る状態をいう。新生児によくみられる。

遺伝子病【いでんしびょう】
父または母から受け継いだ遺伝子に欠陥がある場合、あるいは受精前に突然変異が起こり遺伝子に異常が生じた場合に発症する疾患。奇形と先天代謝異常、内分泌疾患、筋・神経疾患、血液疾患などがある。

頤部【いぶ】
あご。

陰核【いんかく】
小陰唇上部の突出部を陰核という。

ウィルムス腫瘍【―しゅよう】
小児の腎腫瘍の多くを占め、胎生期の腎芽細胞から発生する悪性腫瘍である。5歳未満に発症し、血尿、腹部腫瘤、腹痛が主症状。手術療法、化学療法、放射線療法などが行われる。

会陰【えいん】
外陰部から肛門までの間の部分。

円靱帯【えんじんたい】
子宮の位置を保つ靱帯の1つ（子宮円索）。

荻野式【おぎのしき】
産婦人科医の荻野久作によって発表された排卵時期を予測する方法。排卵は次回月経の約14日前に起こると推定される。

悪阻【おそ】
妊娠初期から悪心・嘔吐、食欲不振などの消化器症状が現れる。これを悪阻（つわり）という。この症状が強く病的になったものを妊娠悪阻という。

おむつ皮膚炎【—ひふえん】
　尿や便の刺激などによって起こる皮膚炎。おむつかぶれ。

悪露【おろ】
　産褥期に性器から排泄される分泌物。主として血液や粘膜など、分娩後の子宮内に残った組織や卵膜剥離面からの分泌物からなる。

——————— **か** ———————

外回転術【がいかいてんじゅつ】
　骨盤位を腹壁上から用手的に頭位に矯正する方法。

外気浴【がいきよく】
　新鮮な空気にあたり、適当に風に当てることにより皮膚を強め、呼吸器を健全にする。

カウプ指数【—しすう】
　乳幼児の身体の成長バランスや栄養状態の評価に用いられる。計算式：体重（g）／身長（cm）^{2}×10

核黄疸【かくおうだん】
　脳の神経核がビリルビンによって黄染した状態をいう。過ビリルビン血症を治療しないと脳神経核にビリルビンが沈着しビリルビン脳症が発生する。新生児重症黄疸、新生児溶血性黄疸に伴うことが多く、脳神経障害を起こし、脳性麻痺になる。

鵞口瘡【がこうそう】
　真菌の一種であるカンジダ・アルビカンスによる口内炎。重症感染症や栄養障害のあるときに併発するが、健康乳児にもみられる。

家族計画【かぞくけいかく】
　親子ともに肉体的、精神的、経済的によりよい生活ができるように、出産を計画的に調節すること。

褐色脂肪細胞【かっしょくしぼうさいぼう】
　新生児は乳児や成人と異なり、肩の周囲に多く分布するこの細胞により熱産生を行う。

顆粒便【かりゅうべん】
　乳児の便中にみられる白い顆粒（つぶつぶ）のこと。顆粒は乳汁中の消化されない脂肪が石けん状になったもので、母乳栄養、人工栄養ともにみられる。乳児の便には顆粒を含むことが多いが、下痢のひどいときに顆粒の量が多くなる。

川崎病【かわさきびょう】
　乳幼児に好発する原因不明の急性熱性疾患であり、5日以上続く発熱、いちご舌、手足の硬性浮腫、非化膿性頸部リンパ節腫脹などを特徴とする。合併症として冠状動脈に血管炎を起こすことがある。

カンガルーケア
　低出生体重児のケアとして、母子間の愛着形成を促すことを目的に行われる。裸にした児を母親の乳房の間に立位にして抱かせ、直接皮膚と皮膚を接触させる方法である。

鉗子分娩【かんしぶんべん】
　分娩が遷延し母児に危険が生じた場合に、鉗子を用いて児頭を把持し急速遂娩させるために行う。

カンジダ腟炎【—ちつえん】
　腟内にカンジダが異常増殖して起こる真菌炎。白色帯下、強い瘙痒感を特徴とする。

間食【かんしょく】

幼児は1日3回の食事では必要な栄養量をとれないので間食が必要となる。1日1〜2回規則正しく与える。1日に必要なエネルギー量の10〜15%で牛乳、果物などがよく、甘いものは避けたほうがよい。

飢餓熱【きがねつ】
生後3〜4日に出る一過性の発熱。哺乳量の不足により起こる渇熱。

基礎体温【きそたいおん】
BBT：basal body temperature。目覚めてすぐ臥床した状態で測った体温。婦人体温計を使用する。卵巣機能の診断に役立つ。

希（稀）発【きはつ】
たまにしかないこと。

吸引分娩【きゅういんぶんべん】
遂娩術の1つで、吸引カップを児頭に吸着して牽引分娩する。

キュストナー徴候【─ちょうこう】
胎盤剝離の徴候で、恥骨結合上縁部の腹壁を圧迫すると、臍帯は少し腔外に脱出する。剝離していない場合は腔内に逆戻りするので、臍帯の露出部は逆に短くなる。

仰臥位低血圧症候群【ぎょうがいていけつあつしょうこうぐん】
妊娠後期の妊婦に仰臥位をとらせると下大静脈が子宮と脊椎との間に圧迫され、血圧が低下して動悸、頻脈、呼吸困難、顔面蒼白などが起こる。側臥位か左方に15〜20度傾斜すると血圧も戻り、症状は消失する。

狭骨盤【きょうこつばん】
産科的真結合線が9.5cm以下をいう（図9−1）。8.5cm以下は絶対的狭骨盤という。

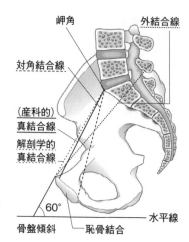

図9−1 産科的真結合線

狭窄【きょうさく】
せまいこと。

強塡【きょうてん】
タンポンなどを強くつめること。

棘間径【きょくかんけい】
骨盤外計測値の1つ（左右腸骨前上棘の距離）。

起立性調節障害【きりつせいちょうせつしょうがい】
O.D.：orthostatic disregulation ともいわれ、めまい、立ちくらみなどが、急に体位を変えたり長時間立っているときなどに起こる。

亀裂【きれつ】
亀の甲のような割れ目。

筋腫核出術【きんしゅかくしゅつじゅつ】
子宮筋腫の手術術式で、筋腫核だけを取り出し子宮を保存する。

クルッケンベルグ腫瘍【─しゅよう】
消化器を原発巣とする両側卵巣への

転移癌。

クレチン病【—びょう】
　先天性甲状腺機能低下症。成長の遅れや精神遅滞などを起こす。先天性代謝異常疾患とともに新生児マススクリーニング検査の対象疾患。

茎捻転【けいねんてん】
　卵巣腫瘍がひねられて茎がねじれること。

痙攣【けいれん】
　全身または一部の骨格筋の不随意な収縮で、中枢神経系の異常や中毒症、内分泌異常などにより起こる。持続性の筋収縮である強直性痙攣、反復性の筋収縮である間代性痙攣に分けられる。

月経困難症【げっけいこんなんしょう】
　月経直前や月経時に、下腹部痛や腰痛などの月経痛や、悪心・嘔吐、頭痛などが出現し、日常生活に支障をきたし治療が必要となる状態。

月経周期【げっけいしゅうき】
　子宮内膜の増殖と分泌を一定周期でくり返し月経が起こる周期のこと。月経第1日目から次回月経までの前日までの日数。通常25〜38日である。

血栓症【けっせんしょう】
　血管内で血液がかたまり、血液循環が障害された疾患。

血友病【けつゆうびょう】
　血漿中の血液凝固因子の第Ⅷ、Ⅸ因子の欠損により起こる血液凝固障害を生じる疾患、伴性劣性遺伝である。

ケルニッヒ徴候【—ちょうこう】
　仰臥位で股関節と膝関節をそれぞれ90度に屈曲させ、下の大腿部を強制的に伸展させると、正常では大腿と下腿が135度以上になるまで伸ばすことができる。135度まで伸ばしていないのに疼痛を訴えるものを髄膜刺激症状あり（ケルニッヒ徴候陽性）と判断する。脳脊髄膜炎診断上重要な徴候である（図9-2）。

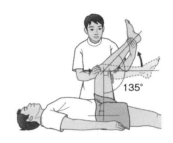

図9-2　ケルニッヒ徴候

懸鉤【けんこう】
　双胎第1児が第2児とからみあって娩出しない状態（児頭と児頭がからみあう状態）。

原始反射【げんしはんしゃ】
　新生児が、さまざまな刺激によって無意識的に反応する反射的動作のこと（図9-3）。

原発性無月経【げんぱつせいむげっけい】
　18歳になっても月経が一度も来ない場合をいう。原因として、卵巣性、子宮性、下垂体性、視床下部性に分類される。月経が発来して以降に無月経になった場合を続発性無月経という。

巻絡【けんらく】
　臍帯が胎児の首、または胴、手足に巻きついているもの。

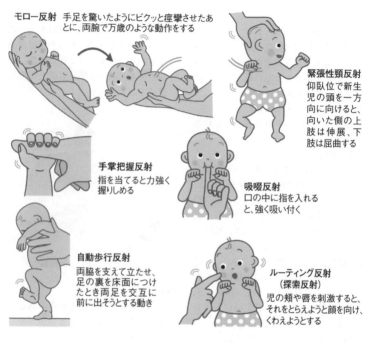

モロー反射　手足を驚いたようにビクッと痙攣させたあ
とに、両腕で万歳のような動作をする

緊張性頸反射
仰臥位で新生
児の頭を一方
向に向けると、
向いた側の上
肢は伸展、下
肢は屈曲する

手掌把握反射
指を当てると力強く
握りしめる

吸啜反射
口の中に指を入れる
と、強く吸い付く

自動歩行反射
両脇を支えて立たせ、
足の裏を床面につけ
たとき両足を交互に
前に出そうとする動き

ルーティング反射
（探索反射）
児の頬や唇を刺激すると、
それをとらえようと顔を向け、
くわえようとする

図9-3　主な原始反射

口蓋裂【こうがいれつ】
　両側の口蓋突起の癒合不全で、先天
性の形態異常。吸啜や哺乳に障害が
起こるので適切な授乳指導が必要と
なる。治療は形成手術を行う。

交換輸血【こうかんゆけつ】
　過ビリルビン血症の治療で新生児の
血液を入れ変えることで核黄疸の発
生を防ぐ。

光線療法【こうせんりょうほう】
　新生児の過ビリルビン血症の治療法
で、皮膚に光線を照射してビリルビ
ンを分解する。新生児の黄疸の第一

選択の治療法である。

更年期【こうねんき】
　月経閉止前後の数年間に時期。自律
神経の失調に伴うさまざまな更年期
症状が出現する。

**広汎性子宮摘出術【こうはんせいし
きゅうてきしゅつじゅつ】**
　子宮癌の手術術式で、子宮、卵巣を
含みその周囲のリンパ節も除去する
広い範囲の子宮摘出術。

項部硬直【こうぶこうちょく】
　項部（うなじ）の骨格筋が過緊張と
なり、疼痛を伴い前屈できない状態

182

になること。クモ膜下出血や髄膜炎の髄膜刺激症状として出現する。

高プロラクチン血症【こう―けっしょう】
　プロラクチン分泌過剰症。不妊症の原因となる。

骨産道【こつさんどう】
　胎児とその付属物が通過する経路を産道といい、骨産道と軟産道からなる。骨産道は左右寛骨、尾骨、仙骨で構成される。

骨盤潤部【こつばんかつぶ】
　骨盤で斜径が最も長い所。

骨盤峡部【こつばんきょうぶ】
　骨盤腔でいちばん狭い部分である。

コプリック斑【―はん】
　麻疹のカタル期に口腔粘膜に生じる粟粒大の白い斑点で、麻疹の早期診断上重要である。

コルポスコピー
　腟拡大鏡検査のこと。子宮腟部癌の診断に役だつ。

──────── さ ────────

臍帯【さいたい】
　へその緒。胎児と胎盤を結ぶ長さ約50cmの索状のもので、ワルトン膠様質からなる。臍帯には2本の臍動脈と1本の細静脈がある。

在胎週数【ざいたいしゅうすう】
　最終月経の第1日目を0日として妊娠の何週目になるかを数える方法である。

催乳【さいにゅう】
　乳汁分泌を促すこと。乳汁の分泌には催乳ホルモンとよばれるプロラクチンと、射乳ホルモンであるオキシ

トシンが関与している。児が乳頭を吸啜することで促進される。

采部【さいぶ】
　卵管の最先端で卵巣に最も近い部分。

搾乳【さくにゅう】
　乳汁をしぼり出すこと。

鎖肛【さこう】
　肛門が閉じていること。

産褥【さんじょく】
　分娩終了後、内外性器が妊娠前の状態に戻る（復古）すること。分娩後6～8週間までの期間。

産褥熱【さんじょくねつ】
　分娩終了後の24時間以降、産褥10日以内に、2日間以上、38℃以上の発熱の続く状態。

産瘤【さんりゅう】
　産道で強く圧迫を受けたため児頭に発生した浮腫状のこぶ。頭血腫とは区別する。頭血腫は骨膜下に生じた血腫で波動がある。

子癇【しかん】
　妊娠、分娩または産褥時において間代性痙攣発作と意識消失とをきたす疾患で、それぞれ発生の時期により妊娠子癇、分娩子癇、産褥子癇といい、とくに分娩第1期に発症しやすい。

弛緩出血【しかんしゅっけつ】
　分娩第3期あるいは産褥初期に、子宮収縮が不良で胎盤剝離面の血管が閉鎖しないためにみられる大出血。

子宮外妊娠【しきゅうがいにんしん】
　子宮腔以外への着床で、卵管妊娠がほとんどである。卵管破裂か卵管流産で腹腔内出血を起こす。

子宮下垂【しきゅうかすい】
　子宮の支持組織が弛緩して子宮の位置が下降する異常。

子宮筋腫【しきゅうきんしゅ】
　子宮に発生する良性の腫瘍で発生頻度が高い。月経障害や貧血がみられる。

子宮頸管【しきゅうけいかん】
　外子宮口と内子宮口との間の内腔腔。

子宮頸管縫縮術【しきゅうけいかんほうしゅくじゅつ】
　習慣性流早産など、頸管無力症の妊婦の頸管を縫縮する手術。シロッカーとマクドナルドの術式がある。

子宮脱【しきゅうだつ】
　子宮の下垂が強度となり、陰門から脱出したもの。

子宮腟部【しきゅうちつぶ】
　子宮の下方1/3で内子宮口と外子宮口の間をいう。腟腔に突出している部分である。

子宮内容除去術【しきゅうないようじょきょじゅつ】
　不全流産など、子宮内に胎児やその付属物が残っていたときそれを除去する手術。

子宮内反症【しきゅうないはんしょう】
　子宮が反転して脱出する異常。

子宮内膜症【しきゅうないまくしょう】
　子宮内膜の異所的増殖をみる疾患で月経痛が著明である。

子宮内容除去術【しきゅうないようじょきょじゅつ】
　流産や子宮内胎児死亡などの場合に、子宮内に残っている胎児やその付属物を除去する手術。妊娠11週までの人工妊娠中絶も含む。

子宮破裂【しきゅうはれつ】
　子宮体部の裂傷のこと。多くは分娩中に発生し、失血性ショックを起こす危険があるため急速な治療が必要となる。

子宮復古【しきゅうふっこ】
　妊娠で変化した子宮が妊娠前の状態に戻る現象。

子宮卵管造影法【しきゅうらんかんぞうえいほう】
　子宮腔に造影剤を注入して、子宮と卵管、その周囲の異常を検査するX線検査法（→ p.255）。

矢状縫合【しじょうほうごう】
　骨の結合形式の1つで頭頂骨相互間にある矢のような形をした縫合。

膝位【しつい】
　分娩時、骨盤位で胎児の膝が先進する胎位。

櫛間径【しつかんけい】
　骨盤外計測値の1つ。稜間径ともいう（両側腸骨稜間の最大距離）。

膝胸位【しつきょうい】
　骨盤位の矯正体位（→p.119、図6-7）。

児童虐待【じどうぎゃくたい】
　子どもへの虐待には、身体的虐待、心理的虐待、性的虐待、ネグレクトがある。虐待を受けたと思われる児を発見したときには、すみやかに市町村や都道府県の設置する福祉事務所もしくは児童相談所に通告しなければならない（児童虐待の防止等に関する法律）。

児頭骨盤不均衡【じとうこつばんふきんこう】
　児頭と骨産道とが不均衡のため経腟分娩の不可能な状態。CPDともいう。

絨毛性腫瘍【じゅうもうせいしゅよう】
胞状奇胎と絨毛上皮腫を合わせてよぶ。

絨毛膜【じゅうもうまく】
母体由来の脱落膜の内側にあり、胎児に属する繁生絨毛膜など。

受精【じゅせい】
精子と卵子の結合。受精は卵管膨大部において行われ、受精卵となる。

出生前診断【しゅっせいぜんしんだん】
出生前に行われる、遺伝子病や染色体異常、胎芽病などの診断をいう。超音波検査や母体血によるスクリーニング検査などで陽性と判断された場合、羊水検査や絨毛検査などの確定検査を行う必要がある。検査前に十分なカウンセリングを行うことが重要である。

受胎【じゅたい】
受精卵が母体と組織的に連結することをいい、通常は卵管内で受精し、子宮内に下降してきて子宮内膜に着床した状態をいう。

授乳禁忌【じゅにゅうきんき】
母が感染性疾患にかかり、児に感染のおそれがあるとき、および重症疾患で母体が衰弱しているときは授乳を禁止する。

シュレーダー徴候【―ちょうこう】
胎盤剝離の徴候。娩出後、胎盤が剝離すると子宮底が高くなり、右方に傾く徴候。

静脈瘤【じょうみゃくりゅう】
静脈が一部ふくれたもの。妊娠中は増大した子宮による圧迫により下肢や外陰部に静脈瘤が生じやすい。

初潮【しょちょう】
はじめての月経（初経）。12歳ごろである。

初乳【しょにゅう】
分娩後5日日頃までに分泌される黄色、粘稠な母乳をいう。栄養価が高く、また免疫物質を含むので新生児の栄養に適している。

浸潤【しんじゅん】
しだいにおかされて広まること。

新生児呼吸窮迫症候群【しんせいじこきゅうきゅうはくしょうこうぐん】
IRDS：infantile respiratory distress syndrome。低出生体重児にみられる代表的な呼吸器疾患であり、肺サーファクタントの欠乏により肺が十分に拡張しないために起こる。症状として多呼吸、呻吟、陥没呼吸、チアノーゼなどがみられる。

新生児生理的黄疸【しんせいじせいりてきおうだん】
新生児の9割以上に認められる。生後2〜3日ごろから皮膚が黄色くなり、1週間ぐらいには消失する生理的現象で、肝臓が未熟なために起こる。

新生児メレナ【しんせいじ―】
新生児が生後2〜5日に起こす消化管出血で、ビタミンK不足が原因である。

浸軟児【しんなんじ】
胎児が死亡しても子宮内にとどまり、死胎の組織内に羊水、血液が浸みこんでやわらかくなった状態。

心拍数基線細変動【しんぱくすうきせんさいへんどう】
胎児心拍数陣痛図における胎児心拍数の微細変動であり、胎児の健康状

態が良好であることを示す。

シンプソン徴候【―ちょうこう】
子宮体部癌の際に、子宮腔内に貯留している分泌物を排出するために、ときどき起こる陣痛様疼痛。この子宮仙痛が毎日一定時にくり返すのが子宮癌の特徴であり、この症状をシンプソン徴候という。

垂直感染【すいちょくかんせん】
感染症に罹患している産婦から生まれる新生児が感染すること。経胎盤、経産道、母乳の感染経路がある（→ p.61）。

水頭症【すいとうしょう】
頭蓋腔内に髄液が過剰にたまった状態で、髄膜炎、頭蓋内出血、脳腫瘍などで起こる。頭痛や嘔吐などの頭蓋内圧亢進症状、小児では大泉門の膨隆がみられる。

スメア検査【―けんさ】
子宮頸部より綿棒などで採取した細胞をパパニコロウ染色して調べる細胞診。主に子宮頸癌のスクリーニング検査に用いられている。

成熟期【せいじゅくき】
思春期と更年期の中間で母性の機能が最も活発な時期。

毳毛【ぜいもう】
胎児や新生児にあるうぶ毛。

生理的体重減少【せいりてきたいじゅうげんしょう】
出生後体重が減少し始め、生後3〜5日の間に出生時体重の3〜10%の体重が減少し、1〜2週間で回復する。排尿・胎便の排泄、呼吸や皮膚からの水分喪失が哺乳量より多いために起こる。

切迫子宮破裂【せっぱくしきゅうはれつ】
分娩中に、子宮破裂が切迫している状態で、既往歴に帝王切開、子宮筋腫の手術がある。

切迫流産【せっぱくりゅうざん】
流産が切迫している状態で出血や下腹痛が主な症状。

前駆陣痛【ぜんくじんつう】
分娩の前兆として起こる軽い不規則な子宮収縮による痛みのこと。分娩陣痛とは区別する。

尖圭コンジローム【せんけい―】
ウイルス性疾患で腟壁、外陰部に発生する（→ p.210）。

前傾前屈【ぜんけいぜんくつ】
子宮の正常位置で、前方に傾き曲がっている状態。

穿孔【せんこう】
膜または臓器壁が破れて孔が開くこと。

仙骨岬【せんこつこう】
仙骨の内側最上部の突出。

染色体異常症【せんしょくたいいじょうしょう】
染色体の数や形の異常に基づく疾患をいう。配偶子病ともいう。常染色体異常であるトリソミー、性染色体異常によるターナー症候群、クラインフェルター症候群などがある。

前置胎盤【ぜんちたいばん】
内子宮口付近に胎盤が付着している状態。大量の外出血を起こすことがある（図9-4）。

先天性代謝異常【せんてんせいたいしゃいじょう】
生体内の物質代謝の過程が先天的に

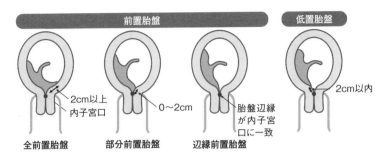

図9-4　前置胎盤の分類

障害されている状態をいう。フェニルケトン尿症、メープルシロップ尿症、ホモシスチン尿症、ガラクトース血症などがあり、新生児期のマススクリーニングテストにより早期発見・治療が行われている。

双合診【そうごうしん】
片手の指を下腹部に当てて、内診指と合わせて骨盤内臓器を診察すること。

早産【そうざん】
妊娠22週から36週までの分娩をいう。

早発一過性徐脈【そうはついっかせいじょみゃく】
分娩監視装置において、子宮収縮に伴って規則的に反復する胎児の一過性徐脈。子宮収縮の開始と同時に心拍数が緩やかに低下し、子宮収縮の終わりとともに回復する。

――――――― た ―――――――

胎芽病【たいがびょう】
妊娠10週未満の児を胎芽といい、諸臓器が形成されつつある胎芽期に放射線、感染、服薬などの外因によって胎芽の正常発生に異常をきたし奇形を起こしたもの。先天風疹症候群、あざらし肢症、胎児アルコール症候群などが知られている。

帯下【たいげ】
女性生殖器から膣外に流出した分泌物や滲出物のこと。おりもの。

胎向【たいこう】
胎児の背中が母体のどちら側にあるかを示す。児背が母体の左側にある場合を第1胎向、右側にある場合を第2胎向という（図9-5）。

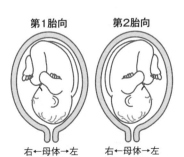

図9-5　胎向

胎児胎盤機能検査【たいじたいばんきのうけんさ】
E₃法、NST（ノンストレステスト）などがある。

胎児病【たいじびょう】
胎児の器官形成が完成した後に感染を受けると先天性感染症を起こす。先天梅毒、先天性トキソプラズマ症、B型肝炎の垂直感染などが知られている。

胎児付属物【たいじふぞくぶつ】
胎児が子宮内で発育するために必要な器官である胎盤、臍帯、卵膜、羊水を胎児付属物という。

大泉門【だいせんもん】
左右の頭頂骨と前頭骨で囲まれた菱形の骨の間隙で、通常1年半くらいまでに閉じる。水頭症やくる病の場合は閉じるのが遅れ、小頭症や脳発育不全のときは早く閉じる。

大転子間径【だいてんしかんけい】
骨盤外計測値の1つ。左右大転子間の最大径。

胎盤機能不全【たいばんきのうふぜん】
母体あるいは胎児側の原因で胎児の子宮内環境の不良化をもたらす胎盤の機能的、器質的異常状態。

胎盤早期剥離【たいばんそうきはくり】
胎盤が胎児娩出前に剥離すること。

胎便【たいべん】
生後2～3日は暗緑色、粘稠、無臭の便を排出する。これが胎便で胎児期および出生時に嚥下した羊水、腸管内分泌物、胆汁色素などからなる。

ダウン症候群【―しょうこうぐん】
21番目の常染色体が1個多い（トリソミー）染色体異常症。高齢の母親から生まれる割合が高い。

脱水【だっすい】
水分の摂取不足、発汗過多、嘔吐、下痢、発熱などにより、乳幼児は脱水を起こしやすい。尿量減少、舌の乾燥、目のおちくぼみ、大泉門の陥没、不機嫌などの症状を示し、進行すると意識障害をきたし、死亡することもある（→ p.144）。

脱落膜【だつらくまく】
受胎後子宮内膜から発生し、内側にある胎児から発生した絨毛膜、羊膜とともに卵膜を構成する。

恥骨【ちこつ】
寛骨の前下部を占め、内側端は恥骨結節となって肥厚し、正中線で左右互いに恥骨結合で結合する。

超音波検査【ちょうおんぱけんさ】
超音波エコーを用いて非侵襲的に子宮腔内の様子や胎児の状態を観察することができる検査法。妊娠5週ころより経腟的プローブを用いて胎嚢が確認できる。

調製粉乳【ちょうせいふんにゅう】
牛乳を粉末状にした全粉乳に、糖質やビタミン、無機物などを添加したもの。現在人工栄養に広く用いられている。

遂娩【ついべん】
吸引、鉗子などで急速に分娩させること。

低出生体重児【ていしゅっせいたいじゅうじ】
出生時の体重が2,500g未満の児を低出生体重児という。1,500g未満を極低出生体重児、1,000g未満を超低出生体重児と分類する。

殿位【でんい】
　骨盤位の1種で、児の殿部が先進している状態。

頭蓋の応形機能【とうがい―おうけいきのう】
　出産時に、産道に圧迫されて頭蓋骨は少しずつ重なり合い（骨重積）、児頭の容積をできるだけ小さくして産道を通りやすくする働き。

冬季乳児下痢症【とうきにゅうじげりしょう】
　離乳期の乳児に冬に流行する下痢症で、嘔吐と多量の水様便、ときに白色便を排泄し脱水症をきたしやすい。ロタウイルスやノロウイルスが主な原因とされている。

頭血腫【とうけっしゅ】
　分娩時に児頭に発生する血腫。生後3日目頃著明となり30～40日頃自然消失する。

兎唇【としん】
　上唇が裂けている奇形。口唇裂のこと。

努責【どせき】
　いきみ。

トリコモナス腟炎【―ちつえん】
　トリコモナス原虫が腟内で異常増殖し、水様帯下と外陰部の瘙痒感を主訴とする腟炎。

═══════ な ═══════

内診【ないしん】
　内性器の診察法。

乳歯【にゅうし】
　生後6～7か月より生え始め、一定の順序で満3歳ごろに20本生えそろ

う。その後6歳ごろから永久歯が生え始め、乳歯は脱落し永久歯に生え変わる（28～32本）。

乳頭【にゅうとう】
　乳首のこと。

乳輪【にゅうりん】
　乳首の周囲で着色している部位。

尿瘻【にょうろう】
　正常の尿道口以外から尿が出る道をいう。膀胱腟瘻など。

妊娠【にんしん】
　受精卵が子宮粘膜内に着床した状態。

妊娠高血圧症候群【にんしんこうけつあつしょうこうぐん】
　妊娠時に高血圧を認めた場合、妊娠高血圧症候群という。妊娠高血圧腎症、妊娠高血圧、加重型妊娠高血圧腎症、高血圧合併妊娠に分類される。重症になると、子癇発作や胎児発育不全、常位胎盤早期剥離などを起こすことがある（→ p.220）。

ネーゲレの計算法【―けいさんほう】
　分娩予定日の概算法。最終月経開始日の月数に9を加えるか3を引き、日数に7を加えて算出した月日を分娩予定日とする。

熱性痙攣【ねっせいけいれん】
　38℃以上の発熱に伴って生じる痙攣。6か月から3歳までの乳幼児に多く、発熱時に数分間の痙攣発作を起こし、意識障害はない。脳波、髄液は正常。

粘稠【ねんちゅう】
　ねばりけ。

ノンストレステスト
　NST。分娩監視装置を使用して胎児

仮死の有無を知る検査法。

――― は ―――

排卵誘発剤【はいらんゆうはつざい】
無排卵性不妊症の場合に投与し排卵させる薬剤であるが多胎妊娠の可能性がある。

ハイリスク児【―じ】
出生後、生命予後や後遺症に関して危険性の高いもの、低出生体重児その他を一括していう。

ハイリスク妊娠【―にんしん】
いろいろな危険が母体や胎児・新生児に起こる可能性が大きい状態。

排臨【はいりん】
破水後、陣痛発作時に先進部の一部が陰裂間に見える状態。

播種性血管内凝固症候群【はしゅせいけっかんないぎょうこしょうこうぐん】
DIC。何らかの異常でまず血管内で血液が凝固し血栓を形成し、次いで二次性に血液が凝固しなくなり、血小板と凝固因子が消費されて出血傾向が著明となる病態（→ p.148）。

破水【はすい】
卵膜が破れ、羊水の流出する状態。

白股腫【はっこしゅ】
血栓性静脈炎が下肢に起こって浮腫が著明な状態。

発露【はつろ】
排臨がさらに進むと陣痛間欠時にも先進部の一部が陰門にみられるようになる。

パパ・ママ育児プラス制度【―いくじ―せいど】
両親ともに育児休業する場合で、一定の要件を満たした場合、子が1歳2か月に達するまで育児休業を取得できる制度。2010（平成22）年に制定された。

パルトグラム
分娩経過図。陣痛、胎児心音、先進部の下降度などを図表化したもの。

半陰陽【はんいんよう】
一見男女の性別が判然としないもの。真性半陰陽（卵巣と睾丸との両組織を有している）と仮性半陰陽（生殖腺から判定される性とは違った外部性器を先天的に有している）がある。

晩発性徐脈【ばんぱつせいじょみゃく】
分娩監視装置において、子宮収縮により遅れて出現する胎児の徐脈。胎児の低酸素状態を示す。

肥厚性幽門狭窄症【ひこうせいゆうもんきょうさくしょう】
胃の幽門部が肥厚し狭窄することによって胃内容の通過障害を起こす疾患。嘔吐が生後2～3週で始まり、しだいに噴水状となる。外科的手術を行う。

ビショップスコア
子宮頸管成熟を点数で表す方法。分娩開始の兆候を知る評価法である。

避妊法【ひにんほう】
性交しながら妊娠しないようにすること。リング・ループなどのIUD、コンドーム、経口避妊薬、基礎体温法、卵管結紮による永久避妊法がある。

ファロー四徴症【―しちょうしょう】
心室中隔欠損、肺動脈狭窄、大動脈

騎乗、右室肥大の四徴を伴う。チアノーゼを生じる先天性心疾患うち最も多く、突然の呼吸困難とチアノーゼが増強する無酸素発作を起こす。

不定愁訴【ふていしゅうそ】
更年期障害の症状群で、訴えがしばしば変わって定まらないことをいう。

不妊症【ふにんしょう】
妊娠を希望するにもかかわらず正常な性行為をある一定期間（一般的に1年間）続けても妊娠しない場合をいう。

憤怒痙攣【ふんどけいれん】
乳幼児にみられる泣き入りひきつけのこと。怒ったり、泣き出すことが誘因で呼吸を止めチアノーゼを生じるもの。無酸素症による痙攣を伴うが、一般に予後はよい。

分娩【ぶんべん】
胎児とその付属物が母体外に排出されること。分娩の経過は、第1期：開口期、第2期：娩出期、第3期：後産期に分類される。

分娩監視装置【ぶんべんかんしそうち】
陣痛の間欠、強さ、発作の持続、胎児心音の経時的記録が可能な装置。

分娩遷延【ぶんべんせんえん】
微弱陣痛により分娩経過が長引いている状態。胎児への影響が大きいため、陣痛の状態、胎児心拍数のアセスメントが必要である。

辺縁静脈洞の破裂【へんえんじょうみゃくどう―はれつ】
前置胎盤様の出血をみる異常で、胎盤の辺縁にある静脈洞の破裂。

変動一過性徐脈【へんどういっかせいじょみゃく】

胎児心拍数曲線上、徐脈の発生と陣痛との間に一定の関係がない徐脈で、主として臍帯圧迫によって起こる。

母子健康手帳【ぼしけんこうてちょう】
妊娠の届け出をした者に対して交付される。妊娠の経過、出産後の母体の経過、新生児から6歳までの成長の過程、児の予防接種の記録や健康相談などの結果が記載できる（図9-6）。

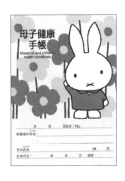

図9-6　母子健康手帳

ホスピタリズム
乳児が早期に母親と切り離されたときに表情がなくなる、周囲に反応しなくなる、身体が弱くなる状態。可逆的で数か月以内の母親との接触で回復する。施設症と同意語（→ p.198）。

発疹性疾患【ほっしんせいしっかん】
小児期には発疹を伴う感染性疾患が多く、麻疹、風疹、猩紅熱、突発性発疹、伝染性紅斑、水痘などが代表的である。

母乳黄疸【ぼにゅうおうだん】
母乳栄養児は新生児黄疸が1～2か

月も続くことがある。生理的なもの
であり特別な治療は必要ない。

哺乳量測定【ほにゅうりょうそくてい】
おむつ交換後、授乳直前に体重を測
定し、授乳後におむつ交換をしない
で再び体重を測定する。その差を計
算し1回の哺乳量とする。

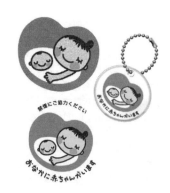

図9-7 マタニティマーク（厚生労働省）

───── ま ─────

マイコプラズマ肺炎【―はいえん】
肺炎マイコプラズマの感染によって
起こる非定型性肺炎で、学童に好発
する。

マタニティブルーズ
産褥期の精神障害の1つで、分娩後
3〜10日ごろに起こる一過性の涙も
ろさを主徴とする精神的な変化のこ
と。経産婦より初産婦に起こりやす
い。

マタニティマーク
2006（平成18）年より「健やか親子
21」の推進において導入。妊産婦が
交通機関などを利用する際に身につ
け、周囲が妊婦へ配慮を示しやすく
するなど、妊産婦にやさしい環境づ
くりを推進する（図9-7）。

**未熟児網膜症【みじゅくじもうまく
しょう】**
網膜の未熟性を素因として網膜血管
が異常増殖する疾患で、高濃度の酸
素治療で長期保育された低出生体重
児に発症し、視力障害を生じる。

**無症候性微小血尿症候群【むしょう
こうせいびしょうけつにょうしょう
こうぐん】**
自覚症状はなく、持続的に顕微鏡的

血尿が証明されるもの。

無胆汁便【むたんじゅうべん】
ビリルビンを含まない白っぽい便。
先天性胆道閉塞のときなどにみられ
る。

メトロイリーゼ
子宮腔内にメトロイリンテル（風船
様のものでオバタメトロ、ネオメト
ロなど）を挿入し頸管の成熟、拡大
と子宮収縮を起こさせて分娩誘発を
図る方法。

沐浴【もくよく】
水またはお湯で身体を洗うこと。新
生児、乳児の沐浴は身体の清潔ばか
りでなく新陳代謝をよくし、発育を
順調にするためにも必要である。

───── や ─────

夜驚症【やきょうしょう】
夜間睡眠中、突然おびえて泣き出す
睡眠障害の特殊の型で幼児に多い。

夜尿症【やにょうしょう】

ふつう排尿の調節は3歳ごろまでにできるようになる。それ以後になっても夜間睡眠中に尿をもらすこと。器質的障害は少なく、心理的問題が主因である。

誘発分娩【ゆうはつぶんべん】
人工的に陣痛を起こして分娩すること。プロスタグランジン、オキシトシンなどで誘発する。

羊水過多【ようすいかた】
羊水量が800mLを超える場合を羊水過多とよび、奇形児出生の頻度が高い。

羊水混濁【ようすいこんだく】
羊水の濁った状態で胎児仮死の徴候である。

羊水穿刺【ようすいせんし】
染色体異常や胎児成熟度などの診断に役立てるため、腹壁をとおして子宮腔に針を刺し、羊水を採取する。

羊水栓塞【ようすいせんそく】
羊水塞栓ともいう。分娩中に羊水中の胎脂、毳毛などが母体血行中に入り肺の毛細血管につまり、微小血栓を形成し血液凝固障害が発生する。産科DICの代表的疾患。

――― ら ―――

落屑【らくせつ】
新生児の90%前後にみられ、生後2日目ころより皮膚が剥がれてきて、1週間程度で消失する。

落陽現象【らくようげんしょう】
上眼瞼の下降を伴わない眼球だけの反射的下方回転をいう。核黄疸の際にみられる。

ラマーズ法【―ほう】
「子宮収縮＝痛み」の条件反射を「子宮収縮＝呼吸反射」として、呼吸法に集中することで痛みを軽減する方法。パブロフの条件反射学説に基づく呼吸法。1952（昭和27）年、フェルナンド・ラマーズが創案。

卵管留水腫【らんかんりゅうすいしゅ】
卵管炎で卵管内に水分がたまって、腫瘤を形成すること。

リプロダクティブヘルス
reproductive health。人間の生殖行動、とくに妊娠・出産を中心とした性と生殖に関するすべての健康問題。

離乳【りにゅう】
乳児の栄養源を乳以外の半固形物に移していくこと。生後5～6か月より離乳を開始し、満1歳～1歳半までに完了するようにする。

流産【りゅうざん】
胎児が胎外で生育可能とされる妊娠22週未満に亡くなること。

緑便【りょくべん】
母乳栄養児では一般状態がよければ病的でない。人工栄養児では異常であるが、排便直後空気にふれて緑色に変化した場合は正常。

ルビンテスト
卵管の疎通性の検査法。

冷凍凝固法【れいとうぎょうこほう】
腹部びらんの治療法で、冷凍凝固してびらん面の細胞を壊死させる。

瘻【ろう】
病的にできた細い管道（たとえば尿瘻、糞瘻、月経瘻など）。

精神疾患

あ

悪性症候群【あくせいしょうこうぐん】
　抗精神病薬の服用中に起こる最も重篤な副作用であり、突然の高熱と筋強剛、発汗や頻脈、血圧の変動、意識障害などが起こる。血中クレアチニンキナーゼ（CK）値上昇、白血球増加がみられる。ただちに服用を中止し、全身管理が必要となる。

アメンチア
　軽い意識混濁、思考の支離滅裂を伴いかつ困惑する状態。せん妄の前段階や回復期にみられる。

アルコール依存症【―いぞんしょう】
　長期間多量に飲酒した結果、アルコールに対し依存を形成し、精神依存や身体依存、耐性をきたす精神疾患。アメリカ精神医学会による診断基準（DSM-5）では、アルコール使用障害に名称を変更している。

アルコホール・アノニマス
　AA。アルコールを飲まない生き方を続けていくために自由意志で参加する世界的団体。わが国では600以上のグループが存在し、5,700人以上の人が参加していると推定される

アルコール精神病【―せいしんびょう】
　慢性アルコール中毒に現れる精神病。振戦せん妄、コルサコフ症候群、幻覚症、嫉妬妄想。

アルツハイマー型認知症【―がたにんちしょう】
　認知症のなかで最も多く、脳神経が変性して脳の一部が萎縮していく過程で起こる（→認知症）。

アンビバレンス
　両価性。同一対象に相反する感情を同時にもったり、相反する行動を同時に行なったりすること。

意識混濁【いしきこんだく】
　意識とは外界と自分を全般的によく承知していることで、これがよくできない状態を混濁という。

意識喪失【いしきそうしつ】
　全く気を失う。昏睡。

依存【いぞん】
　ある嗜好品や薬を摂らずにいられないこと。アルコール、麻薬、睡眠薬、覚醒剤、シンナーなど。

迂遠【うえん】
　話が要領よく経済的にいかず、いたずらに副次的な枝道を詳しく述べて、まわりくどいこと。てんかん、知的障害、高齢者などにみられる。

うつ病【―びょう】
　心が塞ぎ、悲観的になり、行為をする気力を失う状態が一定期間以上続く場合に診断される。自殺を考えることが多く（希死念慮）、ときには実行にうつす（自殺企図）。発症原因として、神経伝達物質であるセロトニンの低下、遺伝因子などがある。

厭世的念慮【えんせいてきねんりょ】
　この世に生きているのが嫌になり、自殺を考えること。うつ病に多い。

――――――　か　――――――

寡言【かごん】
　言葉数が少ないこと。

カタレプシー
　強硬症、蠟屈症といわれ、受動的に与えられた姿勢を保ち、自らの意志でとり戻そうとしない状態。

学校恐怖【がっこうきょうふ】
　スクールフォビア。生徒が登校を拒否する一種の神経症。精神的原因、コンプレックスによる。統合失調症にもある。

葛藤【かっとう】
　相反する2つの欲求が、お互いに衝突しあうことで、このために苦しむと神経症となる。

関係妄想【かんけいもうそう】
　無関係のことが自分に重大な関係があると誤信する考え違い。

感情失禁【かんじょうしっきん】
　大脳皮質の障害により、感情のコントロールが効かずちょっとしたきっかけで強い感情反応を起こすこと。急に泣き出したり、怒り出したりするなど。

感情鈍麻【かんじょうどんま】
　感情が鈍くなって関心がなくぼんやりしている。無為と結びつく。

間代性痙攣【かんたいせいけいれん】
　全身をがたがたと震わすこと。てんかんで多くみられる。

観念奔走【かんねんほんそう】
　思考プロセスが異常に亢進し、次から次へと考えが浮かぶ状態。躁状態でみられる。

緘黙症【かんもくしょう】
　拒絶症の1つの症状で、まったく発語しないもの。無言。

記憶【きおく】
　覚えていること。記銘（覚え込み）、保持（覚え続けること）、追想（再生、思い出すこと）。

既視【きし】
　デジャ・ヴュ。今見ている状況が前にもこのとおりであったという感じがする記憶異常。実はそんなことはなかったということも承知している。

器質性精神障害【きしつせいせいしんしょうがい】
　身体または脳の病的変化が原因で起こる精神障害。

気分安定薬【きぶんあんていやく】
　躁状態に用いられる炭酸リチウムなどがある（→ p.72）。

気分障害【きぶんしょうがい】
　ある程度の期間にわたり持続する気分（感情）の変化による苦痛から、日常生活に支障が生じる障害。抑うつ気分や意欲の低下、活動性の減少を主徴とするうつ病相（うつ状態）と、気分の高揚や活動性の亢進を主徴とする躁病相（躁状態）がある。うつ病相のみを示す大うつ病性障害と、うつ病相と躁病相を伴う双極性障害がある。

記銘力障害【きめいりょくしょうがい】
　新しいことが覚えられないこと。コルサコフ症候群、認知症などでみられる。

強直性痙攣【きょうちょくせいけいれん】
突然意識を喪失し、叫声を発し、全身をかたくつっぱり、四肢は伸展位あるいは屈曲位に固定し、倒れてしまう。呼吸は一時停止し、眼球は多くは一側に固定する。てんかんでみられる。

強迫観念【きょうはくかんねん】
ある観念が自分の意に反して起こり、不合理なことを認識していながらも自分の意志ではそれを排除することができない状態。このような観念に支配され行動することを強迫行為という。強迫性障害でみられる。

恐怖症【きょうふしょう】
特定の対象に強い恐れを感じ、それを避ける行動をとること。高所恐怖症、先端恐怖症、閉所恐怖症など。

拒食【きょしょく】
食物を拒んで食べない。

拒絶【きょぜつ】
何かを命ずると、しないか反対のことをする。緊張病でみられる。

禁断症状【きんだんしょうじょう】
麻薬、覚せい剤などの連用を中断すると、痙攣、不安、不眠などの身体的および精神的症状を起こすこと。

緊張病症候群【きんちょうびょうしょうこうぐん】
統合失調症などでみられ、無表情でかたい態度を示し、興奮や昏迷を起こすもの。

グラスゴー・コーマ・スケール
GCS。意識レベルの評価指標の1つ。開眼4段階、言語反応5段階、運動反応6段階に分け、各々の裁量応答で評価し、合計点で重症度、緊急度を判断する。点数が低いほど重症度、緊急度が高い。

血管性認知症【けっかんせいにんちしょう】
脳梗塞や脳出血などの脳血管障害が原因で発症する認知症（→認知症）。

欠神発作【けっしんほっさ】
てんかんの小発作にみられ、数秒間意識が消失する。急に気が遠くなる状態。

幻覚【げんかく】
外の世界に実際そういうものはないのに、あるとして見えたり聞こえたりすること。幻視、幻聴などがある。

衒奇【げんき】
統合失調症の症状で、奇妙な動作や芝居じみた話し方など、わざとらしい不自然な表情・態度・行為をとること。

幻嗅【げんきゅう】
においの幻覚。自己臭幻覚が若い人に多い。

言語蹉跌症【げんごさてつしょう】
構音障害の1つで、たとえば"ラリルレロ"がつまずいて"ラリリルレレロ"と発音するもので、進行麻痺にみられる。つまずき言葉。

見当識【けんとうしき】
現在、自分の置かれている場所、周囲、時間などを正しく把握する作用。

見当識喪失【けんとうしきそうしつ】
自分の今いる場所、現在の時間の見当がつかない。意識障害後、コルサコフ症候群のときに起こる。

健忘【けんぼう】
過去の一定期間の記憶を思い出せない、あるいは覚えていられないこと。

頭部外傷などで気を失ったあとで、気を失うしばらく前のことまでさかのぼって思い出せない状態を逆行健忘という。

抗うつ薬【こう―やく】
ノルアドレナリンおよびセロトニン作動性の神経機構の機能低下を改善させる薬物がある（→ p.75）。

構音障害【こうおんしょうがい】
言葉をはっきりいえない。進行麻痺、神経学的障害のときに多い。

抗精神病薬【こうせいしんびょうやく】
主に統合失調症を中心とした幻覚、妄想、不安、自閉などに対する治療薬。抗ドーパミン作用、抗セロトニン作用をもつ。クロルプロマジン、ハロペリドール、リスペリドンなど（→ p.76）。

向精神薬【こうせいしんやく】
中枢神経系に作用して精神機能に影響を与える薬物（→ p.76）。

更年期うつ病【こうねんき―びょう】
更年期に起こるうつ病。不安と落ちつきのなさを伴うことが多い。

荒廃【こうはい】
感情鈍麻と無為が著しく、知能も低下すること。統合失調症の重症の末期状態を主にいう。

抗不安薬【こう―やく】
不安や緊張をやわらげる精神安定薬であり、神経症、心身症、うつ病などにもちいられる。ベンゾジアゼピン系抗不安薬がある（→ p.76）。

誇大妄想【こだいもうそう】
自分の財産、地位、才能、権力などをいばって、ひどく大きく考え違いする。統合失調症、躁病にみられる。

コルサコフ症候群【―しょうこうぐん】
記銘力の低下と見当識喪失と作話（でたらめをいう）があるもの。慢性アルコール中毒などにみられる。

昏睡【こんすい】
深い眠りに似た病的意識喪失で、強い刺激によっても目覚めない。

昏迷【こんめい】
自発的、他動的に運動が起こらないこと。緊張性昏迷、うつ病性昏迷、意識は失われていない。

昏蒙【こんもう】
意識混濁の軽い程度で、外界の認識が遅く、注意を向けられず、ぼんやりしている。

――― さ ―――

罪業妄想【ざいごうもうそう】
事実がないのに、なにか罪を犯したとか、失敗をしたとか、罪深いとか、自責の念に責められる考え違いをいう。

作業療法【さぎょうりょうほう】
作業を通して症状の改善、生活の拡大を図る治療法。統合失調症の患者は無為に陥りやすいので、仕事をすることで心の活動力を起こさせる。神経症患者には悩みの発散にもなる遊び療法、レクリエーション療法なども同様の目的で行われる。

錯乱状態【さくらんじょうたい】
思考行動が乱れてまったく統一を失った状態。主に意識混濁時。

作話【さくわ】
空想的な話を実際経験したこととして話すこと。コルサコフ症候群のと

きに現れる。

させられ体験【―たいけん】
　思考や行為が自分でするのでなく、他の力でさせられると感じる統合失調症特有の感じ、作為体験ともいう。

錯覚【さっかく】
　知覚の障害の一種で、実際に存在するものが何か違ったものとして知覚されること。

自我障害【じがしょうがい】
　自分がするのでなく他の力でさせられる、自分が存在する感じがない、自分が２人いるなど、自分の主動性、存在感、単一感を損うこと。

思考迂遠【しこううえん】
　話がくどく、まわり道ばかりして、長たらしく、要領よく本筋を述べられないこと。てんかん、高齢者に多い。

思考化声【しこうかせい】
　自分の思考がそのまま声（すなわち幻聴）として聞こえる現象。

思考制止【しこうせいし】
　思考の進み方にブレーキがかかって、談話が渋滞する。うつ病にみられる。

思考阻害【しこうそがい】
　考えの進行が滞って、急に止まったり、しばらくしてまた進んだりして、滑らかに進まないこと。

思考奪取【しこうだっしゅ】
　自分の考えが他の力によって奪われる感じ。させられ体験に似て、逆のもの。

思考の滅裂【しこう―めつれつ】
　考えのつながりがまったくなくて、話の意味が通じないこと。統合失調症、錯乱状態に似ている。

思考奔逸【しこうほんいつ】
　ぺらぺら多弁に話すがテーマが次々にそれていく。躁病のときにみられる。

思考抑制【しこうよくせい】
　話や考えが、なかなか進まない。うつ病でみられる。思考制止と同じ。

自殺企図【じさつきと】
　自殺しようとすること。しようと考えているのは自殺念慮、自殺傾向という。うつ病に多い。心因性にもあり、絶望、この世の苦難の逃避、人にみせつける自殺演劇、カッとなってやる短絡自殺など。

施設症【しせつしょう】
　精神障害や身体疾患による長期入院患者が地域社会から隔離されることにより、無関心、無気力、思考力の貧困などに陥り退院の意欲をなくす状態。ホスピタリズムと同意語（→ p.191）。

嫉妬妄想【しっともうそう】
　自分のパートナーが浮気をしているとの妄想。統合失調症、アルコール性精神病に多い。

自閉【じへい】
　統合失調症の症状の１つで、外界に関心を示さず自己の世界に閉じこもる状態。

嗜癖【しへき】
　酒、モルヒネ、コカイン、睡眠剤、覚醒剤にやみつきとなってやめられず、やめると苦しくて堪えられず、用いるといい気持になる。中毒、依存、禁断症状を伴う。

嗜眠【しみん】
　眠っているが刺激で目覚め、また

眠ってしまう。

ジャクソンてんかん
　脳の一部に傷のあるとき身体の一部から起こる痙攣発作。

若年性認知症【じゃくねんせいにんちしょう】
　65歳未満に起こる認知症。原因疾患としてアルツハイマー病が多く、血管性認知症、前頭側頭型認知症、レビー小体型認知症などがある。

ジャパン・コーマ・スケール
　JCS。知覚刺激に対する反応で分類した覚醒度を評価するための日本独自の評価指標。3-3-9度方式ともよばれる。自発的に覚醒している状態（1桁の障害）、刺激で覚醒する状態（2桁の障害）、刺激で覚醒しない状態（3桁の障害）の3段階で細分類している。

周期性不機嫌【しゅうきせいふきげん】
　てんかん患者が短期間不機嫌になるという発作を起こす。

重積発作【じゅうせきほっさ】
　てんかんのときに痙攣発作が続けて起こる状態。

酒精酩酊【しゅせいめいてい】
　酒を飲んでひどく酔うこと。

シューブ
　統合失調症が一応治りかけて、十分治らないのにまた悪化すること。

症状性精神病【しょうじょうせいせいしんびょう】
　脳や身体に病気があってその症状として精神病が現れる。多くは意識混濁。重い感染症や中毒などで起こる。

衝動行為【しょうどうこうい】
　したいと思うことを前後のみさかい

もなく、いきなりしてしまう。欲求を意志で抑えられない。

情動失禁【じょうどうしっきん】
　感情が不安定となり、ちょっとしたきっかけで、激しい感情が起こり、すぐ泣き出したり、笑ったりして、またすぐもとに戻る。器質性精神病、ことに高齢者、脳動脈硬化、躁病でみられる。

常同症【じょうどうしょう】
　意志の障害の1つで、同じ姿勢や運動をいつまでも続けたり、文章の中に同一文字、同一語句を反復したりするもの。統合失調症でみられる。

小発作【しょうほっさ】
　てんかん発作で短時間意識がなくなるだけのもの。欠神、アプサンス。

支離滅裂【しりめつれつ】
　話や行動にまとまりがない。統合失調症のとき。

心因性反応【しんいんせいはんのう】
　精神的な悩みやショックが原因となって起こる反応。人にばかにされれば怒る、失恋すれば悲しむなど。

心気妄想【しんきもうそう】
　重い病気があると思い込みひどく心配する。

神経症【しんけいしょう】
　患者の性格や環境の影響によって起こる心因反応性の精神障害の総称。不安神経症、強迫神経症、パニック障害、ヒステリーなどがある。

進行麻痺【しんこうまひ】
　脳の梅毒性慢性炎症による精神病で主症状は認知症。麻痺性認知症ともいう。

心身症【しんしんしょう】

身体疾患のなかで、その診断や治療に心理的因子についての配慮がとくに重要な意味をもつ疾患の総称をいう。身体・精神両面からの働きかけが必要となる。狭心症、気管支喘息、胃潰瘍、神経痛などがあげられる。

振戦せん妄【しんせん―もう】
アルコールの離脱症状ひとつであり、断酒後2～4日ごろにみられ、四肢の振戦や職業せん妄、精神運動興奮、小動物などが見える幻覚などが特徴である。

心的外傷後ストレス障害【しんてきがいしょうご―しょうこうぐん】
PTSD。生命の危機をもたらすような予測不能な体験をしたあとに発症する心的障害。トラウマに対する再体験反応（フラッシュバック）や、出来事を思い出すことを避ける回避症状、驚愕反応、睡眠障害などが1か月以上持続した場合に診断される。

心理テスト【しんり―】
精神状態や機能を評価するための検査。ウェクスラー成人知能検査（WAIS）、認知症の評価に用いる改訂長谷川式簡易知能評価スケール（HDS-R）、ミネソタ多面人格目録（MMPI）、Y‐G性格検査、内田‐クレペリン精神作業検査などさまざまなものがある。

生活療法【せいかつりょうほう】
院内での長期患者の生活指導、作業、レクリエーション。

精神衛生【せいしんえいせい】
精神疾患の理解や予防にとどまらず、人々の精神的な健全を図ること。メンタルヘルス。

精神身体医学【せいしんしんたいいがく】
心因性に身体の病気が起こることを取り扱う。心身医学。

精神遅滞【せいしんちたい】
（→知的障害）。

精神病質【せいしんびょうしつ】
性格、気立て、性分のひどい異常。精神病ではない変わり者。ひどく小心な人、残酷な人、敏感な人、みえっぱり、おこりっぽい人、意志の弱い人、疑い深い人など。性格異常で自分でも困り、他人に迷惑な人を精神病質という。統合失調症、躁うつ病に似た性格の人を統合失調症質、循環病質、内向、外向という。てんかん病質はしつこい、くどい、怒りっぽい人。

精神分析【せいしんぶんせき】
心の底の悩みのしこりを探し出す技術。神経症治療の1つ。

精神療法【せいしんりょうほう】
精神医学における治療法の1つ。治療者と患者との間の精神的な交流を介して患者の心身の障害を治療する。精神分析療法、カウンセリング、森田療法など。心理療法ともいう。

接触【せっしょく】
人間同士の心のやりとり、気持の触れ合い。統合失調症では困難になることがある。

摂食障害【せっしょくしょうがい】
食行動の異常をきたす障害。神経性やせ症、神経性過食症、異食症などがある。

セネストパチー
一般感覚（体感）異常。脳が溶けて

流れる、身体の中を水が流れる、子宮を引っ張られるなど。

前頭側頭型認知症【ぜんとうそくとうがたにんちしょう】
大脳の前頭葉や側頭葉を中心に神経変性を来たすことにより発症する。人格変化や行動障害、失語症、認知機能障害、運動障害などが緩徐に進行する（→認知症）。

せん妄【―もう】
意識混濁など脳の機能障害に、不安・緊張、錯覚・幻覚などが加わって起こる意識の変容をいう。気がなかば遠くなってうわごとをいったり、まとまりなく動きまわったりする。

躁うつ病【そう―びょう】
（→双極性障害）

双極性障害【そうきょくせいしょうがい】
躁病といって愉快な興奮を起こす状態と、うつ病といってゆううつな抑制を起こす状態とが、現れたり消えたりする気分障害の1つ。躁うつ病ともよばれる。躁病には思考奔逸、うつ病には思考抑制がある。

躁状態(病)【そうじょうたい（びょう）】
気持ちがはしゃぎ、多弁になり、誇大的、楽天的、無遠慮な言動を行い、夜もよく眠らない。自分では病気とは思わず、あらあらしい行為をすることもある。躁うつ病というようにうつ病と交代的に出没する同種の病気である。

底つき体験【そこ―たいけん】
アルコール依存症患者本人が「どうしても飲んでいるわけにはいかなくなった」という感覚。家族や仕事、お金、住む場所も失い、「もうこれ以上落ちるところはない」という体験を経験することで依存症から回復するとされている。否定的な意見もある。

措置入院【そちにゅういん】
精神保健及び精神障害者福祉に関する法律によって規定されている。都道府県知事は、精神障害者の保護の申請や警察官からの通報に基づいて、必要があると認めた場合、精神保健指定医に診察させなければならない。2人以上の精神保健指定医が入院させなければ自傷他害のおそれがあると認めた場合、国立・都道府県立、または指定病院に入院させることができる。

=== た ===

体感幻覚【たいかんげんかく】
身体に電気が走るように感じたり、身体に虫がはっているように感じること。身体の感じの幻覚。セネストパチー。

大うつ病性障害【だい―びょうせいしょうがい】
抑うつ気分、興味・喜びの喪失、認知機能の障害、睡眠障害や食欲障害などの自律神経症状が現れる障害。

大発作【だいほっさ】
てんかんの意識喪失と全身痙攣の発作（強直間代痙攣）。

代理症【だいりしょう】
てんかん患者が痙攣発作を起こす代わりに、突然不機嫌になったり、もうろう状態に陥ったりすること。

多幸症【たこうしょう】

進行麻痺によくあるもので、苦労なく、心配もせず、自ら幸福に感じる気分。上機嫌ともいう。

搐溺【ちくでき】

ぴくぴくと痙攣すること（→ p.167）。

知的障害【ちてきしょうがい】

一般的な知的機能が明らかに平均よりも低く、同時に適応行動の障害を伴う状態で、発達期に現れるものをいう。IQ の程度によって、軽度、中等度、重度、最重度に分類される。

知能【ちのう】

個人が経験したことを学び、記憶し、それを必要に応じて使用する能力。

知能指数【ちのうしすう】

知能検査によって測定される知的機能。IQ。

てんかん

突然短時間意識喪失し、痙攣（ひきつけ）を起こす。はじめ強直性、次に間代性（四肢ががたがたと曲がったり伸びたりする）痙攣、大発作。これをてんかん発作という。発作とは短時間の急激の発病のこと。なお欠神、代理症もある（→ p.145）。

電気けいれん療法【でんき―りょうほう】

額から数秒の電気刺激を加えて、脳にてんかん発作と同じ変化を起こし、精神症状を改善させる治療法。躁うつ病や統合失調症に行う。

統合失調症【とうごうしっちょうしょう】

精神障害の代表的な疾患であり、精神病床への入院患者が最も多い。多くは青春期に起こり、感情鈍麻と無為が基本症状であるが、幻覚と妄想、興奮と昏迷を起こすものもあり、そ

れぞれ破瓜型、妄想型、緊張型といわれ、根本的には不治のものが多く、古くなると感情鈍麻と無為がひどくなって認知症のようになる欠陥統合失調症。早発性認知症ともいわれた。内因性。

━━━━━ **な** ━━━━━

内因性【ないいんせい】

身体の内部の遺伝的体質的な原因で起きる。統合失調症と躁うつ病。

認知症【にんちしょう】

脳の器質性疾患（脳外傷、脳炎、変性、老年認知症、脳血管障害など）のため一度発達した知能が低下したもの。後天性の回復不能な知能の欠陥状態をいう。アルツハイマー型認知症、レビー小体型認知症、血管性認知症、前頭側頭型認知症がある。

脳器質性精神病【のうきしつせいせいしんびょう】

脳が病気になることにより起こる精神病。急性では外因性反応型（主として意識障害）、慢性に脳が破壊されれば認知症や性格異常をきたす。

脳震盪【のうしんとう】

頭の外傷で意識を喪失する。あとで逆行健忘、健忘を起こす（→ p.171）。

脳動脈硬化【のうどうみゃくこうか】

認知症（知的作用が全般的でなく部分的に下がるとまだらぼけ）、情動失禁。同時に脳出血、脳軟化もある。

脳波【のうは】

脳表面の電位の時間的変化を頭皮上から誘導して記録したもの。α（アルファ）波（8〜13C/S、1秒8〜13

サイクル）、β（ベータ）波（14〜30C/S）、θ（シータ）波（4〜7C/S）、δ（デルタ）波（0.5〜3.5C/S）に分けられ、覚醒していて精神活動がないとα波、あるとβ波。睡眠、意識混濁（昏睡）、幼児ではθないしδ波、θやδを徐波。βを速波という。てんかんでは電圧の高い徐波や速波やその組み合わせが出る。電位差は普通10〜50μV（マイクロボルト、1ボルトの1/1000の1/1000）で、てんかんでは100μVを超すものもある。

は

パーキンソン症【―しょう】
　錐体外路性運動障害、筋緊張増加とふるえ、抗精神病薬の中毒によるものが多い。

パーソナリティ障害【―しょうがい】
　青年期以後、その人に持続的にみられる著しく偏った内的体験または行動パターンにより、周囲の人や自分自身に苦痛を与え、社会生活に適応できなくなる状態。妄想性・統合失調質・演技性・非社会性パーソナリティ障害などがある。

反響症状【はんきょうしょうじょう】
　検者の行為や言葉をそのままくり返す、こだまのような統合失調症の症状。

被害妄想【ひがいもうそう】
　他人から迫害されるという妄想。統合失調症に多い。

ヒステリー
　心因性反応で運動や感覚の麻痺のあるもの、意識を失うもの。人にみせつけるお芝居じみたところのあるもの。

PTSD
　post traumatic stress disorder の 略（→心的外傷後ストレス障害）。

憑依妄想【ひょういもうそう】
　自分に神霊や動物がついているという妄想。

病識【びょうしき】
　自分はおかしい、病気だと知っていること。多くの精神病患者は自分がおかしいと思わない（病識がない）。

病的酩酊【びょうてきめいてい】
　急性アルコール中毒で朦朧状態を起こす。自分で知らずに犯罪をして、あとに健忘を残す危険性がある。

不安【ふあん】
　気がかりで心が落ち着かない。何が恐ろしいのかわからない。何かが恐ろしいのは恐怖という。

フェニルケトン尿症【―にょうしょう】
　先天性代謝異常（アミノ酸）による知的障害。色素が少なく、ブロンドの髪。

複雑部分発作【ふくざつぶぶんほっさ】
　てんかんにみられる意識障害を伴う部分発作。患者が短時間気を失ったまま簡単な動作をする。脳波では側頭葉にスパイクが認められる。

プロセスレコード
　患者とのかかわりのなかで気になった場面を焦点化し、患者の言動、自分が感じたこと・思ったこと、自分の言動、考察、自己評価を記述する。

防衛機制【ぼうえいきせい】
　不安や緊張を意識から追い払おうとする無意識の自我の働きをいう。抑

圧、反動形成、投影、代償、合理化
などがある。

ホスピタリズム

（→施設症、p.191）

発作【ほっさ】

病気の症状がときどき突然に起こり、
また治ること。てんかん、心臓、喘
息、胃痙攣など。てんかんを発作病
ということがある。

———————— ま ————————

慢性アルコール中毒【まんせい—ちゅ
うどく】

長年酒を常用していると、仕事をし
なくなり、酒のため金を浪費、家族
を困らせ、飲めば乱暴、また精神病
（振戦せん妄—ふるえ・意識混濁・興
奮・幻視—、または統合失調症様妄
想病、コルサコフ症候群）も出る。
治療は断酒、抗酒薬。

無為【むい】

何もせずに（仕事も遊びも）ぶらぶ
らしている。意志も欲求も減り無関
心になる。同時に感情鈍麻。

妄覚【もうかく】

錯覚と幻覚との両方をいう。

妄想【もうそう】

間違った判断を下しながら、その正
しさに強い信念をもっている。思考
内容の異常。

妄想気分【もうそうきぶん】

何かただごとでないことが起こって
いるとの感じ。妄想の起こる一歩手
前の気分。

妄想知覚【もうそうちかく】

見えた物に特別の誤った意味が認め

られる。何でもない人がいると、"あ
れは私をつけねらう探偵だ"などと
思う。

妄想痴呆【もうそうちほう】

統合失調症で幻覚や妄想が主である
もの。

妄想着想【もうそうちゃくそう】

いきなり誤った意味が思いつかれる。
"私は王様だ"など。

朦朧状態【もうろうじょうたい】

気がなかば遠くなってごく限られた
ことしかわからないが、一応まとも
な振る舞いをし、気がついてからも
そのことを思い出せない。てんかん、
アルコール中毒にみられる。

———————— や ————————

薬物依存【やくぶついぞん】

脳内報酬系という快感中枢を直接刺
激する性質をもつ覚せい剤や大麻、
シンナー、危険ドラッグなどの依存
性薬物をくり返し使用することで、
人の心身に何らかの変化（心拍数の
上昇、発汗、落ち着きを失う）が生
じた状態。薬物をやめていても薬物
の欲求が蘇ることがある（→ p.80、
退薬症状）。

薬物療法【やくぶつりょうほう】

躁うつ病、統合失調症、神経症など
に、神経細胞相互の連格を治して、
感情を鎮める薬を与えて治す方法。
抗精神病薬、抗うつ薬、気分安定薬、
抗不安薬などが用いられる。

優格観念【ゆうかくかんねん】

過価観念。何かの感情のために、い
つもある考えが頭にこびりつく。子

どもの病気の心配があるとそのこと
ばかり頭にこびりつく。信心に熱心
だと宗教のことばかり考える。

抑制【よくせい】
うつ病などで、話や行動がなかなか
できず、やっとのことで少し行う状
態。制止ともいう。

欲求不満【よっきゅうふまん】
フラストレーション（frustration）。
満足されない欲望が心の底にしこり、
コンプレックスになっていることで、
そのため神経症が起こる。

蠟屈症【ろうくつしょう】
（→カタレプシー）。

―――――― ら ――――――

離人【りじん】
見たり聞いたり感じたりすることに
実感がなく、ぴんとこない。自分の
身体や外部世界すらも存在している
ように思えない。また、自分のこと
についても傍観者のように見ている
状態。

レビー小体型認知症【―しょうたいがたにんちしょう】
大脳皮質にレビー小体（異常物質）
が蓄積することで発症する認知症。
認知機能障害に日内変動があり、
パーキンソン病症状やはっきりとし
た幻視があることが特徴（→認知症）。

劣等感【れっとうかん】
自分が人より劣っているという感じ。
通常コンプレックス（complex）とい
うが、正しくはインフェリオリティ・
コンプレックス（inferioritycomplex）
である。コンプレックスとは心の底
にしこりになっているが、はっきり
気づかれない観念。

皮膚疾患

あ

アウスピッツ現象【―げんしょう】
乾癬病巣の銀白色鱗屑を剥ぐと微細な点状出血をみる現象。

悪性黒色腫【あくせいこくしょくしゅ】
色素細胞（メラノサイト）が悪性増殖した腫瘍。メラノーマともいう。

アトピー素因【―そいん】
花粉症や気管支喘息、アトピー性皮膚炎などのアレルギー疾患にかかりやすい体質をもつこと。IgE抗体を産生しやすい素因。

萎縮【いしゅく】
皮膚の退行変性のため、皮膚が薄くなり、表面に細かいしわができて縮んでいる状態（図11-2）。

陰部疱疹【いんぶほうしん】
陰部に発生する単純性疱疹。性器ヘルペス。単純ヘルペスウイルスによる。性感染症の1つ。

腋臭症【えきしゅうしょう】
腋窩のアポクリン腺から分泌される汗の悪臭を放つ病気。俗名"わきが"。

STD
sexually transmitted disease。性感染症。（→ p.141、218）

FTA-ABS
fluorescent treponemal antibody-absorption test。梅毒トレポネーマ蛍光抗体法。トレポネーマを抗原とした血清反応で、特異性が高くBFP（生物学的偽陽性反応）がない。

LE細胞【―さいぼう】
全身性エリテマトーデスの患者の骨髄穿刺液や末梢血液中にみられる特殊な細胞。

円形脱毛症【えんけいだつもうしょう】
頭髪の一部に種々の大きさの円形や楕円形の脱毛巣を生じる疾患。

か

疥癬【かいせん】
疥癬虫（ひぜんダニ）が皮膚に寄生することによって起こる。指間、腕関節屈面、腋窩、乳房、陰部、ベルトを絞める部位などに発疹が生じる。俗名"ひぜん"。

角化【かくか】
表皮の基底細胞が変化して角質細胞になる過程。

角化細胞【かくかさいぼう】
ケラチノサイトのこと。角質（ケラチン）をつくる細胞で、マルピギー層（基底細胞、有棘細胞、顆粒細胞）と角質細胞からなる。表皮の95%を占める。

痂皮【かひ】
漿液や膿汁が皮膚の表面で固まって付着しているもので、かさぶたのこと（図11-2）。

カルジオリピン

ウシの心臓から抽出した燐脂質で梅毒血清反応（ガラス板法、補体結合反応など）の抗原として使用する。

汗疹【かんしん】
あせものこと。

頑癬【がんせん】
いんきんたむしのこと。白癬菌の感染による。

肝斑【かんぱん】
顔面に対側性に褐色の色素沈着を生じる。俗名"しみ"。

汗疱状白癬【かんぽうじょうはくせん】
みずむし。白癬菌の感染による。手または足の白癬。趾間型、小水疱型、角質増殖型がある。

丘疹【きゅうしん】
皮膚の表面から隆起した小さい発疹。原発疹の一種（図11-1）。

魚鱗癬【ぎょりんせん】
俗名を"さめはだ"といい、皮膚が乾燥し、四肢とくに下腿などで角質が増殖し魚の鱗のようにみえる。先天性でしばしば遺伝する。

亀裂【きれつ】
表皮の深層から一部は真皮にまで達する細い裂け目。

菌状息肉症【きんじょうそくにくしょう】
皮膚の悪性リンパ腫であり、瘙痒の強い湿疹状の局面から始まり、紅斑期、扁平浸潤期、腫瘍期を経て進行する。予後不良である。

クベイム反応【―はんのう】
サルコイドーシスに特異な反応で診断に用いられる。サルコイドーシスの組織からつくった乳剤液を皮内反応し4〜6週間後に判定するもの。

クラミジア

鼠径リンパ肉芽腫の病原体、宮川小体のこと。かつてはウイルスと考えられたが、リケッチアや細菌に似た性質をもつ微生物で、現在ではクラミジアに分類されている。

鶏眼【けいがん】
機械的刺激により角質が真皮に向かって増殖することで、俗名"うおの目"。

血管腫【けっかんしゅ】
"あかあざ"といわれ、毛細血管の拡張や血管組織の増殖によって生ずる。

ケブネル現象【―げんしょう】
健常皮膚に軽い傷を受けると、やがてその部位に一致して疾患と同様な病変を生じる現象で、乾癬や扁平疣贅にみられる。

ケラチン
表皮角質、毛、爪などの主成分をなすタンパク。

顕症梅毒【けんしょうばいどく】
梅毒で皮疹あるいは粘膜疹がみられるもの。

原発疹【げんぱつしん】
最初に皮膚に現れる発疹で斑、丘疹、水疱、嚢腫、膨疹、膿疱などがある（図11-1）。

抗核抗体【こうかくこうたい】
核タンパク、DNAに対する抗体。SLEやリウマチなどで証明される。

硬性下疳【こうせいげかん】
梅毒の感染機会より3週間後に梅毒トレポネーマ侵入部位にできる硬結が潰瘍化したもの。

光パッチテスト【こう―】
光線貼付試験。光線過敏症を起こす薬剤を貼付し、さらに紫外線を照射

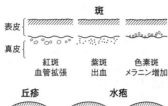

斑

表皮		
真皮{		

紅斑　　　　紫斑　　　　色素斑
血管拡張　　出血　　　　メラニン増加

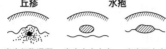

丘疹　　　　　　　水疱

真皮細胞浸潤　表皮内小水疱　真皮下水疱

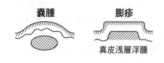

嚢腫　　　　　　膨疹

真皮浅層浮腫

図11-1　原発疹

して原因物質を探し出す方法。

膏薬療法【こうやくりょうほう】
粉末剤、油脂性軟膏、乳剤性軟膏、水溶性軟膏、硬膏、糊膏などを局所に用いて治療する方法。

黒毛舌【こくもうぜつ】
舌中央に黒褐色、絨毛状の苔を生じた状態。抗生物質で起こる場合がある。

ゴム腫【―しゅ】
第3期梅毒の症状。皮下にゴム様硬度の硬結ができるもの。

混合下疳【こんごうげかん】
軟性下疳と梅毒が同時に感染した場合、はじめに潜伏期の短い軟性下疳が始まり、感染3週頃からかたくなって硬性下疳の症状を示すもの。

━━━━ さ ━━━━

痤瘡【ざそう】
毛嚢に一致した丘疹や膿疱を生じるもの。にきびのこと。

色素細胞【しきそさいぼう】
メラノサイトともいう。メラニン色素をつくる細胞で、表皮基底層のほかに軟脳膜、網膜、毛母などに存在する。

色素性母斑【しきせいぼはん】
俗名"くろあざ"。小さいものは"ほくろ"である。獣皮様母斑は硬毛が密生して、一見すると獣の皮膚に似ている。

虱症【しっしょう】
しらみによる皮膚病。

湿疹【しっしん】
皮膚上層部の炎症で、紅斑→小丘疹→小水疱→小膿疱→びらん→湿潤→痂皮→落屑→治癒の経過をたどる最も一般的な皮膚病。

脂肪膜【しほうまく】
皮膚の表面に分泌された皮脂と汗が乳化してできた酸性の膜、酸外套ともいう。

灼熱感【しゃくねつかん】
ひりひりする痛い感じ。

雀卵斑【じゃくらんはん】
顔に散在性にみられる褐色の色素斑。俗名"そばかす"。

集簇【しゅうぞく】
皮膚の発疹があるところを中心に集まっている状態。

酒皶性痤瘡【しゅさせいざそう】
鼻や頬、前額、頤部に発赤、毛細管拡張、皮脂分泌旺盛をきたし、化膿菌の感染によって痤瘡様の病変を起こしたもの。

鬚髯【しゅぜん】
あごひげとくちひげ。

硝子圧【しょうしあつ】
一種のガラス製の器具で、発疹の上から軽く圧迫することによって紅斑か紫斑かを区別する。

小水疱性斑状白癬【しょうすいほうせいはんじょうはくせん】
俗名 "たむし"、"ぜにたむし"。白癬菌の感染による。

初期硬結【しょきこうけつ】
梅毒の感染部に生じるかたい丘疹。普通は外陰、口唇などにできる。

脂漏【しろう】
皮脂の分泌が多すぎる状態で、ひどく脂ぎり、毛嚢が開いて見える状態。

脂漏性湿疹【しろうせいしっしん】
頭部にはじまり、はえぎわ、眉毛部、鼻唇溝へさらに腋窩、臍窩、陰股部へと下降性に脂漏性落屑の強い赤色局面をつくる皮膚疾患。

進行性指掌角皮症【しんこうせいししょうかくひしょう】
若い女性の指腹から手掌にかけて軽い発赤と角化・亀裂・落屑をきたす病気。

尋常性乾癬【じんじょうせいかんせん】
大小種々のほぼ円形の紅斑の上に、厚い雲母のような銀白色の鱗屑が固着していて、無理に剥がすと点状の出血をみる。肘や膝が好発部位。

尋常性痤瘡【じんじょうせいざそう】
俗名 "にきび"。思春期に脂腺の活動が急に高まるが、毛嚢はごみや角質で塞がれ、分泌された皮脂が毛嚢にたまり固まって先端の黒くなった丘疹をつくる（面皰）。

尋常性白斑【じんじょうせいはくはん】
俗名 "しろなまず"。身体の各部位に大小種々の白斑ができる。また白斑部の毛も色素がなく白毛となる。

尋常性狼瘡【じんじょうせいろうそう】
主に顔面にできる。黄褐色の粟粒大結節（狼瘡結節）→数を増し融合→破れてやわらかい潰瘍形成→瘢痕。以上をくり返し病変が徐々に広がり、皮膚だけでなく深部に及び、鼻、唇、眼裂が変形したりして醜い様相を呈する疾患。皮膚結核の一種。

真性皮膚結核【しんせいひふけっかく】
皮膚結核のうち病巣から結核菌が証明されるもの。

蕁麻疹【じんましん】
膨疹を多発する疾患。痒みがひどく、掻くと充血し、境界鮮明に扁平に隆起した浮腫性の腫脹となる。急性蕁麻疹、慢性蕁麻疹に分けられる。

水痘【すいとう】
俗名 "みずぼうそう"。突然身体の各部に紅暈のある小水疱が多発し、黒色の痂皮となり、だんだん乾いて治癒する。水痘-帯状疱疹ウイルスによる小児感染症。

水疱【すいほう】
表皮内や表皮と真皮との境などに空洞ができ、漿液のたまったもの。内容は表面から清澄に見え、エンドウ豆大以下のものは小水疱、それ以上のものを水疱という（図11‐1）。

水疱性類天疱瘡【すいほうせいるいてんぽうそう】
自己抗体の関与により、表皮下水疱を生じる自己免疫性水疱症。高齢者に好発し、全身の皮膚に多発する痒

11
皮膚疾患

209

痒を伴う浮腫性紅斑や大型の緊満性
水疱・びらんなどがみられる。

スクラッチテスト
乱切試験のこと。蕁麻疹や喘息など
の即時型アレルギーの検査のための
反応。皮膚をわずかに傷つけ、抗原
を滴下して15分後に判定する。

**生物学的偽陽性反応【せいぶつがく
てきぎようせいはんのう】**
カルジオリピンを抗原とする梅毒血
清反応で、梅毒とは関係なく反応が
陽性に出ること。マラリア、ハンセ
ン病、SLE などでみられる。BFP と
略す。

癤【せつ】
毛嚢を中心として化膿菌によって起
こる山型の限局した炎症で、1つの
毛嚢を中心とするもの（疔）。俗名
"ねぶと"、"おでき"。

尖圭コンジローム【せんけい—】
外陰、肛門周囲に生じるヒトパピ
ローマウイルス6型、11型の感染に
よるイボで、梅毒の扁平コンジロー
マとは異なる。性感染症の1つ。

先天梅毒【せんてんばいどく】
胎児の間に母親の胎盤から血行性に
梅毒が感染したものである。多くは
流産や胎児死亡に終わるか、早産と
なる。成熟児として正常に分娩する
こともまれにはある。

潜伏梅毒【せんぷくばいどく】
梅毒で皮疹がみられず、血清反応が
陽性のもの。第1期ではなお陰性。

搔破【そうは】
掻き破ること。

即時反応【そくじはんのう】
蕁麻疹や喘息などの即時型アレル

ギーの検査のための皮内反応。15分
後に判定する。

続発疹【ぞくはつしん】
原発疹に続いて現れ、発疹をかき
破ったり、その他人工的所作や自然
経過により生じた二次的発疹である。
びらん、潰瘍、膿瘍、亀裂、鱗屑、
痂皮、瘢痕、萎縮、胼胝（たこ）な
どがある。

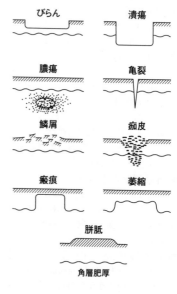

図11-2　続発疹

**鼠径リンパ肉芽腫症【そけい—にく
げ（が）しゅしょう】**
第四性病ともいう。感染後1～2週
間で感染箇所に丘疹または潰瘍をつ
くる。その後1週間くらいで鼠径リ
ンパ節が腫脹し融合して自潰し、瘻

<ruby>孔<rt>こう</rt></ruby>を形成する。病原体はクラミジア
ートラコマチス。

— た —

帯状疱疹【たいじょうほうしん】
　水痘−帯状疱疹ウイルスによる疾患
で、ある神経枝の分布に沿って水疱
が帯状配列をとって発生するもの。
神経痛を伴う。

苔癬化【たいせんか】
　皮膚が肥厚してかたく触れ、皮野形
成が著明になった状態。

脱感作療法【だつかんさりょうほう】
　アレルギー疾患で、ある抗原を微量
から漸次増量的に注射して、その抗
原に対して抵抗力をつける治療法。

単純疱疹【たんじゅんほうしん】
　単純ヘルペスウイルス1型または2
型による感染症。口唇、外陰部など
に有痛性の小水疱、びらんが生じる。
免疫低下状態、疲労、ストレスなど
が契機となり再発をくり返す。単純
ヘルペスともいう。

遅延反応【ちえんはんのう】
　主に感染によるアレルギーの有無を
調べる皮内反応。ツベルクリン反応、
トリコフィチン反応、光田反応など。
普通48時間後に判定する。貼付試験
もその1つ。

中毒疹【ちゅうどくしん】
　体内に入った物質または体内で生じ
た物質によって起こる発疹。

貼付試験【ちょうふしけん】
　パッチテストのこと。接触皮膚炎の
診断あるいは原因物質を探すときに
用いられる方法。接触原と思われる
物質を適当な形にして皮膚に貼付し、
48時間後に判定するもの。

TPHA試験【―しけん】
　梅毒トレポネーマ感作血球凝集反応。
treponema pallidum hemagglutination
test の略。鋭敏度、特異度ともに高く、
広く利用されている。梅毒感染時に陽
性となる。

伝染性軟属腫【でんせんせいなんぞ
くしゅ】
　俗名 "みずいぼ"。小児の体幹、四肢
に好発する小腫瘍で多発する。<ruby>粟<rt>ぞく</rt></ruby>
<ruby>粒<rt>りゅう</rt></ruby>ないしエンドウ豆大、半球状に隆
起し、表面平滑、真珠色で中心部が
くぼむ。粥状物質が圧出される。伝
染性軟属腫ウイルスによる疾患。

伝染性膿痂疹【でんせんせいのうか
しん】
　俗名 "とびひ"。黄色ブドウ球菌が皮
膚表面に炎症を起こして水疱または
膿疱をつくり、びらんまたは<ruby>痂皮<rt>かひ</rt></ruby>と
なるもので伝染する。小児に多い。

天疱瘡【てんぽうそう】
　皮膚・粘膜に病変がみられる自己免
疫性水疱性疾患。尋常性天疱瘡、落
葉状天疱瘡、その他（腫瘍随伴性天
疱瘡、増殖性天疱瘡、紅斑性天疱瘡、
疱疹状天疱瘡、薬剤誘発性天疱瘡）
の3型に大別される。

凍瘡【とうそう】
　俗名 "しもやけ"。0℃または3〜
5℃くらいの中等度低温にくり返し
さらされることによって起こる。体
質が関係する。

頭部白癬【とうぶはくせん】
　しらくものこと。白癬菌の感染によ
る。

な

内因性皮膚疾患【ないいんせいひふしっかん】

先天性にその素質が遺伝されるものと、後天性に胃腸障害、肝疾患、腎疾患、物質代謝障害、ビタミン欠乏、内分泌障害、アレルギー反応などが原因となるものがある。

軟性下疳【なんせいげかん】

性感染症の1つ。感染後2〜3日で感染部に小丘疹を生じて潰瘍となる。一般に浸潤が少なく軟性で、圧痛と接触痛高度。潰瘍は1〜数週間で自然治癒するが、鼠径リンパ節が有痛性に腫脹し、やがて化膿し、自潰することがある。

ニコルスキー現象【―げんしょう】

病巣近くの一見健常にみえる皮膚を指でこすると、皮膚がすべるように剥離する。天疱瘡などでみられる。

熱傷【ねっしょう】

熱の作用によって皮膚に生ずる変化で、やけど、火傷ともいう。熱傷の深度分類は、症状により第Ⅰ度熱傷（紅斑）、第Ⅱ度熱傷（水疱）、第Ⅲ度（壊死）に分ける（→ p.171）。

囊腫【のうしゅ】

真皮内にできた空洞で、中には粘液や角質漿液が入る（図11−1）。

膿汁【のうじゅう】

うみのこと。化膿性炎症の産物で、混濁、不透明、黄色ないし黄緑色濃厚または希薄粘稠の液体。

膿苔【のうたい】

膿の塊が上をおおっているもの。

膿皮症【のうひしょう】

ブドウ球菌、レンサ球菌のような化膿菌によって生じた皮膚の化膿性病変をいう。癤、皮下膿瘍、毛包炎、化膿性汗腺炎、丹毒、膿痂疹など。

膿疱【のうほう】

小水疱や水疱の内容に白血球が集まっているか膿汁を入れているもの。細菌性のもの（膿痂疹）と無菌性のもの（掌蹠膿疱症）がある。

は

梅毒【ばいどく】

性感染症の1つ。トレポネーマ・パリダムの感染。子宮内感染による先天梅毒と、性交による後天梅毒とに分ける。また皮膚症状の有無によって顕性梅毒と潜性梅毒とに分ける。梅毒の経過は第1期より第3期に分けられ、各種の症状をみる。

梅毒疹【ばいどくしん】

第2期および第3期梅毒にみられる発疹や粘膜疹をいう。

バザン硬結性紅斑【―こうけつせいこうはん】

皮膚結核症の1つで結核疹に属する。青年女子の下腿に好発する。

パッチテスト

（→貼付試験）

ハッチンソン三徴候【―さんちょうこう】

晩発性先天梅毒の症状。①永久歯の門歯の変形、②実質性角膜炎、③内耳性難聴の3症状をいう。

パロー凹溝【―おうこう】

口周囲の浸潤性局面に亀裂を生じ、

後に口唇から口周囲に放射状に瘢痕(はんこん)となったもの。乳児梅毒のあった印として生涯残る。

パロー仮性麻痺【―かせいまひ】
四肢の骨軟骨炎によって骨端線離解をきたし、疼痛のため四肢を動かさず、一見麻痺したような状態。乳児梅毒の一症状。

ハンセン病【―びょう】
らい菌によって末梢神経および皮膚に慢性肉芽腫性炎症を生じる感染症。らい腫型、類結核型がある。

BFP
biological false positivereaction の略(→生物学的偽陽性反応)。

皮膚粘膜眼症候群【ひふねんまくがんしょうこうぐん】
皮膚、口腔粘膜、眼、外陰部のびらん性変化に全身症状を伴う。多形浸出性紅斑の重症型。

皮膚描記法【ひふびょうきほう】
機械的刺激に対する皮膚の反応をみる方法。かたくて先端が鈍なもので皮膚をこすると、その形に沿って紅斑や膨疹を生じる。人工蕁麻疹(じんましん)ともいう。アトピー性皮膚炎では白色皮膚描記症を現す。

表皮剥奪【ひょうひはくだつ】
表皮が剥がれること。

びらん
水疱、膿疱が破れた後に生ずるただれ(図11-2)。

不感知性発汗【ふかんちせいはっかん】
汗が出ていることが本人に感じられないで、ただちに蒸散してしまう汗。

PUVA療法【プーバりょうほう】
8MOP(メトキシソラレン)という

光感作物質を内服または外用し、UVA(長波長紫外線)を照射する光化学療法。尋常性白斑、乾癬、掌蹠(しょうせき)膿疱症(のうほうしょう)などに応用される。

ブラックライト
320〜400nm(ナノメータ)の波長をもつ長波長紫外線のこと。

胼胝【べんち】
表皮の角層が限局性に増殖して厚く、かたくなったもの。俗名"たこ"(図11-2)。

扁平コンジローマ【へんぺい―】
第2期梅毒にみられる丘疹性梅毒疹(きゅうしん)の一種。肛門周囲、外陰など、摩擦や分泌の多い部分に好発する。感染源として重要。

扁平母斑【へんぺいぼはん】
隆起しない淡褐色の色素沈着性のあざ。基底層のメラニン色素の増加したもの。

膨疹【ぼうしん】
真皮上層に一時的に限局性の浮腫を生じるもの。虫刺されや蕁麻疹で起こる(図11-1)。

― ま ―

密封療法【みっぷうりょうほう】
ODT:Occlusive dressing treatment。薬剤の皮膚吸収を促進させる目的で、ステロイドなどの軟膏塗擦後ポリエチレン紙などでおおい24時間そのままにしておく方法。

無痛性横痃【むつうせいおうげん】
鼠径リンパ節の梅毒によるかたい腫脹。押しても痛くない。

メラニン

11
皮膚疾患

基底層や毛母にある色素細胞（メラノサイト）が産生する色素。

メラノーマ
（→悪性黒色腫）。

面皰【めんぽう】
毛孔内に皮脂が固まり、詰まっている状態。頂点がしばしば黒点に見える。尋常性痤瘡ともいう。

毛孔性苔癬【もうこうせいたいせん】
若い女性の上腕伸側に毛孔に一致したかたい丘疹ができ、触るとざらざらする。

紋理【もんり】
皮膚では皮丘、皮溝で表される模様のこと。

===== や =====

疣贅【ゆうぜい】
俗名"いぼ"。尋常性疣贅と青年性扁平疣贅がある。ヒトパピローマウイルスの感染によって起こる。

有痛性横痃【ゆうつうせいおうげん】
軟性下疳の場合の鼠径リンパ節の炎症で、発赤し化膿し疼痛がある。

UVA
320〜400nm（ナノメータ）の波長をもつ長波長紫外線。

UVB
290〜320nmの波長をもつ中波長紫外線のこと。海水浴などで日焼けを起こす紫外線。

癰【よう】
隣り合った数個の毛嚢が同時に侵され、鶏卵大以上の病巣をつくるもので、痛みや発熱など全身症状は強い。

痒疹【ようしん】
はじめ蕁麻疹様で間もなく非常に痒く、かたい小豆大の丘疹となり、慢性に経過。虫刺されのあとに起こるストロフルスや結節性痒疹（固定蕁麻疹）はその代表。四肢に好発。

===== ら =====

リール黒皮症【―こくひしょう】
主に女子の顔面にみられる紫灰色の色素沈着をいう。女子顔面黒皮症。

鱗屑【りんせつ】
角層の上方から、肉眼的に認められる大きさの角質片として剥がれ落ちるもの。糠様のもの、魚のうろこ様のもの、落葉様のものなどがある。続発疹の1つ（図11-2）。

ルンペルレーデ試験【―しけん】
血圧測定用マンシェットを用い一定の圧で一定時間上腕を緊縛し、出血点が生じるか否かを調べる毛細血管抵抗試験。

レイノー現象【―げんしょう】
指趾が発作性に貧血性蒼白になり、冷たくまたは痛くなる現象。しばしば全身性強皮症の初期症状（→ p.151）。

===== わ =====

ワレスの法則【―ほうそく】
熱傷の受傷範囲を判定する方法。陰部を1％とし、他の部を9％および9の倍数として計算する。小児では5の法則を用いる（→ p.177）。

腎・泌尿器疾患

あ

IgA 腎症【—じんしょう】
　日本人の成人の慢性糸球体腎炎で最も多い病態。血液中の IgA が高値を示す。肉眼的血尿によって発見される腎炎（→チャンスタンパク尿）

溢流性尿失禁【いつりゅうせいにょうしっきん】
　膀胱に尿がたまり、自分で排尿しようとしても出ずに、知らないうちに尿が漏れてしまう状態。

陰茎海綿体【いんけいかいめんたい】
　陰茎の大半をしめる部分で、組織が海綿状をなし、そこに血液を多量に入れることによって勃起が起こる（→ p.20、図 1 - 14）。

インジゴカルミン試験【—しけん】
　インジゴカルミンという青色の色素を検査用薬として、1 ％水溶液を 5 mL 静注し、膀胱鏡検査をしながら両側尿管開口部からの青色尿排出時間を秒時計で測定する。正常では 3 ～ 5 分で排泄が始まり、5 ～ 7 分で最高となる。

塩類尿【えんるいにょう】
　尿中の塩類が析出するために起こる混濁で、病的な意義はあまりない。尿酸尿、炭酸尿、リン酸尿、シュウ酸尿などがある。

か

回腸導管法【かいちょうどうかんほう】
　尿路変更の一法。腹腔を開き、回腸末端の一部（15～20cm）を空置し、それ以外の回腸は端端吻合する。空置回腸に尿管を吻合、口側端は閉鎖、他端は右下腹部に引き出し、皮膚と吻合する。この回腸導管は尿を貯留できないので、回腸導管法といわれる。

過活動膀胱【かかつどうぼうこう】
　尿意切迫感と頻尿の 2 つの症状を伴う下部尿路障害。

カテーテル熱【—ねつ】
　カテーテル使用後に発熱する状態。カテーテル関連血流感染の全身症状として、38℃以上の発熱や悪寒、戦慄などがみられる。

奇異性尿失禁【きいせいにょうしっきん】
　（→溢流性尿失禁）

機能性尿失禁【きのうせいにょうしっきん】
　排尿機能は正常にもかかわらず、身体運動機能の低下や認知症が原因で起こる。歩行障害のためにトイレまで間に合わない、認知症のためにトイレで排尿できないなどである。

逆行性腎盂尿管造影【ぎゃっこうせいじんうにょうかんぞうえい】
　RP。膀胱鏡下にカテーテルを尿管内に挿入し、腎盂・尿管内に造影剤を注入して撮影する方法。腎盂・尿管

の形状が鮮明に映像として描出される。

急性糸球体腎炎【きゅうせいしきゅうたいじんえん】
急性に血尿やタンパク尿を呈する急性腎炎症候群で、高血圧、浮腫、腎機能低下を伴う疾患。

急性腎不全【きゅうせいじんふぜん】
腎機能が数時間～数か月の単位で急速に低下し、高窒素血症、高血圧、高カリウム血症などの腎不全をきたす病態の総称。

急速進行性糸球体腎炎【きゅうそくしんこうせいしきゅうたいじんえん】
数週間～数か月の経過で急速に腎不全が進み、血尿、タンパク尿を認める糸球体腎炎。生命予後が極めて悪い疾患だが、早期治療により予後の改善がみられる。

球頭ブジー【きゅうとう―】
消息子（ゾンデ）ともよばれる。尿道狭窄の場合に、これを用いてその位置と内径を調べる。

急迫尿失禁【きゅうはくにょうしっきん】
（→切迫性尿失禁）

金属ブジー【きんぞく―】
金属性で、尿道消息子の1つ。充実性である。

グッドパスチャー症候群【―しょうこうぐん】
全身性疾患に伴う糸球体腎炎で血痰や喀血などがみられる。好発年齢は50～60歳台で、ウイルス感染、喫煙などが誘因である。

クレアチニン・クリアランス
糸球体の排泄能力を調べる検査。ある物質を1分間に排泄するのに必要な血漿量（mL/分）で表される。

経尿道的前立腺切除術【けいにょうどうてきぜんりつせんせつじょじゅつ】
TUR-P。ループ状の電気メスを装着した内視鏡を尿道内に挿入し、患部をテレビモニターで見ながら、肥大した前立腺組織（腺腫）を尿道粘膜とともに切除する。

経尿道的尿管砕石術【けいにょうどうてきにょうかんさいせきじゅつ】
TUL。経尿道的に尿管に尿管鏡を挿入し、レーザーなどで結石を破砕する。

経皮的腎砕石術【けいひてきじんさいせきじゅつ】
PNL。腰部から腎臓まで腎瘻をつくり、内視鏡で観察しながら結石をレーザーなどの破砕器で破砕する。

血液透析【けつえきとうせき】
ダイアライザーという半透膜で仕切られた透析器の中に、血液と透析液を流し入れ、拡散現象によって半透膜を介した物質交換を行うこと。老廃物の除去、電解質のバランス改善を行う。

血尿【けつにょう】
尿の中に血液が混じる状態。肉眼的血尿と顕微鏡的血尿がある。

血膿尿【けつのうにょう】
尿中に血液および膿（白血球）が混じる状態。

KUB
KUBというのはkidney（腎）、ureter（尿管）、bladder（膀胱）の意味で、腎、尿管、膀胱部単純撮影。

睾丸【こうがん】
陰嚢内に存在する卵形の腺で精子を

つくり男性ホルモンを分泌する。精巣ともいう（→ p.20、図1 - 14）。

━━━━━━ さ ━━━━━━

残尿【ざんにょう】
排尿困難の場合で、尿の一部または大部分が排尿後も膀胱内に残っている状態。

糸球体濾過量【しきゅうたいろかりょう】
GFR。腎機能の評価に用いられる。糸球体で濾過される血液の量。

糸状ブジー【しじょう─】
絹製の細いブジーで尿道狭窄の治療に使う。基部の金属のネジで金属ブジーまたは金属カテーテルに接合できるようになっている。

腎移植【じんいしょく】
慢性腎不全に対する根治的治療法。腎臓を提供する側（ドナー）と腎臓をもらう側（レシピエント）の間で行われる腎臓の移植術。

腎盂【じんう】
腎の一部分、腎実質内で分泌された尿が集まってくるところ。腎盤ともいう（→ p.18、図1 - 12）。

腎機能【じんきのう】
腎臓の尿を分泌する働き。

腎機能検査【じんきのうけんさ】
腎臓の働きを調べる方法で、フィッシュバーグ濃縮試験、インジゴカルミン排泄試験、フェノールスルフォンフタレイン試験（PSP）が通常行われる。その他血液を調べたりする方法などいろいろある。

腎茎【じんけい】
腎臓の入口で尿管、血管などが集まった部分。

神経因性膀胱【しんけいいんせいぼうこう】
膀胱の神経支配の障害によって起こる膀胱機能の障害をいい、原因として最も多いものは外傷性脊髄損傷で、そのほか脳血管障害、糖尿病性神経障害などがある。

腎血管造影【じんけっかんぞうえい】
鼠径部から経皮的に大腿動脈にカテーテルを挿入し、さらに腎動脈内に選択的に挿入して、カテーテルから造影剤を注入し、血流の画像を得る。セルディンガー法ともよばれる。

人工腎臓【じんこうじんぞう】
血液透析のこと。透析膜としてセロハン膜を用い、血液を体外に誘導し透析装置によって血液成分の異常を是正しながら再び体内に戻すことを連続的に一定時間継続して行うもので、広く使用されているものにキール（Kiil）型とコルフ（Kolff）型とがある（→血液透析）。

真性尿失禁【しんせいにょうしっきん】
膀胱に尿が充満しないうちに尿の流出をみるもので、尿道括約筋の障害、膀胱瘻、尿管の開口異常などによる。

腎仙痛【じんせんつう】
結石などで上部尿路が塞がったために起こる激しい痛みで、冷汗、顔面蒼白、悪心を伴う。

随時尿【ずいじにょう】
外来での採尿。スクリーニング検査に用いられる。

水腎症【すいじんしょう】
腎臓から尿管・膀胱・尿道に至る尿路に閉塞や通過障害が生じ、停滞す

12

腎・泌尿器疾患

る尿の内圧で腎盂、腎杯が拡張した状態。腎盂が尿管に移行する部位の拡張がみられるものいう。

水尿管症【すいにょうかんしょう】
　水腎症と同様に両側尿管が拡張した状態。尿管膀胱移行部に拡張がみられるものをいう。

性感染症【せいかんせんしょう】
　性行為を介して感染する疾患。細菌、クラミジア、マイコプラズマ、ウイルス、原虫、真菌、寄生虫が原因。

切迫性尿失禁【せっぱくせいにょうしっきん】
　急に尿がしたくなり（尿意切迫感）、我慢できずに漏れてしまう尿失禁。原因として、男性では前立腺肥大症、女性では膀胱瘤や子宮脱などの骨盤臓器脱などがある。

遷延性排尿【せんえんせいはいにょう】
　尿意が起きてから排尿するまでの時間が長くかかる排尿をいう。

再延性排尿【ぜんえんせいはいにょう】
　尿意が起きてから尿の出始めまでは普通であって、尿の排出に時間がかかる。

全尿【ぜんにょう】
　排泄された尿すべてを採取する方法。フェノールスルホンフタレイン排泄試験、蓄尿、クリアランス検査などで行われる。

前立腺肥大症【ぜんりつせんひだいしょう】
　加齢とともに前立腺の内腺部が肥大化し、内部を通る尿道を閉塞させる。蓄尿症状、排尿症状、排尿後症状の3つから構成されるさまざまな下部尿路症状が出現する。

早朝第1尿【そうちょうだい—にょう】
　起床後1回目の尿。最も濃縮されているため化学成分や細胞成分が検出できる。第1尿を排泄したのち、コップ1杯程度の水を飲用し、30分安静臥床した後に排泄した尿を早朝第2尿とよぶ。

=== た ===

体外衝撃波結石破砕術【たいがいしょうげきはけっせきはさいじゅつ】
　ESWL。尿路結石を外科手術をせずに体外より衝撃波を当て、結石を粉々に砕き、体外に流し出す治療法。

多尿【たにょう】
　1日の尿量が3,000mL以上の場合。

タンパク尿【—にょう】
　生理的タンパク尿と病的タンパク尿に分類される。さらに生理的タンパク尿は、激しい運動後、入浴後、発熱性疾患などにみられる機能性タンパク尿と、歩行時や立位時にみれる体位性タンパク尿に分けられる。病的タンパク尿には糸球体性タンパク尿、尿細管性タンパク尿などがある。

蓄尿【ちくにょう】
　起床時から翌日の起床時までの1日分の尿をためたもの。各種化学成分の定量測定が可能。

チーマンカテーテル
　ネラトンカテーテルよりは少し長く、先端が少し曲がって細く硬い。挿入するとき患者に疼痛を与えることが少なく、前立腺肥大症などの場合に便利である。

チャンスタンパク尿【—にょう】

無自覚で、症状が伴わない場合、検尿で偶然発見されるタンパク尿のこと。この半分以上が IgA 腎症といわれる。

中間尿【ちゅうかんにょう】
全尿に対し、最初の尿を捨てる尿のこと。前半の尿を捨てることで常在菌の混入を防ぎ、微生物学的検査が正確になる。培養検査で用いられる。

停留精巣（睾丸）【ていりゅうせいそう（こうがん）】
胎生期に精巣（睾丸）は下降するがその下降が不十分のときに精巣（睾丸）は陰嚢に達せず途中に停留する。原因は内分泌異常または機械的障害が考えられる。

点滴静注式腎盂撮影法【てんてきじょうちゅうしきじんうさつえいほう】
IVP 法より造影能力を強化するため造影剤を大量使用して、できるだけ早く（8〜10分）点滴静注して、撮影する方法。

透析療法【とうせきりょうほう】
血液透析（HD）、血液濾過（HF）、血液濾過透析（HDF）、体外限外濾過法（ECHM）、血液吸着（HP）などの血液体外循環による方法と、腹膜透析〔持続携行式腹膜透析（CAPD）、間欠的腹膜透析（IPD）〕による方法がある。ともに血中に停滞する老廃物を除去するために行われる。

糖尿病腎症【とうにょうびょうじんしょう】
糖尿病網膜症、糖尿病神経障害と並ぶ糖尿病の3大合併症の1つで、細小血管症である。微量のアルブミン尿の出現で発症し、持続性タンパク尿の出現後、次第に腎機能が低下する。

な

乳頭腫【にゅうとうしゅ】
上皮性の腫瘍の一種。外観が凹凸して乳頭（嘴）を思わせるのでこの名がある。

乳び尿【にゅう―にょう】
リンパ液または脂肪類を含んだ牛乳のように白濁した尿。リンパ管の閉塞、フィラリア症のときにみられる。

尿意促迫【にょういそくはく】
排尿したくてたまらない状態。

尿管カテーテル法【にょうかん―ほう】
尿管膀胱鏡を用いて尿管カテーテルを尿管内に挿入することをいう。

尿検査【にょうけんさ】
尿は最も簡単に、多量に採取できる検体であり、血液成分もある程度反映することから、腎疾患はもとより全身性の疾患の診断にも重要な検査の1つ。

尿細胞診【にょうさいぼうしん】
尿中に脱落した腫瘍細胞をパパニコロウ法により検索し、尿路の悪性腫瘍の診断に用いる。

尿失禁【にょうしっきん】
尿が膀胱に十分保たれないで無意識のうちに絶えず漏出する状態。大きく分けると、腹圧性尿失禁、切迫性尿失禁、溢流性尿失禁、機能性尿失禁の4つに分類される。そのほかに遺尿症、夜尿症などがある。

尿浸潤【にょうしんじゅん】

腎・泌尿器疾患

尿が骨盤、会陰部などの結合織内に浸潤する状態。

尿線【にょうせん】
尿の出る太さ。

尿線の異常【にょうせん―いじょう】
尿道狭窄のときみられる尿線の細小化、前立腺肥大症や膀胱麻痺などの場合にみられる放出力減退、膀胱結石のときの尿線の中絶、膀胱憩室でみられる二段排尿などがある。

尿沈渣【にょうちんさ】
尿を遠心して得られる沈殿物をみるもの。腎泌尿器疾患の鑑別と程度を知るに重要な検査。

尿道下裂【にょうどうかれつ】
外尿道口が亀頭の先端に開かず陰茎の腹面または会陰部に開くもので、陰茎は下方に彎曲する。

尿道鏡【にょうどうきょう】
光学器械の一種で尿道内の診断、治療に使用される。

尿道狭窄【にょうどうきょうさく】
尿道の一部が狭くなること。

尿道上裂【にょうどうじょうれつ】
外尿道口が陰茎背面に開くもの。

尿毒症【にょうどくしょう】
腎不全により高度の腎機能の低下により、老廃物の体内蓄積が進行した状態。食欲不振、悪心・嘔吐、心膜炎、心不全、肺うっ血、貧血・出血傾向など、広範な全身症状が現れる。

尿の色【にょう―いろ】
尿に排泄される抱合型ビリルビンが酸化されてウロビリン（ウロクローム）に変化して尿の黄色をつくる。

尿比重【にょうひじゅう】
尿の濃さを測定する方法。腎臓の尿濃縮力、脱水状態、水分過剰摂取などをみる。基準値は1.015～1.030である。

尿崩症【にょうほうしょう】
多尿、口渇、多飲を主症状とする比較的まれな疾患で原因は脳下垂体後葉のみでなく、広く間葉、下垂体系にあって、抗利尿ホルモンの産生が阻害されて起こる。

尿量測定【にょうりょうそくてい】
術後や輸液管理中の患者の水分出納の管理を目的に行われる。健常成人では1,000～1,500mL/日の尿量がみられる。

尿路感染症【にょうろかんせんしょう】
細菌などの病原体を原因として尿路（腎、尿管、膀胱、尿道）に起こる感染症。腎盂腎炎、膀胱炎などがある。上行性（逆行性）感染、血行性感染、リンパ行性感染、直接感染の経路がある。

尿路結石【にょうろけっせき】
尿路（腎、尿管、膀胱、尿道）にある結石のこと。側腹部痛、血尿、結石の排出などの自覚症状がみられる。

尿路閉塞【にょうろへいそく】
尿の通過する経路が塞がること。

尿路変更術【にょうろへんこうじゅつ】
尿が正常尿路を経ないで、他の通路から排出するようにする手術をいう。よく行われている方法は、①腎瘻術、②尿管瘻術、③尿管S状結腸吻合術、④回腸導管法、⑤膀胱瘻術などがある。

妊娠高血圧症候群【にんしんこうけつあつしょうこうぐん】
妊娠20週以後～分娩後12週までに高

血圧がみられ、あるいは高血圧に尿タンパクを伴うものこと。全妊婦の7～10％に発症する（→ p.189）。

ネフローゼ症候群【―しょうこうぐん】
尿にタンパクが多量に出てしまうために低タンパク血症となり、その結果、浮腫が起こる疾患。

膿尿【のうにょう】
尿中に膿球（白血球）の混じったもので、尿路の炎症を示す。

嚢胞腎【のうほうじん】
先天的に大小無数の嚢胞が腎実質内にでき、腎の大きさは全体として大きくなっても腎実質の圧迫萎縮のため、腎機能が侵される。

膿漏【のうろう】
膿が多量に分泌して、それが外尿道口などから漏れ出している状態。

━━━━━━ は ━━━━━━

排泄性腎盂撮影【はいせつせいじんうさつえい】
IVP。静脈性腎盂撮影ともいう。造影剤を使用して腎盂内排泄状態により両側腎の形態異常ならびに機能異常を知ることができる。

排尿【はいにょう】
尿を出すこと。

排尿痛【はいにょうつう】
排尿をするときに感ずる痛み。

馬蹄腎【ばていじん】
腎臓の先天的な腎癒合異常の1つ。両側の腎の下極が内側に伸びて中央で融合し、蹄鉄の形をしたもので、腎盂は前方に向かい、長軸は下方で交差している。

バルーンカテーテル
（→膀胱留置カテーテル）

泌尿器【ひにょうき】
尿を分泌し、それを体外に出す機能を行う器官で、腎、尿管、膀胱、尿道からなる。

非淋菌性尿道炎【ひりんきんせいにょうどうえん】
淋菌以外の尿道炎を総括していう。起炎菌は、ブドウ球菌、レンサ球菌、大腸菌のほか、トリコモナスやウイルス、長い間ウイルスの一種と間違えられていたクラミジア（→ p.207）が注目されている。

フィッシュバーグ濃縮試験【―のうしゅくしけん】
尿の濃縮力を調べる検査。抗利尿ホルモン（ADH）の支配を受けて尿の濃縮を決定する遠位尿細管の機能を調べる検査でもある。起床後1時間ごとに3回の採尿を行い、尿比重を測定する（→ p.149）。

フェノールスルフォンフタレイン試験【―しけん】
PSP試験。総腎機能検査法で、PSP液（赤色）を正確に1 mL静注後、15、30、60、120分と採尿し、排泄尿中に50％以上PSP液が含まれていれば正常。

腹圧性尿失禁【ふくあつせいにょうしっきん】
体動時やくしゃみなどで急に腹圧が加わったときに、少量の尿が漏れ出る状態、経産婦に多い。急迫性失禁、ストレス尿失禁ともいう。

副睾丸【ふくこうがん】
睾丸の一側に太い紐状に付いている

臓器で、精子はこの中をとおり輸精管にいく。精巣上体ともいう（→ p.20、図1-14）。

腹膜透析【ふくまくとうせき】

腹膜を濾過装置として、腹腔に注入された灌流液と細胞外液とを交換する方法。

ブジー

尿道内に挿入する充実性の消息子（ゾンデ）をいう。診断、治療に用いる。

吻合術【ふんごうじゅつ】

臓器と臓器を縫い合わせる手術。たとえば胃・腸吻合術、尿管・腸吻合術など。

分杯尿【ふんぱいにょう】

1回の排尿のうち、始めの尿と終わりの尿を別々の容器に採取し、それぞれの容器の尿の色を見て出血源を推定する方法。

膀胱炎【ぼうこうえん】

尿路感染症の1つ。最も多い原因菌は大腸炎。頻尿、排尿痛、尿の混濁がみられる。

膀胱鏡【ぼうこうきょう】

膀胱内に入れて内部の状態を調べるための検査用光学器械の一種。

膀胱憩室【ぼうこうけいしつ】

膀胱に側室のあるもので、小さい穴で膀胱と連絡する。憩室があると炎症が起きやすい。

膀胱砕石術【ぼうこうさいせきじゅつ】

膀胱結石に対する経尿道的手術。

膀胱内圧測定法【ぼうこうないあつそくていほう】

膀胱内にカテーテルを留置し、液体を注入、その内圧を測定し、利尿筋の緊張度を検査する方法で、神経因性膀胱の診断に利用されている。

膀胱留置カテーテル【ぼうこうりゅうち—】

バルーンカテーテル。先端のバルーンを膀胱内で膨らませることで、自然に抜けないようになっている。膨らます固定水は必ず滅菌蒸留水を使用する。カテーテルは2～4週間で交換する。

乏尿【ぼうにょう】

1日の尿量が400～500mL以下の場合。

━━━━━ ま ━━━━━

慢性糸球体腎炎【まんせいしきゅうたいじんえん】

いくつかの病型をもつ症候群（慢性腎炎症候群）である。タンパク尿、血尿、高血圧を呈しながら、数年～数十年の経過で徐々に腎機能障害が進行し、腎不全に至る。

慢性腎臓病【まんせいじんぞうびょう】

CKD。慢性の腎疾患を総称したもので、米国腎臓財団が提唱した chronic kidney disease の頭文字に由来する。糸球体濾過量（GFR）による腎機能の低下があるか、腎臓の障害を示唆する所見が慢性的に持続しているものを指す。

慢性腎不全【まんせいじんふぜん】

進行性の腎疾患によって腎機能が徐々に低下する病態。糸球体濾過量（GFR）が正常の50％以下になった状態で、高窒素血症、水・電解質異常、貧血、高血圧などとなり、末期では

尿毒症症状が出現する。

無尿【むにょう】
1日の尿量が100mL以下の場合
(→ p.127)。

—————— や ——————

融合腎【ゆうごうじん】
左右腎が融合したもので、馬蹄腎が
これの一種である。

遊走腎【ゆうそうじん】
生理的呼吸性移動の範囲を越えて腎
の位置が移動し、症状が現れるもの。

—————— ら ——————

利尿筋【りにょうきん】
膀胱が尿を出すときに収縮する筋。

淋菌【りんきん】
ナイゼル(Neisser、1879年)の発見
した双球菌でグラム陰性である。尿
道炎、子宮内膜炎、膿漏眼、関節炎
などの原因となる。

**淋菌性尿道炎【りんきんせいにょう
どうえん】**
淋菌によって起こった尿道の炎症。
性病の一種。主として保菌者との性
交により感染する。

淋疾【りんしつ】
淋菌によりおかされた病気。

ループス腎炎【—じんえん】
全身性エリテマトーデス(SLE)に
伴って生じる病態。SLE患者の50〜
80%にみられる。

12

腎・泌尿器疾患

耳鼻咽喉疾患

あ

アデノイド

咽頭扁桃の病的肥大したもの。成人では萎縮。鼻閉、鼻漏、口呼吸、閉塞性鼻声、いびき、難聴などの症状を生じる。症状によっては手術を必要とする。腺様増殖症ともいう。

アンギーナ

急性扁桃炎。ウイルスや溶レン菌などを原因とした口蓋扁桃の急性の炎症。

アレルギー性鼻炎【―びえん】

ダニやホコリなどが原因で1年を通して鼻炎症状がみられる「通年性アレルギー性鼻炎」と、スギやヒノキの花粉などの飛散時期だけに鼻炎症状が認められる「季節性アレルギー性鼻炎（花粉症）」に分けられる。

萎縮性鼻炎【いしゅくせいびえん】

鼻粘膜、鼻甲介などが強く萎縮して鼻腔内が広くなったもの。

咽喉頭異常感症【いんこうとういじょうかんしょう】

のどの違和感、異常感覚のこと。さまざまな検査をしても特に原因のはっきりしないものを総称してよぶ。器質的にあまり変化なく癌恐怖症などの神経症的なものであり、更年期以後の女性に多くみられる。

咽頭炎【いんとうえん】

急性咽頭炎はウイルス、細菌感染などで発症し、発熱、咽頭痛、咽頭乾燥感などの症状がみられる。慢性咽頭炎は、咽頭不快感、咳嗽などの症状がみられる。

インピーダンスオージオメトリー

鼓膜の可動性、中耳の状態を検査する方法。浸出性中耳炎、耳硬化症などの診断に役立つ。

鋭匙【えいひ】

耳手術、鼻手術用の各種がある。

嚥下痛【えんげつう】

物を飲み込むときの痛み。食事のときには痛みがなく、つばを飲み込むときのみ痛むものもある。急性咽頭炎、扁桃炎などのときに起こる。

オージオメーター

最もよく使用されている聴力検査の器械。種々の純音を電気的に発生させる発振器、強さをかえる減衰器、被検者の耳に伝える受話器よりできている。

悪心【おしん】

一般に吐き気のこと。耳では内耳炎、メニエール病などのときに起こる。耳性・鼻性のいずれでも髄膜炎を発症すれば吐き気は起こる。

音叉【おんさ】

聴力検査に用いる。これを打って振動させ、聴取される時間をはかる（図13-1）。

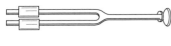

図13-1　音叉

― か ―

下咽頭癌【かいんとうがん】
初期には症状がみられないが、次第に嚥下困難、嚥下痛、嗄声、呼吸困難、喘鳴などの症状が現れる。喫煙と飲酒との因果関係が指摘されている。

牙関緊急【がかんきんきゅう】
破傷風初期にみられる開口障害。三叉神経障害や咬筋の強直による（→ p.133）。

額帯鏡【がくたいきょう】
中央の孔より照明された部分の内部を診察するための凹面鏡。

仮性クループ【かせい―】
小児の急性喉頭炎の一種で声門下の粘膜に発赤腫脹がおき、呼吸困難を生じる。ときに喉頭ジフテリアとの鑑別が必要となる。

花粉症【かふんしょう】
季節性アレルギー性鼻炎。スギやヒノキなどの植物の花粉が原因で生じるアレルギー症状。鼻の3大症状として、くしゃみ、鼻水、鼻づまり、目の3大症状として目のかゆみ、目の充血、涙などがみられる。

感音性難聴【かんおんせいなんちょう】
内耳あるいは聴神経に障害があって外耳、中耳が正常である場合の難聴。薬物中毒性難聴、老人性難聴などが

これに該当する。

眼振検査【がんしんけんさ】
めまいの検査で、眼球振盪を調べる。自発眼振検査、実験的眼振検査（回転検査、温度検査、頭位眼振検査など）がある。フレンツェル眼鏡を用いる。

間接喉頭鏡検査【かんせつこうとうきょうけんさ】
下咽頭、喉頭の状態をみる方法。間接喉頭鏡、舌つかみガーゼを使用する。鏡面が曇らないように種々の工夫をする。

含嗽薬【がんそうやく】
うがい（口の中にふくんだ薬液を呼気で撹拌する方法）に用いる薬剤。これにより口腔内の分泌物、汚物などを除去して口腔内を清浄にすることが主な目的である（→ p.72）。

キーゼルバッハ部位【―ぶい】
鼻中隔の前方（鼻の入り口から1〜1.5cm）にある部位。血管の表面がほとんど保護されていないため、わずかな刺激で簡単に出血する。

偽膜性病変【ぎまくせいびょうへん】
鼻腔、咽・喉頭粘膜に生じる帯黄灰白色のものでジフテリアのときに生じる。剥離しようとすると出血しやすい。まれには気管粘膜にも生じる。

嗅覚障害【きゅうかくしょうがい】
副鼻腔炎、鼻茸などがあるために起こることが多いが、脳腫瘍、頭部外傷後遺症など局所に異常がなくても起こる場合もある。

急性喉頭炎【きゅうせいこうとうえん】
感冒の際に起こる場合が多く、急性鼻炎や急性咽頭炎を併発している。

13

耳鼻咽喉疾患

咳嗽や嗄声、疼痛が主な症状。

急性中耳炎【きゅうせいちゅうじえん】
インフルエンザ菌、肺炎球菌、モラクセラ‐カタラリスなどの感染によって発症。上気道の炎症が耳管を経て感染が起こる。

急性鼻炎【きゅうせいびえん】
上気道炎症の1つ。いわゆる「鼻かぜ」。くしゃみ、水様性の鼻汁がみられる。

嗅裂【きゅうれつ】
鼻中隔と中鼻甲介の間のことで、この上部に嗅神経が分布している。

頸部郭清術【けいぶかくせいじゅつ】
頭頸部悪性腫瘍の場合、頸部リンパ節を取り除く手術のことをいう。ときに内頸静脈なども切除する。

血管運動性鼻炎【けっかんうんどうせいびえん】
精神的感動、気候の変化など抗原抗体反応以外の自律神経系の異常から発生する。症状はアレルギー性鼻炎とほぼ同じである。

鉤【こう】
異物鉤、耳用小鉤などは外来でよく用いられるが手術時にはさらに種々のものが適宜用いられる。

口蓋扁桃炎【こうがいへんとうえん】
急性では、レンサ球菌やブドウ球菌などの感染によって発症する。発熱は高度で悪寒戦慄を伴う。また、咽頭痛、嚥下痛、関節痛、リンパ節痛、食欲不振などがみられる。慢性の場合でも急性と同じ症状がみられる。

絞断器【こうだんき】
鼻茸を切除する鼻茸用、耳茸を切除する耳茸用、扁桃摘出術に用いる扁桃絞断器などがある。

喉頭運動麻痺【こうとううんどうまひ】
内喉頭筋を支配する半回神経の障害によって、嗄声、嚥下障害、呼吸困難などの症状を来す。反回神経麻痺ともいう。

喉頭癌【こうとうがん】
発症の誘因は喫煙である。男性に多く、扁平上皮癌が大部分。嗄声や異物感や嚥下痛などの症状がみられる。

後鼻孔漏【こうびこうろう】
鼻漏が後鼻孔を経て咽頭に流れる場合をいう。後部篩骨洞炎、蝶形骨洞炎のときに著明。

鼓室形成術【こしつけいせいじゅつ】
慢性中耳炎などで病巣の除去と聴力改善のために行う手術で顕微鏡下に実施する。

鼓膜按摩器【こまくあんまき】
イヤープラグを外耳道に入れて空気を振動させ鼓膜をマッサージするもの。耳管狭窄症などに行う。

鼓膜穿刺【こまくせんし】
鼓膜後下部に穿刺針を刺し鼓室内の内容物を吸引する方法。耳管カタルなどのときに行う。

—— さ ——

錯聴【さくちょう】
うるさい場所のほうがむしろよく聞こえるという場合。耳硬化症などのとき。

嗄声【させい】
声がかれること。声帯の炎症、腫瘍、運動麻痺などで起こる。

耳介【じかい】

みみたぶ（→ p.26、図 1 - 20）。

耳管狭窄症【じかんきょうさくしょう】
耳管が種々の原因によって狭窄を起こす疾患。

耳鏡【じきょう】
これを外耳道に挿入し光が直接内部に入り、鼓膜などがよくみえるようにする。種々の型のもの、大きさのものがある。

唄語【じご】
ささやき言葉。聴力検査に使用することがある。

指甲【しこう】
アデノイドの検査時に指をかまれないように指にはめるもの。

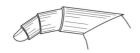

図13 - 2　指甲

耳垢水【じこうすい】
耳垢が硬くて除去しにくいときにこれを点耳し耳垢の軟化を待って耳洗浄する。重曹、グリセリン、蒸留水よりなる。

耳垢栓塞【じこうせんそく】
外耳道の耳垢腺、皮脂腺などの分泌物が固まって外耳道を閉鎖した場合をいう。

篩骨洞【しこつどう】
副鼻腔を形成している1つの洞（図13 - 5）。

耳茸【じじょう（みみたけ）】
多くは慢性中耳炎の場合、鼓膜弛緩部穿孔より鼓室粘膜が外耳道に出て

きた腫瘍のことをいう。

自声強聴【じせいきょうちょう】
自分の話す声が強く聞こえることをいう。耳管カタル、耳管狭窄症などのときよく起きる。

耳性頭蓋内合併症【じせいずがいないがっぺいしょう】
中耳の炎症性病変が頭蓋内に及んだ場合に起きる。硬膜外膿瘍、脳膿瘍、髄膜炎、静脈洞血栓症などである。

耳癤【じせつ】
毛囊、皮脂腺などの感染により引き起こす限局性外耳炎のこと。

失声【しっせい】
声帯の振動が全くなくなり声が出なくなること。

耳鳴【じめい】
みみなりのこと。自覚的なものが多いが、ときにはオトスコープで他人に聞こえる他覚的耳鳴もある。

遮眼書字検査【しゃがんしょじけんさ】
平衡機能検査のなかの運動性検査の一種で目を閉じさせて文字を縦書きさせてその片寄った状態を調べる。

習慣性アンギーナ【しゅうかんせい―】
慢性扁桃炎で1年に何回か決まって急性扁桃炎をくり返すものをいう。扁桃摘出術の適応になる。

臭鼻症【しゅうびしょう】
萎縮性鼻炎の程度が高度で特有の悪臭を呈するもの。

収斂剤【しゅうれんざい】
局所の消炎、収斂をはかる目的に用いられる。ルゴール、プロタルゴールなど。

術後性頬部囊腫【じゅつごせいきょうぶのうしゅ】

上顎洞手術後10年くらい経って生じる疾患で、上顎洞内に嚢腫ができ、その中に分泌物が貯留し周囲を圧迫、頬部腫脹、疼痛などが起きる。手術を要する。

シュミット探膿針【—たんのうしん】
下鼻道側壁よりこの針を上顎洞内に刺し入れ、膿汁の有無を調べ、かつ洗浄する場合に用いる。

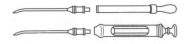

図13-3　シュミット探膿針

上顎癌【じょうがくがん】
上顎洞にできた悪性腫瘍。扁平上皮癌が多い。副鼻腔炎と同じような症状が出現するが、進行すると頬部や歯槽の突起、口蓋の腫脹、眼球突出、複視を起こす。

耳浴【じよく】
外耳道に薬液を点滴、注入し患側を上にしたままの状態を5〜10分保ち、鼓室内に薬液の作用を及ぼそうとするのが耳浴である。各種抗生物質、副腎皮質ホルモンが使われる。

食道音声【しょくどうおんせい】
喉頭癌などで喉頭を摘出して声が出なくなったとき、食道に空気を飲み込んで声を出すその声のこと。

耳鳴【じめい】
耳鳴りのこと。周囲に音の発生源がないのにもかかわらず、音が聞こえる現象。

耳漏【じろう】
外耳道に分泌物のある場合で、漿液性、粘液性、化膿性、血性などあり、ときに悪臭の強いものもある。

真珠腫性中耳炎【しんじゅしゅせいちゅうじえん】
鼓膜の穿孔より鼓膜あるいは外耳道の表皮が中耳腔に侵入して周囲の骨を崩していく。仮性真珠腫ともいい、手術の適応になりやすい。

滲出性中耳炎【しんしゅつせいちゅうじえん】
耳管狭窄が原因で鼓室内に滲出液が貯留する疾患。難聴、耳閉感などが出現する。鼓膜穿刺により滲出液を吸引するが、症状が持続すればチューブを挿入する。

声帯ポリープ【せいたい—】
声帯にポリープ（粘膜から隆起したもの）ができることで、声帯がうまく閉じず、振動も邪魔されるため、発声しにくくなる。声帯炎の反復や声の使い過ぎ、喫煙が原因。

鑷子【せっし】
ピンセットのことで耳用、鼻用のものは銃剣状をしている。手術時には有鉤あるいは無鉤鑷子を用いることがある。

舌小帯短縮症【ぜつしょうたいたんしゅくしょう】
舌小帯が短いもので舌運動障害、構音障害を起こす。手術をする。

腺窩【せんか】
口蓋扁桃にあるくぼんだ部分。

腺窩性アンギーナ【せんかせい—】
急性扁桃炎の一種で口蓋扁桃の腺窩に灰白黄色の膿栓がある場合をいう。

先天性耳瘻孔【せんてんせいじろうこう】

先天性のもので遺伝する。感染を起こすと耳痛、腫脹が起こり、根本的には瘻孔の摘出術をしなければならない。

剪刀【せんとう】
甲介を切除するのに用いる鼻甲介剪刀が普通であり、直・反剪刀がある。

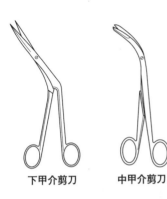

下甲介剪刀　　中甲介剪刀

図13-4　剪刀

腺様増殖症【せんようぞうしょくしょう】
咽頭扁桃肥大症すなわちアデノイドのこと。

騒音性難聴【そうおんせいなんちょう】
騒音の多い職場で働いている人たちにみられる難聴で4,000ヘルツ付近の音から侵される。

———— た ————

唾液腺炎【だえきせんえん】
流行性耳下腺炎や化膿性耳下腺炎、顎下腺炎がある。

唾液腺造影法【だえきせんぞうえいほう】
モルヨドールなどの造影剤を使用して耳下腺、顎下腺の形態の変化を観察して診断の一助とする。

唾仙痛【だせんつう】
唾石のあるとき、食事に際し発作的に起こる疼痛をいう。

中耳内チューブ留置【ちゅうじない—りゅうち】
滲出性中耳炎で症状が持続する場合テフロンなどのチューブを中耳腔に挿入する。チューブを通じての排液よりもこれによる換気が主目的である。

蝶形骨洞【ちょうけいこつどう】
副鼻腔を形成している1つの洞でこの後上の部分にトルコ鞍がある。

沈黙療法【ちんもくりょうほう】
喉頭疾患の場合には声を出さないことが重要な治療法である。このことをいう。

dB（デシベル）と Hz（ヘルツ）
dB は音が大きいか小さいかという音の強さの単位。Hz は音が高いか低いかという周波数の単位。

伝音性難聴【でんおんせいなんちょう】
外耳、中耳の障害によって起きる難聴。内耳は健全である。耳垢栓塞、耳管狭窄、中耳炎などによるもの。

点耳【てんじ】
外耳道に薬液を点滴、注入すること。各種抗生物質、副腎皮質ホルモンが使われる。

点鼻【てんび】
幼児あるいは成人でも鼻粘膜が過敏であるときにピペットを用い、消炎収斂剤などを鼻腔内に点滴、注入する方法。

13
耳鼻咽喉疾患

229

突発性難聴【とっぱつせいなんちょう】
原因不明で突然に難聴を起こし、耳鳴、ときにめまいを伴う。早期に治療する必要がある。

──── **な** ────

内耳炎【ないじえん】
中耳に関連した疾患が内耳へ徐々に広がることが主な原因。また、髄膜炎を発症すると、炎症が内耳へと広がって内耳炎を発症する。さらに、ヘルペスウイルスやムンプスウイルスなどのウイルスが血液を介して内耳に運ばれることが原因で発症することもある。難聴、ふらつきや吐き気、嘔吐、めまい、耳鳴りなどがみられる。

難聴【なんちょう】
耳の聞こえの悪いものをいう。外耳、中耳が悪いために起こる伝音性難聴、内耳あるいは聴神経が悪いために起こる感音性難聴、両方とも悪いために起こる混合性難聴があり、その程度は軽度、中等度、高度に分けられる。

乳様突起削開術【にゅうようとっきさっかいじゅつ】
乳様蜂巣内の化膿巣を全部除去し骨面を平らにする手術。耳手術の基本的なもの。

乳様蜂巣【にゅうようほうそう】
中耳にある蜂の巣のような形をした数多くの骨の空洞。

──── **は** ────

剥離子【はくりし】
骨膜を剥離するもの、上顎洞粘膜を剥離するもの、扁桃を剥離するものなどがある。

反回神経麻痺【はんかいしんけいまひ】
原因不明のものもあるが肺、食道、甲状腺、頸部腫瘍、大動脈瘤などによる。左側が多い。嗄声があり長い発声時に息ぎれする。手術をすることもある。

半規管【はんきかん】
内耳の中の前庭器官の一部で、上・外・後半規管に分けられ、平衡機能の回転運動をつかさどる。

鼻咽腔【びいんくう】
上咽頭ともいい、側方は耳管をへて中耳腔（鼓室）と交通する。嚥下時には中咽頭と遮断される。咽頭扁桃、耳管扁桃がある。

鼻鏡【びきょう】
鼻前庭にこれを入れて鼻腔内部をみやすくする。中・長鼻鏡もある。

鼻腔通気度検査【びくうつうきどけんさ】
鼻の通気性を調べる検査。数値で客観的に評価できる器械を使う。

鼻甲介【びこうかい】
固有鼻腔側壁より突出しており上・中・下鼻甲介が左右にある（図13-5）。

鼻出血【びしゅっけつ】
いわゆる「はなぢ」のこと。出血の原因が不明な特発性鼻出血と、血液疾患、高血圧、外傷、腫瘍など原因が明確な症候性鼻出血に分けられる。最も多い原因（70～80％）は、鼻粘膜の引っかき傷や、鼻をかむ・くしゃみをする・咳をすることによる

一過性の血圧上昇による。

鼻茸【びじょう（はなたけ）】
副鼻腔の炎症による炎症性新生組織といわれているが、球状、茸状で灰白淡紅色、半透明、柔軟で粘液鼻茸である。ほかに後鼻孔鼻茸、出血性鼻茸もある。

鼻声【びせい】
閉塞性鼻声（鼻茸、アデノイド、鼻カタルなどにより起こる）と開放性鼻声（軟口蓋、麻痺、口蓋披裂などにより起こる）とがある。

鼻中隔矯正術【びちゅうかくきょうせいじゅつ】
鼻中隔の彎曲した部分を除去する手術。

鼻閉【びへい】
鼻閉塞、鼻詰まりのこと。炎症による鼻粘膜組織の肥厚、腫脹、浮腫、腫瘍など鼻疾患にみられる症状。

病巣感染【びょうそうかんせん】
身体の一部に慢性の感染源があるときこれが遠く離れたほかの部分の病気（腎炎など）を引き起こしている場合をいう。扁桃がいちばん感染源になりやすい。

鼻漏【びろう】
鼻腔粘膜から分泌されている粘液が、外鼻孔から漏れ出す状態になった場合。鼻汁ともよぶ。

副鼻腔【ふくびくう】
細い開口部によって鼻腔につながった空間。上顎洞、篩骨洞、前頭洞、蝶形骨洞がある（図13－5）。

副鼻腔炎【ふくびくうえん】
副鼻腔（上顎洞・篩骨洞・前頭洞・蝶形骨洞）で起きている炎症。急性

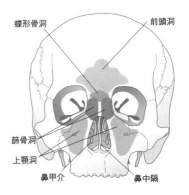

図13－5　副鼻腔

期では鼻づまり、匂いのする鼻汁、頬・鼻周囲・額の痛み、顔やまぶたの腫れ、発熱などの症状がみられる。

副鼻腔ムコツェーレ【ふくびくう―】
副鼻腔に嚢腫ができ、そこに粘液がたまって周囲の洞壁が圧迫拡張されるもの。前頭洞、篩骨洞にできやすい。粘液が膿性化したときはピオツェーレという。手術を要する。

フレンツェル眼鏡【―めがね】
15〜20Dの凸レンズでできており、眼振を正確に観察するために用いる。

噴霧器【ふんむき】
薬剤を目的の場所に霧のように広範な部位に吹きかけ、消炎剤あるいは麻酔剤をかける。主に鼻用、喉頭用が用いられる。特別のものとして鼻内にペニシリンなどを噴霧する陰圧噴霧器（ネブライザー）がある。

ベロックタンポン
高度の鼻出血の場合、とくに血液が咽頭に多量に流下するときに実施す

13

耳鼻咽喉疾患

る。上咽頭の大きさにあわせてガーゼ塊をつくり、これの導入にはベロック管またはネラトンカテーテルを用いその先端に糸輪をつけて上咽頭にはめこむ。

扁桃周囲膿瘍【へんとうしゅういのうよう】
口蓋扁桃炎の急性憎悪から移行し、周囲炎や膿瘍を形成する。咽頭痛、嚥下痛、含み声、開口障害、放散性耳痛などの症状がみられる。

扁桃摘出術【へんとうてきしゅつじゅつ】
口蓋扁桃を残らずとってしまう手術。

扁桃誘発検査【へんとうゆうはつけんさ】
扁桃が病巣原になっているか否か調べるために扁桃マッサージ、超音波などの刺激を与えた後に体温、血沈、尿タンパク、白血球数などの変化をみる。

ーーーーー ま ーーーーー

慢性喉頭炎【まんせいこうとうえん】
急性喉頭炎のくり返しの発症や、鼻炎、副鼻腔炎に伴う後鼻漏の影響、喫煙や飲酒、過度の発声などが原因で、嗄声、咳嗽、咽頭不快感などの症状がみられる。

慢性中耳炎【まんせいちゅうじえん】
鼓膜に穿孔があって難聴と耳漏を伴う。

メニエール病【―びょう】
原因不明であるが、内耳の内リンパ水腫によって起きると考えられる。発作的に回転性めまい、耳鳴、難聴が起き、この発作が間隔をおいて反復するのが特徴の病気である。

ーーーーー や ーーーーー

薬液置換法【やくえきちかんほう】
プレッツ法のことで、副鼻腔炎の治療のとき、各種抗生剤などと洞内の空気、膿汁などとを置き換える方法。

謡人結節【ようじんけっせつ】
慢性喉頭炎の一種で声帯の前部に両側性に浮腫を生じ、結節をつくるもの。

ーーーーー ら ーーーーー

ラリンゴマイクロサージャリー
声帯ポリープ、謡人結節などを手術する場合、主として全身麻酔下で双眼顕微鏡で局所を拡大して観察しながらする手術をいう。

流行性耳下腺炎【りゅうこうせいじかせんえん】
2〜3週間の潜伏期を経て発症し、片側あるいは両側の唾液腺の腫脹を特徴とするムンプスウイルス感染。おたふくかぜ、ムンプス。

ーーーーー わ ーーーーー

ワルダイエル咽頭輪【―いんとうりん】
口蓋、咽頭、舌根、耳管各扁桃が輪状に配列されている状態をいう。

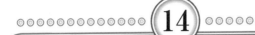

眼疾患

あ

ICL
　眼内コンタクトレンズ。眼の中に移植する屈折矯正術。

アデノウイルス
　流行性角結膜炎の原因となるウイルス。8、19、37型および53型、54型、56型の新型アデノウイルスによる（→流行性角結膜炎）。

暗順応【あんじゅんのう】
　明所から暗所に入ると、最初は暗くて何も見えないが、時間の経過とともに周囲のものが見えてくること（→明順応）。

アルゴンレーザー
　アルゴンイオンのガスを用いる気体レーザーで、水に吸収されにくく、血液の赤い色に吸収されやすい性質がある（→網膜光凝固）。

アレルギー性結膜炎【―せいけつまくえん】
　目の表面に花粉などのアレルゲン（アレルギー反応を引き起こす物質）が付着して、結膜に炎症を起こす疾患。症状として充血、目ヤニ、涙がでる、痛み、痒みなどがある。

うっ血乳頭【―けつにゅうとう】
　脳腫瘍などによって、脳圧が亢進し、視神経乳頭が硝子体中に突出した状態。

遠視【えんし】
　眼軸が短くて、遠方の像が網膜の後方に結ぶ眼の状態。凸レンズで矯正する。

黄斑【おうはん】
　網膜の一部で、最も視力の強い部分（→ p.25、図 1 - 19）。

か

外眼筋【がいがんきん】
　眼球運動を行う横紋筋。外転神経支配の上直筋と、動眼神経支配の下直筋、内直筋、外直筋、下斜筋、滑車神経支配の上斜筋の6つがある（→ p.25、図 1 - 19）。

開放隅角緑内障【かいほうぐうかくりょくないしょう】
　眼球内での房水の流出が障害されるため眼圧が上昇する緑内障。正常の眼圧よりやや高い状態だが、眼圧上昇の自覚症状（目のかすみ、眼痛など）がほとんどない（→閉塞隅角緑内障）。

角板【かくばん】
　眼瞼の手術などに際して、角膜を保護するために用いる。

角膜【かくまく】
　眼球の最も外側にある組織の1つ。眼球は角膜と強膜の2つでおおわれている（→ p.25、図 1 - 19）。

角膜ぶどう腫【かくまく―しゅ】

角膜に虹彩が癒着し、混濁して、この部分が膨隆した状態。

加齢黄斑変性【かれいおうはんへんせい】
加齢によって起こる黄斑の変性症。萎縮型と脈絡膜新生血管などが生じる滲出型がある。

眼圧【がんあつ】
眼房水の循環によって保たれている眼球内圧のこと。通常10〜20mmHgである。

眼位【がんい】
両眼の位置関係のことで、両眼の視線が一致している状態を正位とよび、ずれた状態を斜視とよぶ。

眼窩【がんか】
ほぼ四面錐体の形をした凹みで、眼球およびその付属物を入れている。

眼球運動障害【がんきゅううんどうしょうがい】
眼筋そのものや眼球運動にかかわる神経の障害や麻痺により眼筋の働きが悪くなる。

眼球陥凹【がんきゅうかんおう】
眼球が眼窩内に落ち込んでしまうこと。

眼球振盪【がんきゅうしんとう】
眼球が相反した方向に交代的に連続的にする運動（眼振）。一側の迷路が刺激状態にあれば外から刺激を与えなくても眼球振盪は起こる。これを特発性眼球振盪という。人工的に刺激を与えて眼球振盪を起こす検査もある（→眼振）。

眼球付属器【がんきゅうふぞくき】
眼瞼、結膜、涙器、眼筋、眉毛をいう。

眼球突出【がんきゅうとしゅつ】
眼窩内の腫瘍の圧迫やバセドウ病が原因で、眼球が突出する症状。

眼茨【がんきょう】
眼球手術後などに、外部よりの力（圧迫など）から眼を保護するために用いるもの。

眼筋麻痺【がんきんまひ】
脳梗塞や脳出血、脳腫瘍などの脳内の異常や動脈瘤の発生した部位によって、目の筋肉を調整する神経が障害され、目がうまく動かなくなる状態。ものが二重に見える複視を認める。

眼瞼【がんけん】
まぶたのこと。上眼瞼と下眼瞼からなり、眼球を保護する。

眼瞼下垂【がんけんかすい】
上眼瞼の挙上不全をいう。動眼神経麻痺などによって起こる。

眼瞼反転【がんけんはんてん】
瞼結膜および円蓋部結膜を見るために眼瞼を反転すること。

眼脂【がんし】
めやに。

眼軸【がんじく】
眼球の前後径。

眼振【がんしん】
（→眼球振盪）

眼精疲労【がんせいひろう】
眼を使う作業により、通常以上に疲れやすい状態。頭痛、眼痛、肩こりなどの症状を伴う。

杆体（杆状体細胞）【かんたい（かんじょうたいさいぼう）】
視細胞の1つ。光覚に関係して、網膜の周辺部に多く存在する（→錐

234

体)。

眼痛【がんつう】
角膜、結膜、眼瞼などの痛みを表面痛といい、毛様体などの痛みを深部痛という。

眼底検査【がんていけんさ】
眼球内にある網膜や視神経乳頭を調べる検査。

眼底出血【がんていしゅっけつ】
糖尿病網膜症、網膜静脈閉塞症、高血圧性網膜症、白血病、貧血、膠原病などが原因で眼底に出血を起こす。網膜出血と硝子体出血がある。

眼房水【がんぼうすい】
角膜と毛様体および水晶体との間にある、虹彩を境とした、前眼房と後眼房を満たしている透明な液体をいう。房水ともいう。角膜・水晶体などへの栄養補給・酸素供給などの働きがある（→ p.25、図 1 - 19）。

眼筋【がんきん】
内眼筋（毛様体と虹彩）と外眼筋（内直筋、外直筋、上直筋、下直筋、上斜筋、下斜筋）、上眼瞼挙筋がある（→ p.25、図 1 - 19）。

牛眼【ぎゅうがん】
小児の緑内障で、眼圧の亢進によって、眼球の拡大したもの。

急性出血性結膜炎【きゅうせいしゅっけつせいけつまくえん】
エンテロウイルス70型、コクサッキーウイルス A24型による結膜炎。眼瞼腫脹、結膜充血、結膜下出血がみられる。

挟瞼器【きょうけんき】
眼瞼の手術のときに用いる器械。止血、眼瞼の固定に用いる。

矯正視力【きょうせいしりょく】
眼鏡・コンタクトレンズなどを使用して測定した視力のこと。

近視【きんし】
水晶体の屈折力の割合に眼軸が長すぎ、遠方のものの像が網膜の前方に結ぶ眼の状態。凹レンズで矯正する。

結膜【けつまく】
まぶたの裏側から折り返して強膜（眼をおおう白く丈夫な線維層）をおおい、角膜（虹彩と瞳孔の前にある透明な層）の縁まで続いている膜（→ p.25、図 1 - 19）。

検影法【けんえいほう】
他覚的に眼の屈折状態を調べる検査法。

検眼鏡【けんがんきょう】
眼底検査、検影法、徹照法などのときに用いる反射鏡。

瞼板【けんばん】
かたい結合組織よりできており、眼瞼の支柱をなしている。

瞼板腺梗塞【けんばんせんこうそく】
瞼結膜下に黄色、不透明な脂肪塊のみられるもの。霰粒腫の原因となる。

瞼裂【けんれつ】
上眼瞼と下眼瞼の間の眼球が露出しているところ。

光覚【こうかく】
光を感ずる眼の能力。網膜の視細胞のうち、明るいところで働く錐体と、暗いところで働く杆体がある。

交感性眼炎【こうかんせいがんえん】
外傷または手術のあとで炎症を起こし、反対側の眼にも炎症を起こして、視力の悪くなるもので、そのまま置けば両眼ともに失明する。

14

眼疾患

虹彩【こうさい】

ブドウ膜の前端部にあり、中央部は瞳孔により貫かれている円盤状の薄い膜である。眼球の中に入る光の量を調節する。カメラのしぼりに相当する（→ p.25、図1 - 19）。

光視症【こうししょう】

視野のなかに光を感じる症状。

後房【こうぼう】

虹彩と水晶体・硝子体の間。後眼房ともいう（→ p.25、図1 - 19）。

━━━━ さ ━━━━

細菌性結膜炎【さいきんせいけつまくえん】

細菌感染による結膜炎。充血、眼脂、流涙（涙が溢れるように流れ落ちる状態）などの症状がある。

散瞳【さんどう】

瞳孔が大きく開いている状態で、基準は瞳孔の大きさが両眼とも5mm以上（→縮瞳）。

散瞳薬【さんどうやく】

一時的に散瞳させる点眼薬。眼底検査や内眼手術の際に、外側から眼球の内側を観察しやすい状態にするために行う（→ p.78）。

霰粒腫【さんりゅうしゅ】

瞼板の中に、球状の硬結をつくるもので、慢性肉芽性炎症。

ジオプトリ

レンズの屈折力を数量的に表したもので、焦点距離1mのものを1ジオプトリ、1／2（50cm）のものを2ジオプトリという。

色覚【しきかく】

主として錐体の機能で、可視光線の各波長に応じて起こる感覚。ヒトの感じる光の波長はやく400nm（紫）～800nm（赤）といわれている。

色覚異常【しきかくいじょう】

網膜には、赤、青、緑を感じる3種類の錐体があり、色を区別することができる。3種類の内1つの機能が悪いものを色弱（異常3色覚）とよび、3種類の内1つが全く機能しないものを色盲（2色覚）という。赤緑色覚異常が最も多い。

色覚検査【しきかくけんさ】

色覚異常を検出する検査。色覚検査表（石原表）や色相配列検査（パネルD-15）などが用いられる。警察官、消防官、自衛官、パイロットなど、交通・運輸関係の列車・飛行機・船の操縦士などで職業制限が設けられている。

視交叉【しこうさ】

視神経が眼球から出て、脳底で交叉すること。

視神経【ししんけい】

網膜の神経線維が集中したもので、眼球後部より出て、視神経交叉、視索を経て脳の視中枢に達する。

視神経乳頭【ししんけいにゅうとう】

視神経の束が脳へと向かうために、強膜を突き抜ける一点のことをいう（→ p.25、図1 - 19）。

視能訓練士【しのうくんれんし】

CO：Certified Orthoptist。小児の弱視や斜視の視能矯正、視機能の検査を行う国家資格をもつ専門技術職。

視野【しや】

眼を動かさないで見ることができる

範囲。

視野検査【しやけんさ】
まっすぐ前方を見ているときに、上下左右前方、どのくらいの範囲を見えているかを調べる検査。顔と目線を固定して一点を見つめ、周辺に出現する小さな光が見えたら、ボタンで知らせる（→ハンフリー視野計）。

視野障害【しやしょうがい】
視野自体が狭くなる狭窄、部分的に感度が低下する暗点などがある。

遮眼子【しゃがんし】
視力検査などのときに、片眼をおおいかくすために用いる。

弱視【じゃくし】
視力減退があり、それに相当する病変の見当たらないもの。

斜視【しゃし】
注視物体に向かって、視線が一致しないもの。俗に"やぶにらみ"という。

充血【じゅうけつ】
白目の部分が充血により赤く見えること。結膜充血と毛様充血に分けられる。

収差【しゅうさ】
レンズを通った光の束が一点に集まらない現象により、ぼやけ・歪み・色づきが起こること。

羞明【しゅうめい】
強い光に対して過敏で、不快を感ずるもの。"まぶしい、まばゆい"状態。

収斂作用【しゅうれんさよう】
硫酸亜鉛水和物などの点眼で起こる粘膜の血管収縮、分泌の抑制などをいう。

縮瞳【しゅくどう】
瞳孔が小さくなっている状態。基準は瞳孔の大きさ2mm以下である（→散瞳）。

シュレム管【―かん】
眼球内の房水を眼外の静脈系に排出する役割を果たす器官で、角膜の周囲を取り囲む輪状の管で、強膜内にある。胸膜静脈洞ともよばれる（→ p.25、図1 - 19）。

硝子体【しょうしたい】
水晶体と網膜の間を満たしている無色透明な膠様の液体(p.25、図1 - 19)。

硝子体混濁【しょうしたいこんだく】
硝子体が、生理的、病的に混濁した状態をいう。病的にはブドウ膜炎によって起こることが多い。飛蚊症を訴える。

睫毛乱生【しょうもうらんせい】
まつげの配列が不整なもの。

視力【しりょく】
物体の存在や、形状を認識する眼の能力。

視力検査【しりょくけんさ】
ランドルト環（アルファベットの「C」のようなマーク）を用いた視力表による検査。視力表から5メートル離れた場所から、指示されたマークの切れ目を指せるか否かで視力を判定する。

水晶体【すいしょうたい】
両面凸のレンズの形をなし、瞳孔の後ろにある。水晶体小帯によって毛様体とつながっている。カメラのレンズに相当する(→ p.25、図1 - 19)。

錐体（錐状体細胞）【すいたい（すいじょうたいさいぼう）】

視細胞の1つ。視力および色覚に関係して網膜の中心部に多く存在する（→杆体）。

正視【せいし】
水晶体の屈折力と眼軸の長さとがつりあって、遠方のものの像を調節せずに網膜上に鮮明に得られる眼の状態。

先天白内障【せんてんりょくないしょう】
隅角の形成不全で眼圧が上昇し、眼球の拡大、角膜の混濁がみられる（→牛眼）。

前房【ぜんぼう】
角膜と虹彩の間。前眼房ともいう（→ p.25、図1‐19）。

前房蓄膿【ぜんぼうちくのう】
虹彩毛様体より出てきた白血球が、前房内で沈殿した状態。

― た ―

中心暗点【ちゅうしんあんてん】
視野異常の1つ。視野の中心にある限局性の、全く見えないか、またはかすんで見える部分をいう。

中心性漿液性網脈網膜症【ちゅうしんせいもうみゃくらくまくしょう】
網膜色素上皮の障害。滲出性網膜剥離になる。40歳前後の男性に多い。

調節麻痺【ちょうせつまひ】
毛様体筋や動眼神経などの麻痺により、調整力の低下がみられる状態。

瞳孔【どうこう】
虹彩の中央にあり、光の強さにより、その大きさが変化する（→ p.25、図1‐19）。

糖尿病網膜症【とうにょうびょうもう

まくしょう】
糖尿病が原因で網膜が障害を受け、視力が低下する疾患。血管が障害されて脆くなることで、眼底出血を引き起こす。糖尿病腎症、糖尿病神経症と並んで、糖尿病の三大合併症で失明原因である3大疾患の1つ。

兎眼【とがん】
上眼瞼と下眼瞼の間である瞼裂が閉鎖不全を起こし、眼を閉じることができなくなった状態。

ドライアイ
涙液の分泌が減少したり、バランスが崩れることにより、角膜の表面に涙液が行き渡らなくなる障害。眼の乾燥感、眩しさ、異物感、視力低下などの症状がある。

― な ―

内眼筋【ないがんきん】
瞳孔を動かす平滑筋。交感神経支配の瞳孔散大筋と、副交感神経の瞳孔括約筋、毛様体筋をさす。

膿漏眼【のうろうがん】
（→淋菌性結膜炎）。

ノンコンタクト・トノメーター
空気を角膜に当て、非接触で眼圧を測定できる機器。

― は ―

白内障【はくないしょう】
水晶体の混濁した状態。年齢とともに水晶体は中央部から硬くなり、濁りを生じてくる（→老人性白内障、先天白内障）

麦粒腫【ばくりゅうしゅ】
　眼瞼の疾患で、睫毛嚢の脂腺の化膿性炎症。“ものもらい”ともいう。

ハンフリー視野計【―しやけい】
　顔と目線を固定して一点を見つめ、周辺に出現する小さな光が見えたら、ボタンで知らせる視野検査機器（→視野検査）。

半盲症【はんもうしょう】
　視神経交叉、またはそれより中枢部で、視路の障害によって起こった両眼の視野の欠損をいう。

光凝固【ひかりぎょうこ】
　（→網膜光凝固）

飛蚊症【ひぶんしょう】
　硝子体に混濁があるために、空または明るい所を見ると、蚊の飛んでいるようなものが見える状態。生理的なものと病的なものとがある。

鼻涙管【びるいかん】
　涙嚢より、鼻腔開口部にいたる部分をいう。

複視【ふくし】
　物が二重に見えること。

輻輳【ふくそう】
　ある点を見ようとするとき、眼筋の働きで両眼の視線はその方向に向かう機能。

ぶどう膜【―まく】
　脈絡膜、毛様体および虹彩の総称（→ p.25、図1-19）。

ぶどう膜炎【―まくえん】
　ぶどう膜は血管に富み、炎症を起こしやすい部位である。ベーチェット病、サルコイドーシス、フォークト-小柳-原田病が原因で、3大ぶどう膜炎とよばれる。視力低下、羞明、眼痛、毛様充血がみられる。

フリクテン性角結膜炎【―せいかくけつまくえん】
　ブドウ球菌や結核菌が原因で起きるアレルギー性疾患で、角膜縁に炎症を発症して小水疱ができ炎症の周辺部が充血する。

閉塞隅角緑内障【へいそくぐうかくりょくないしょう】
　閉房水の出口である隅角が虹彩によってふさがれ、房水がたまって眼圧が高くなる状態（→開放隅角緑内障）。

ヘルペス性角膜炎【―せいかくまくえん】
　単純ヘルペスウイルスや水痘-帯状疱疹ウイルスによる角膜炎。樹枝状角膜炎、円盤状角膜炎、角膜内皮炎に分類され、角膜の知覚低下がみられる。

変視症【へんししょう】
　ものがゆがんで見えたり、小さく、あるいは大きく見えること。網膜の黄斑部の異常による。

房水【ぼうすい】
　（→眼房水）

━━━ ま ━━━

未熟児網膜症【みじゅくじもうまくしょう】
　網膜血管の未熟性と、保育器内の高濃度・長時間の酸素投与により発症。網膜剥離を起こすと失明する。

脈絡膜【みゃくらくまく】
　網膜と鞏（強）膜の間にあり、網膜の栄養に関係している。色素が多く

遮光の役目をしている（→ p.25、図1 - 19）。

明順応【めいじゅんのう】
暗所から明所に入ると、最初はまぶしくてよく見えないが、慣れてくると周囲が見えてくるようになること（→暗順応）。

網膜【もうまく】
眼球内膜で、10層よりできている。その最も外側に視細胞（杆状体細胞および錐状体細胞）がある（→ p.25、図1 - 19）。

網膜光凝固【もうまくひかりぎょうこ】
眼底疾患（糖尿病網膜症、中心性網脈絡膜症、未熟児網膜症、網膜剥離など）の治療法の1つ。アルゴンレーザー光によって網膜に熱凝固を加えるものである。

網膜芽細胞腫【もうまくがさいぼうしゅ】
小児に起こる悪性腫瘍。初期には瞳孔の奥が帯黄白色に輝いてみえる。

網膜剥離【もうまくはくり】
網膜のうち神経網膜がその下の色素上皮から剥がれること。初期は飛蚊症や剥がれた部分の視野異常が起こり、中心まで及ぶと視力低下、放置すると失明する。

網膜裂孔【もうまくれっこう】
網膜の一部が引っ張られて裂けたり、薄くなって孔が開いたりした状態。近視眼で起こりやすい。放置すると網膜剥離に進行することがある。

毛様体【もうようたい】
虹彩と脈絡膜の中間にあり、房水を産生し眼の調節作用に必要な筋を含んでいる。

ものもらい
（→麦粒腫）

━━━━━ や ━━━━━

YAG レーザー
イットリウム（Y）・アルミニウム（A）・ガーネット（G）を用いたレーザーのこと。後発白内障や、虹彩切開に用いられる。

夜盲【やもう】
杆体の異常が原因で、暗いところではものが見えないこと。

融合【ゆうごう】
左右の眼の網膜像を、複視を避けるためには眼球運動を重ねて一致させ、1つの映像にする働き。

翼状片【よくじょうへん】
眼球結膜から三角形の結膜片が角膜に付着するもの。

━━━━━ ら ━━━━━

裸眼視力【らがんしりょく】
眼鏡なしの視力。

乱視【らんし】
角膜の彎曲が方向によって違うため、網膜の上に結ぶ像が散乱し不明瞭に見える眼の状態。

ランドルト環【─かん】
視力検査に用いられる視標の1つ。Cのマーク

立体視【りったいし】
両眼によって外界にある物体が、遠くにあるか、近くにあるかを判断し、外界を立体的に見る機能。

流行性角結膜炎【りゅうこうせいか

くけつまくえん】
アデノウイルスが原因で起こる結膜炎。結膜充血、眼瞼の発赤・腫脹、眼脂、結膜濾胞、角膜の点状混濁がみられる（→アデノウイルス）。

流涙症【りゅうるいしょう】
鼻涙管閉鎖のほか、涙腺の分泌過多によって起こるもので、涙が流れる状態。

両眼視【りょうがんし】
両眼で同一の物体を同時に単一視できること。

緑内障【りょくないしょう】
眼圧の亢進したものをいう（→開放隅角緑内障、閉塞隅角緑内障）。

淋菌性結膜炎【りんきんせいけつまくえん】
強い充血と黄色の（膿性眼脂）が大量に生じる。眼瞼結膜にも強い充血と腫れが起こる。新生児の場合、新生児膿漏眼とよばれる。

涙器【るいき】
涙腺と涙道から構成される（→ p.51）。

涙丘【るいきゅう】
目頭の内側にあるピンク色をした部分。内眼角部に近く、上方眼瞼縁に囲まれ、結膜に接して、小さい隆起がある。

涙腺【るいせん】
涙液を出すことによって角膜の表面の乾燥を防ぐ。

涙嚢【るいのう】
眼窩の内側部にあり、上下の涙小管が開いており、下方は鼻涙管に続く。

老視【ろうし】
水晶体の弾性が減り、近距離のものの像がとらえにくくなった眼の状態。

高年者に現れる。凸レンズで矯正する。老眼ともいう。

老人性白内障【ろうじんせいはくないしょう】
加齢に伴う水晶体の代謝障害。進行すると視野障害を生じる。

ロービジョン
矯正視力で0.05以上0.3未満をいう（WHO）。

15 歯・口腔疾患

あ

アフタ性口内炎【―せいこうないえん】
細菌、ウイルス、アレルギー、ビタミン欠乏、内分泌障害などいろいろな説があげられている。したがって、口内の不潔状態でも起こるが、全身疾患と関連して現れる。とくに眼、皮膚、粘膜症候群の一分症としても口腔にアフタが発症する。

インプラント治療【―ちりょう】
顎骨内に人工物（インプラント体）を植え込み、義歯やクラウン装着をする（人工歯根治療）。

齲窩【うか】
虫歯の穴。

齲蝕【うしょく】
細菌感染によって引き起こされ、歯牙の崩壊をきたす疾患。虫歯。ストレプトコッカス-ミュータンスが食物残渣の糖を栄養として繁殖し、そこから産生される酸が歯質を溶解する。

齲蝕症【うしょくしょう】
（→歯牙齲蝕症）。

永久歯【えいきゅうし】
乳歯に交代する歯を永久歯という。代生歯ともいう。生後6年から生後12年ごろまでに交代するが、第3大臼歯（親しらず・智歯）だけはこれよりずっと後になる。切歯・犬歯・小臼歯・大臼歯に区別され、合計28

～32本である。

エナメル質【―しつ】
琺瑯質。歯冠表層部をおおう、身体で最も硬い組織。

エナメル質形成不全【―しつけいせいふぜん】
乳歯の根尖性歯周炎が原因で生じる後継永久歯のエナメル質形成不全。後継の小臼歯や前歯に多い。ターナー歯ともいう。

エナメル上皮腫【―じょうひしゅ】
アダマンチノームともいう。歯牙原基に由来する顎骨にできる上皮性の腫瘍。多胞性のものと充実性のものがある。下顎に多い。歯原性腫瘍の1つである。

親しらず【おや―】
（→智歯）

か

開口器【かいこうき】
口が開きにくい患者や子どもに使う。

開口障害【かいこうしょうがい】
前歯切端間の距離を計って決める。正常な開口度は40mm（4横指）程度であるが、5mmまでを高度、10mmまでを中等度、10mm以上を軽度に区別する。まったく開口不能の場合は、顎関節強直症とよんでいる。炎症性、瘢痕性、関節性、神経

性、腫瘍性などに分類できる。

顎炎【がくえん】
炎症が顎骨にまで波及した場合で、その部位、程度により骨膜炎、骨髄炎に分けられる。

顎関節症【がくかんせつしょう】
顎運動時の関節痛、関節雑音、顎運動制限の3症状を主徴とする慢性経過のみられる症候群で、炎症症状は認められない。性別では女性に多く、また好発年齢は20歳台である。片側性に症状を訴える場合が多い。原因としては、不良補綴物、多数歯欠損による咬合の変化、咬合異常、頬づえなどの悪習慣や咀嚼筋の神経機能失調などの外因のほか、精神的ストレスによる内因性の疾患などが考えられる。また、原因が不明で突発性に発症するものも多い。

顎関節脱臼【がくかんせつだっきゅう】
下顎小頭が関節窩より離れて、顎運動不能の状態をいう。これには前方脱臼、後方脱臼、中央脱臼がある。また、あくびなどで口を大きく開いたときや外傷または暴力などによって起こる。また関節結節が低くて習慣性に脱臼する場合がある（習慣性脱臼）。

顎骨【がくこつ】
あごの骨。上顎骨、下顎骨がある。

顎骨骨折【がくこつこっせつ】
上顎骨と下顎骨の骨折がある。好発部位は上顎骨では歯槽突起骨折、口蓋の正中部縦骨折、横断骨折、錐体状骨折、頭蓋骨顔面分離などである。下顎骨では犬歯部骨折、小臼歯部骨折、下顎角部骨折、関節突起部骨折、正中部骨折、下顎枝中央部骨折、大臼歯骨折、歯槽骨骨折などがある。

顎骨骨髄炎【がくこつこつずいえん】
根尖性または歯肉辺縁性歯周炎や智歯周囲炎が歯槽骨内まで急速に広がり、さらに骨髄まで及んだ炎症。急性化膿性顎骨骨髄炎と慢性顎骨骨髄炎がある。

架工義歯【かこうぎし】
残った歯牙に維持を求め、欠損部に人工的に歯牙を作って連結接着、固定させるもの。

鵞口瘡【がこうそう】
主として消化不良などのため衰弱した哺乳児にみられる口内炎。舌、頬粘膜、軟口蓋などに白色円形の小斑点ができる（→ p.179）。

ガマ腫【―しゅ】
口腔底部すなわち舌下腺、顎下腺にできた貯留嚢胞である。ガマの喉頭嚢に似た形になるのでこの名がある。

義歯【ぎし】
齲歯や抜歯などで喪失した歯を補うために使われる補綴装置。架工義歯（ブリッジ）、有床義歯（局部義歯と全部床義歯）、インプラント義歯などがある。

キシリトール
虫歯の予防効果が実証されている天然甘味料。食後にキシリトール配合のガムなどを摂取するのが有効。厚生労働省より食品添加物として認可されている。

臼歯【きゅうし】
第一小臼歯（前から4番目）から第三大臼歯（前から8番目の智歯）の歯（合計20本）。

急性歯槽骨炎【きゅうせいしそうこつえん】
根尖性と歯肉辺縁性歯周炎が歯槽骨内にまで急速に広がり、激しい痛み、歯が押し出される感覚や動揺を自覚して、激痛を訴える。歯槽膿瘍や皮下膿瘍を形成する。

矯正（歯科矯正）治療【きょうせい（しかきょうせい）ちりょう】
ワイヤ、ブラケット、マウスピースなどを用いて、歯並びをよくする治療。

局部義歯【きょくぶぎし】
歯牙が部分的に欠如している場合、欠如歯を人工的につくったもの。

局部床義歯【きょくぶしょうぎし】
部分床義歯ともいう。部分的な取り外し可能な入れ歯。総義歯（全部床義歯）に対しての部分的という意味。残存歯にクラスプという装置で入れ歯を支えるようになっている。

グルカン
歯垢の成分となるもの。口腔内細菌がショ糖を基質とした不溶性物質。粘着性があり、歯面に付着し、分解されにくい。

継続歯【けいぞくし】
ポストクラウン。歯冠部が崩壊しても、歯根部が完全な場合に歯冠部を陶歯あるいは合成樹脂歯でつくり、根管にセメントで接着するもの。

欠損補綴【けっそんほてつ】
歯の欠損がおおい場合、義歯（入れ歯）を制作して行う補綴方法。

口蓋裂【こうがいれつ】
口蓋に破裂をきたした奇形。部位によって軟口蓋裂と硬口蓋裂および完全口蓋裂（硬軟口蓋裂）に分類する。外科的に閉鎖形成手術が行われる。1.5〜3歳が手術に適期。

光学印象採得【こうがくいんしょうさいとく】
口腔内スキャナーを用いた印象採得。ソフトウェアでデジタル化された情報がモニター上に写し出され、確認やさまざまな分析が行われる。

口角鈎【こうかくこう】
口角を牽引して広げ、手術を容易にする。

口腔カンジダ症【こうくう―しょう】
カンジダ-アルビカンスによる感染症。体力の低下などや菌交代現象として発症する。白色の偽膜が出現する。

咬合【こうごう】
上下顎を閉合した場合に生ずる上下歯牙の接触状態をいう。かみ合わせ。

口臭【こうしゅう】
唾液にわずかな有機物が存在し、口腔内は常に37℃に保たれているため、生理的な口臭が発生する。歯垢（プラーク）や歯石、歯周炎、齲歯、腫瘍による組織壊死によって口臭は出現する。

口唇【こうしん】
くちびる。

口唇ヘルペス【こうしん―】
単純ヘルペスウイルス1型（HSV-1）による感染症。紫外線や肉体疲労が誘因となり、口腔粘膜と皮膚に移行部やその周辺に小水疱が発生する。

咬頭【こうとう】
咬合面にある凸部。

口内炎【こうないえん】
　口腔粘膜に起こる炎症で局所ならびに全身的原因により発現し、多数の種類がある。

咬耗症【こうもうしょう】
　咬合することにより咬合面が減ってくるもの。高齢者に著明。

=== さ ===

サージカルパック
　歯周疾患あるいは歯周組織の外科的処置の後に創面を外来刺激から保護し、局所を安静に保ち、術後の出血や感染を防いで創傷、治癒を促す目的に用いられる創面被覆材。

残根【ざんこん】
　歯冠がなくなって歯根だけが残っている状態。

酸蝕症【さんしょくしょう】
　酸蝕によって歯の石灰分が脱灰して、もろい歯質となる状態。内因性の病因としては胃食道逆流症、摂食障害（過食症、拒食嘔吐）、アルコール依存症などが指摘される。外因性の病因としては、酸性度の高い飲食物や医薬品、サプリメントなどの過剰摂取などがある。

歯科衛生士【しかえいせいし】
　歯科医師のサポートを全般的に行い、歯科診療補助、歯科予防処置、歯科保険指導などを主な業務とする。

歯牙支持組織【しがしじそしき】
　歯根膜、歯槽骨、歯肉、セメント質を総合したもの。

歯牙酸蝕症【しがさんしょくしょう】
　菌とは関係しない酸溶解によるエナメル質やゾウゲ質の消失を起こす。塩酸、硝酸、硫酸、亜硫酸、フッ化水素、黄リンその他歯またはその支持組織に有害な物のガス、蒸気または粉塵（ふんじん）を発散する場所における業務に従事する労働者に対しては、6か月以内ごとに歯科医師による健康診断が義務付けられている。

歯牙腫【しがしゅ】
　オドントームともいう。歯胚の形成異常から生ずる腫瘍である。歯原性腫瘍の1つ。

歯牙組織【しがそしき】
　エナメル質、ゾウゲ質、セメント質、歯髄の4つを総合していう。

歯冠【しかん】
　歯のエナメル質におおわれた部分。

歯鏡【しきょう】
　デンタルミラー。肉眼で直視できないような部分を写してみる。1～3cm直径の円形凸面鏡。ときに開顎器、舌圧子の役目もする。

歯系腫瘍【しけいしゅよう】
　（→歯原性腫瘍）。

歯頸部【しけいぶ】
　歯冠と歯根の境。

刺激痛【しげきつう】
　（→誘発痛）

歯原性腫瘍【しげんせいしゅよう】
　歯牙組織に由来する腫瘍である。エナメル上皮腫、ゾウゲ質腫、セメント質腫、歯牙腫などがある。

歯垢【しこう】
　歯牙に付着した有機性の沈着物（→プラーク）。

歯垢除去【しこうじょきょ】
　（→プラークコントロール）。

歯根【しこん】
　歯のセメント質におおわれた部分。

歯根膜【しこんまく】
　歯根部をおおっている膜。

歯根膜炎【しまくまくえん】
　歯根膜は歯牙支持組織の1つである
ため、炎症が歯根膜にだけ限局され
ていることは少なく、たいてい歯周
囲組織に広がっている。

歯周組織【ししゅうそしき】
　歯を支持しているセメント質、歯根
膜、歯槽骨、歯肉のこと。

歯周ポケット掻爬術【ししゅう—そ
うはじゅつ】
　歯周ポケット（歯肉溝が深くなった
状態）の内面の歯石を除去する。

歯周病【ししゅうびょう】
　細菌の感染によって引き起こされる
炎症性疾患で、「歯肉炎」「歯周炎」
の2つに分けることができる。歯肉
と歯槽に炎症が及び、歯肉溝が深く
なり、歯槽骨が吸収される慢性疾患
（慢性歯周炎）。

歯周炎【ししゅうえん】
　炎症が歯槽骨まで広がり、歯槽骨の
吸収が始まったものをいう。進行す
ると歯肉から排膿がみられる。発生
部位により根尖部と歯肉辺縁部の2
つに区分される。以前は歯槽膿漏と
よばれた。

歯髄【しずい】
　ゾウゲ質内部の歯髄腔にあり、歯の
血管、神経が入っている。

歯髄炎【しずいえん】
　歯髄の外来刺激による炎症。歯髄組
織は刺激に対する抵抗力が弱いた
め、一度病変すれば自然治癒は望め

ず、放置すれば炎症は悪化進行して
壊死に陥る。治療は炎症歯髄の除去
が理想的である。

歯髄腔【しずいくう】
　歯のゾウゲ質に囲まれた部分をいい、
形は歯の外形を縮小したもので、中
に血管、神経に富む歯髄をいれる。
歯冠部歯髄の部分を髄室といい、歯
根部歯髄の部分を根管という。

歯石【しせき】
　歯牙に付着した堅い沈着物で、唾液
中の石灰塩類などの作用によってで
きる。

歯槽骨【しそうこつ】
　歯牙の植立している顎骨の一部。

歯槽骨炎【しそうこつえん】
　歯牙齲蝕症に続発する炎症で、1歯
のみにとどまらず、隣在歯に波及す
ることもある。炎症は歯槽突起部に
限局し、自発痛、圧痛が強く、食事
時の咬合は不能となる。

歯槽膿漏【しそうのうろう】
　（→歯周炎）。

失活歯【しっかつし】
　歯髄を除去するにあたって歯牙の知
覚を一時的、永久的に消失して無痛
的にする（無髄歯）。

歯肉【しにく】
　歯槽骨をおおっている口腔粘膜。以
前は歯齦ともよばれていた。

歯肉炎【しにくえん】
　種々の原因で起こる歯肉の炎症。

歯肉溝【しにくこう】
　歯と歯茎の間にある溝。健康な人の
歯肉溝は1〜2mmの浅い溝で、薄
いピンク色をして引き締まっている。

歯肉増殖症【しにくぞうしょくしょう】

フェニトイン、ニフェジピンなどの副作用（有害作用）による歯肉全体の増殖。増殖性歯肉炎。

歯胚【しはい】
歯牙の原基である。

自発痛【じはつつう】
歯髄と歯周組織により発する疼痛。とくに歯髄は、冷・熱・接触などの刺激を痛みとして感じる。歯髄炎が起こると、痛みは激しくなり、持続する。歯周組織では歯根膜、歯肉、骨髄、第3臼歯による急性炎症に由来する。

小窩裂溝【しょうかれっこう】
臼歯部咬合面や頬側面などに生じるくぼみのこと。齲歯の好発部位の1つ。

歯列矯正【しれつきょうせい】
歯並びが悪い場合、噛み合わせが悪い場合などを矯正する治療。

人工歯根治療【じんこうしこんちりょう】
（→インプラント）

ストレプトコッカス-ミュータンス
口腔にいるレンサ球菌の一種で、齲蝕の原因菌の1つ。グルカンという付着性の強い物質を産生し、歯の表面にプラークを形成させる。糖代謝により乳酸が産生され、プラーク内では唾液による水素イオンの影響により齲蝕になりやすい。

スポンジブラシ
先端がスポンジでできている棒状のブラシで、口腔内の粘膜を清拭するための器具。

舌炎【ぜつえん】
ビタミンB_{12}や葉酸の欠乏により、悪性貧血とともに舌の炎症、舌の灼熱

管、疼痛、舌乳頭の萎縮、舌表面の紅斑がみられる。

舌苔【ぜったい】
舌の表面にある白、褐色、黒色上の糸状乳頭とよばれる組織。健康状態によって色や形状が変化し、細菌を分解すると悪臭が発生、口臭の原因ともなる。

セメント質【―しつ】
白亜質。歯根表層部をおおう組織。

前歯【ぜんし】
中切歯、側切歯、犬歯よりなる。

総義歯【そうぎし】
全く歯のない口腔に人工的に歯牙を作製して用いる。粘膜面をおおう床板があって維持装置となる。

ゾウゲ質【―しつ】
歯牙の主体をなすかたい組織。

ゾウゲ細管【―さいかん】
ゾウゲ質にある無数の管で、直径は$0.8\sim2.2\mu$m。歯の神経に向かって通り、歯に栄養を送る。同時に齲歯の原因菌も入り込んでしまうため、齲歯を進行させ、歯髄に痛みが伝わる。

咀嚼【そしゃく】
食物をかみくだくこと。

――― た ―――

第3大臼歯【だいさんだいきゅうし】
智歯（親しらず）

唾液腺【だえきせん】
小唾液腺は口腔内に多数散在する。大唾液腺は耳下腺、顎下腺、舌下腺の3つがある。大唾液腺の開口部は上顎第1大臼歯相当部の頬粘膜と舌の下に位置する舌下小丘である。

唾石症【だせきしょう】
　唾液腺やその他の排泄管の中には、しばしば唾石が生ずる。これに関連して起こる症候群を唾石症という。唾液の分泌、排泄を妨げ、食事時疼痛（唾石仙痛）がある。顎下腺が多く、この場合は口腔内より切開して摘出する。

単純性歯肉炎【たんじゅんせいしにくえん】
　（→プラーク性歯肉炎）

智歯【ちし】
　第3大臼歯。親しらず。

智歯周囲炎【ちししゅういえん】
　萌出不全（難生）な智歯にしばしば起こる炎症。

デンタルフロス
　細い繊維（フィラメント）を束ねて糸状にしたもの。歯と歯の間の狭い隙間に通して、歯ブラシでは落としきれない歯垢をかき出す。

動揺【どうよう】
　歯がぐらぐらと動くこと。

ドライマウス
　口の中やノドが頻繁に乾く状態。口腔乾燥症ともよばれる。発症者数800万人以上と推定される口腔内の現代病。原因は唾液の分泌量が極端に低下。

━━━━━━━ な ━━━━━━━

ナイトガード
　夜、睡眠時に装着し、歯と歯が接触し損傷する事を防止するための強化プラスチック製のマウスピース。

軟化ゾウゲ質【なんか―しつ】
　歯牙硬組織が齲蝕により分解されやわらかくなったもの。病的ゾウゲ質のこと。軟牙、軟化牙質と略している。

乳歯【にゅうし】
　いわゆる子どもの歯で脱落歯ともいう。ヒトは2回歯が発生し、先に生える歯を乳歯という。前から乳切歯、乳犬歯、乳臼歯の区別をする。合計20本である。乳歯は生後6か月ごろから萌出しはじめ生後2～3年で生えそろう。そして生後6年ごろから順次永久歯に交代し、生後12年ごろには永久歯だけの歯並びとなる。

━━━━━━━ は ━━━━━━━

白板症【はくはんしょう】
　ロイコプラキアともいう。粘膜にできる白色斑で、口腔、陰唇内面の粘膜など、刺激を受けやすい所に発生する。男性に多く女性に少ない。白板症のなかには癌に移行するものもあるので前癌症ともよばれている。

発音【はつおん】
　口唇、歯、舌、頬粘膜、硬口蓋、軟口蓋がかかわる。子音系の発音では前歯が深く関与する。

抜歯【ばっし】
　歯牙を抜き去ること。

ハッチンソン歯【―し】
　先天性梅毒による歯の形成異常。先天性梅毒の症状の1つとされている。

斑状歯【はんじょうし】
　歯牙表面に着色斑ができて、凹凸となる。フッ素の過剰摂取により発現するといわれている。

覆髄【ふくずい】
　窩底（窩洞の底面）が歯髄に近接したり歯髄が露出した際、防腐的薬剤で歯髄をおおい保護する。

プラーク
　（→歯垢）

プラークコントロール
　歯牙に付着した歯垢を歯ブラシ、デンタルフロス、歯間ブラシなどの口腔清掃用具を用いて除去する。

プラーク性歯肉炎【―せいしにくえん】
　口腔内の細菌が増殖し、歯肉からの出血、歯肉の発赤・腫脹が認められる炎症。単純性歯肉炎。

ブリッジ
　少数の歯が欠損している場合、欠損部位の前後の歯をクラウンや継続歯にして橋をかけるように欠損を補う補綴方法。

萌出【ほうしゅつ】
　歯が生える現象。

補綴【ほてつ】
　歯牙やその付近組織に生じた解剖的欠損および異常を人工的物質で整形し、低下した機能を回復する。

━━━━━ ま ━━━━━

埋伏歯【まいふくし】
　萌出しないまま歯槽骨、歯肉の中に存在する歯牙。一部歯冠が出たものを半埋伏、不完全埋伏という。

磨耗症【まもうしょう】
　歯ブラシなどでの磨き過ぎで歯面が減ってくること。

ミュータンス菌【―きん】
　（→ストレプトコッカス - ミュータンス）

盲嚢【もうのう】
　歯周病の1つの症状で、正常歯肉溝の深さは2mmくらいだが歯槽骨の破壊吸収とともに深くなり、その部より排膿を認める。

モース硬度計【―こうどけい】
　1度から10度に分けられ、すべての硬度を試験することができる。エナメル質は人体においていちばん硬く、モース硬度計6〜7度である。

━━━━━ や ━━━━━

有床義歯【ゆうしょうぎし】
　損失した歯が多い場合などに使用される歯の土台がある取り外し可能な入れ歯のこと。

誘発痛【ゆうはつつう】
　齲蝕の初期段階で、水や空気をかけたり、器具で叩くことで発生する。歯周組織では、歯周病や歯根の炎症の罹患、かみ合わせなどで痛みが誘発される（→自発痛）。

━━━━━ ら ━━━━━

流行性耳下腺炎【りゅうこうせいじかせんえん】
　ムンプスウイルスによる感染症。おたふくかぜ。耳下腺部分の腫脹と疼痛とともに、高熱を発する。

レーザー治療【―ちりょう】
　歯周病や虫歯に対して、赤外線のエネルギーを用い感染している歯を分解、殺菌することができる治療法。

15

歯・口腔疾患

放射線療法

あ

アフターローディング法【―ほう】
体腔内や組織内に線源を挿入して照射する場合に、アプリケーター（固定用具）を前もって体内に装着した後で、線源を送り込む方法。術者の被曝を避けるのが目的。

アルファ（α）線【―せん】
放射線の一種で陽電気（ヘリウム原子核）をもつ粒子線。透過力は小さいが生物作用は大きい。ラジウムからも出るが、白金で濾過される。

アンギオグラフィー
（→血管造影法）

医学物理士【いがくぶつりし】
放射線医学における物理的および技術的課題の解決に先導的役割を担う者。

一門照射【いちもんしょうしゃ】
病巣を一照射野、一方向のみで照射する方法。

イメージングプレート
特殊な蛍光体をプラスチックフィルム上に添付したもの。デジタルデータとして取得するため撮影写真の劣化もなく、管理も容易。また、X線情報を消去でき、くり返し使用することが可能。

医療被曝【いりょうひばく】
X線などの放射線を利用した、健診・検診・診断・治療などの医療に伴っ

て受ける放射線被曝のこと。医療を受ける際に被曝した患者がその医療行為から直接利益を受けるため、個人の線量限度は設けられていない。

陰性造影剤【いんせいぞうえいざい】
ガス体の造影剤で、周囲組織より透過性が大なので、より濃く写る。空気、O_2、CO_2など。

インターベンショナルラジオロジー
IVR：Interventional Radiology。X線やCT、超音波などの画像診断装置で身体の中を透かして見ながら、細い医療器具（カテーテルや針）を入れて、標的となる病気の治療をする方法。

ウィルヘルム・コンラド・レントゲン
1895年にX線を発見したドイツの物理学者。

宇宙線【うちゅうせん】
地球外よりくる透過力の強い一種の放射線。

運動照射法【うんどうしょうしゃほう】
できるだけ病巣の線量を多くして、周囲の健康な部位にはあまりかからないように、患者または線源を運動させながら照射する方法。回転・振子照射法などはこの一種である。

X線【―せん】
高速度電子が物体に衝突したときに発生する放射線の一種で、紫外線よりさらに短い波長範囲を有する電磁

波である。1895年 W.C. レントゲンの発見による。

X線画像診断【—せんがぞうしんだん】
X線を外から照射して体内を透過したX線を検出することで体内を調べる検査。さまざまな疾患の初期診断に利用される。

X線写真の原理【—せんしゃしん—げんり】
原子番号が高く、比重、密度が大であるほどX線の吸収は大である。また写真乳剤はX線量が大であるほど黒化が著しい。人体組織のX線吸収の大小を写真の濃度で表すのがX線写真である。

X線の性質【—せん—せいしつ】
不可視性、直進性、物質による吸収、散乱、写真作用、化学作用、電離作用、蛍光作用、生物学的作用などがある。

X線の線質【—せん—せんしつ】
線質は波長によって決まる。管電圧が高いほど波長は短くなり、物質透過性は大になり、一般に硬いといわれる。波長の長いものは軟線という。

X線の発生方法【—せん—はっせいほうほう】
X線管内の陰極を電流によって加熱し、生じた熱電子を、陰極と陽極との間にかけた高電圧によって陽極焦点に衝突させるとX線が発生する。この高電圧には、15kVから400kV程度まで現在用いられているが、電圧によってX線の波長、すなわち線質が変化する。

MRI検査【—けんさ】
Magnetic Resonance Imaging。核磁気共鳴画像。強力な磁石と電波を使って、磁場を発生させて行う。放射線を使用しないため、放射線被曝がない。

MRリニアックシステム
高磁場MRIとリニアックを融合した高精度放射線治療システム。MR画像を確認しながら、腫瘍とその進展範囲、周囲臓器との位置関係をリアルタイムに捉え、腫瘍をピンポイントで照射する。

遠隔式後装填法治療装置【えんかくしきこそうてんほうちりょうそうち】
体内に留置したチューブに遠隔操作で線源を送り込み、身体の中から放射線を照射（内部照射）する治療法。主に、子宮や気管支、胆道、食道、直腸などの管腔臓器に発生した腫瘍に対して行われる。

─────── か ───────

回転照射法【かいてんしょうしゃほう】
患者に対して線源を回転させて病巣を照射し、病巣の深部率を高める方法。運動照射法の1つ。

外部照射【がいぶしょうしゃ】
体外から放射線を照射する方法。

外部被曝への低減【がいぶひばく—ていげん】
放射線源からの被曝（外部被曝）を低減させるためには、遮蔽、距離、時間の3つの要素が重要となる。

化学線【かがくせん】
紫外線のこと。冷線ともいう。

核医学診療【かくいがくしんりょう】
細胞を傷害する作用をもった放射線

放射線療法

251

を放出する放射性同位元素を利用し、検査・診断を行うこと。

可視光線【かしこうせん】

人間の視覚に感じられる波長範囲の電磁波。7,600～3,900Å、赤～紫。腫瘍組織に集まりやすいので腫瘍シンチグラムに用いられる。

画像誘導放射線治療【がぞうゆうどうほうしゃせんちりょう】

治療台に患者が寝ている状態で撮影したX線画像やCT画像から骨・腫瘍・正常臓器の位置情報を把握し、治療台を適切な位置に補正（誘導）し、放射線を照射する。

カラードプラ法【―ほう】

超音波検査の表示モードの1つ。超音波プローブに近づく（向かってくる）方向の流れを赤系、プローブから遠ざかる（離れていく）方向の流れを青系で表示される。

含鉛ゴム【がんえん―】

鉛を含ませたゴム板（布）で、X線透過率が少ないので、防護衣、フィルムおおい、照射野おおいなどに用いられる。

完全変性反応【かんぜんへんせいはんのう】

運動神経麻痺が高度で、電気刺激に対して反応を示さない状態。電気変性反応。

下大静脈フィルター留置術【かだいじょうみゃく―りゅうちじゅつ】

下肢から移動する大きな血栓が肺へ行かないように、下大静脈フィルター（金属の傘のようなもの）を留置する。足の付け根に消毒・局所麻酔を行い、静脈から穿刺しカテーテルを挿入、静脈を造影しながらフィルターを入れる位置を決める。

肝動脈化学塞栓療法【かんどうみゃくかがくそくせんりょうほう】

鼠径部や肘、手首の動脈からカテーテルを入れ、血管造影しながら先端を肝動脈まで挿入し、細胞障害性抗がん薬と肝細胞がんに取り込まれやすい造影剤を混ぜて注入し、その後、肝動脈を詰まらせる塞栓物質を注入する治療法。

感応電流【かんのうでんりゅう】

感伝電気。感応コイルで発生する周波数20～60の一種の低周波交流電気である。

感応電流療法【かんのうでんりゅうりょうほう】

神経、筋肉を刺激して収縮を起こさせるので神経麻痺の治療、診断に用いられる。

ガンマカメラ

（→シンチレーションカメラ）。

ガンマ（γ）線【―せん】

放射線の一種で、波長の非常に短い電磁波。ラジウム、放射性同位元素などから出る。

緩和的放射線治療【かんわてきほうしゃせんちりょう】

進行したがんやほかの部位に転移したがんが対象。強い痛みを伴う骨への転移がんでは、放射線治療により痛みの改善やQOLの向上が期待できる。

気管支造影法【きかんしぞうえいほう】

ディオノジールなどの陽性造影剤を気管支に注入して造影撮影を行う方法。

逆行性尿路造影検査【ぎゃっこうせいにょうろぞうえいけんさ】
尿道からカテーテルを介して造影剤を注入し、膀胱、尿管、腎盂を逆行性に造影。

急性期有害事象【きゅうせいきゆうがいじしょう】
放射線治療の影響により起こる有害事象のうち、治療中や終了直後に現れるもの。皮膚炎、粘膜炎、脱毛、骨髄抑制などがある。

急性放射線皮膚炎【きゅうせいほうしゃせんひふえん】
比較的短期間に大量の放射線をあびて起こる皮膚炎。脱毛、発赤、水疱、びらんなどの症状がある。

キュリー単位【―たんい】
記号Ci。放射能物質の量を表す単位。ベクレル（Bq）に改正。

胸部単純撮影法【きょうぶたんじゅんさつえいほう】
一般には、立位で吸気時呼吸停止をさせ背腹方向（後前方向）で直接撮影する。

強度変調放射線治療【きょうどへんちょうほうしゃせんちりょう】
IMRT。コンピュータ制御でがん病巣の形に合わせて、いろいろな方向から照射する治療法。

距離逆二乗法則【きょりぎゃくじじょうほうそく】
放射線（光線）が線源からの距離の二乗に反比例して減弱することをいう。2倍→1/2²=1/4

近接照射法【きんせつしょうしゃりょうほう】
焦点・皮膚間距離をできるだけ近づ

けて照射する方法で、表面に大量、深部に少量がかかるようにするもの。

空間的線量分布【くうかんてきせんりょうぶんぷ】
人体内各部位の線量の分布状態。

腔内照射【くうないしょうしゃ】
体腔（腔、子宮頸管など）内に小線源を挿入して照射する方法。

グレイ
記号Gy。放射線の吸収線量の単位。物質1kg中に1J（ジュール）のエネルギーが吸収されたときの線量を1Gyとよぶ。

経皮経肝胆道造影【けいひけいかんたんどうぞうえい】
PTC。肝臓を穿刺して肝内胆管に造影剤を注入する方法。

経皮的冠動脈形成術【けいひてきかんどうみゃくけいせいじゅつ】
PTCA。狭くなった冠動脈を血管の内側から拡げるために行う低侵襲的な治療法。経皮的冠動脈インターベーション（PCI）ともよばれる。

経皮的椎体形成術【けいひてきついたいけいせいじゅつ】
潰れた椎体内に、医療用のセメントを注入して、瞬時に補強固定する方法（PVP）と、骨セメントを注入する前に丈夫な風船を挿入して、潰れた椎体内を整えてから骨セメントを注入する方法（BKP）がある。いずれもCTガイド下もしくはX線透視下で注入針を穿刺する。

経皮的膿瘍ドレナージ術【けいひてきのうよう―じゅつ】
CTや超音波の画像を見ながら皮膚をとおして膿瘍内にカテーテルを留

置し、膿を排出させる方法。

血管造影検査【けっかんぞうえいけんさ】

動脈や静脈、リンパ管などの脈管系の分布やその形状、脈管内の血行動態などを評価する。直接あるいは留置したカテーテルから造影剤を投与し行う。アンギオグラフィともいう。

原子の構造【げんし―こうぞう】

原子核とそれを取り巻く電子とからなる。原子核の中には陽子(正電気)、中性子などがあり、全体として正の荷電をもち、電子は負の電気をもっている。

原子番号【げんしばんごう】

元素を原子量の順にならべた周期表上における番号。

原子量【げんしりょう】

原子の質量をいい、炭素原子のそれを12として、その相対量で表した値。

原爆症【げんばくしょう】

原子爆弾で起こる障害。爆風、熱放射、放射能の3要素からなり、それぞれ爆傷(外傷)、熱傷(火傷)、放射能症を起こす。

高圧撮影法【こうあつさつえいほう】

高電圧のX線(硬線)で撮影する方法。骨の陰影を薄くしたり、透過性が大なのでいろいろな利点がある。

公衆被曝【こうしゅうひばく】

職業被曝や医療被曝のどちらにも当てはまらない個人の被曝のこと。計画的に管理できる平常時(計画被ばく状況)、事故や核テロ等の非常事態(緊急時被ばく状況)、事故後の回復や復旧の時期等(現存被ばく状況)の3つの状況に分けられる。一般公衆の線量限度が年間1ミリシーベルト以下になるように定められている。

甲状腺機能検査【こうじょうせんきのうけんさ】

ヨード131の摂取率測定などによって行われるヨード代謝の検査のことをいう。

高精度放射線治療【こうせいどほうしゃせんちりょう】

がん病巣の形状に合わせて放射線に強弱をつける強度変調放射線治療や、三次元的に多方向から放射線を照射する定位放射線治療、正常組織への被曝をできるだけ抑え、がんに集中して放射線を照射する放射線治療、治療直前の患者の腫瘍位置を正確に捉えることでより精度の高い照射をする画像誘導放射線治療などがある。

個人被曝総量計【こじんひばくそうりょうけい】

個人の被曝線量の管理を行う。蛍光ガラス線量計やフィルムバッジなどを装着する。

骨塩定量検査【こつえんていりょうけんさ】

骨を構成しているカルシウムなどのミネラル類の量を測定する検査。エネルギーの異なる2種類のX線を用いて骨とほかの組織とを区別し、骨密度を測定する方法(Dual-energy X-ray Absorptiometry:二重X線吸収測定法)

コバルト60

60Co、コバルトの放射性同位元素で、ガンマ線を出し、広く放射線治療に用いられる。半減期は5.3年である。

コンピュータ断層撮影【―だんそうさつえい】

CT：Computed Tomography。体外からX線を照射し、それぞれの方向からのX線透過度をコンピュータ処理し、体内画像を得る方法。CTと略称されている。脳出血、梗塞、腫瘍や、肝、膵疾患などの診断に用いられる。

コーンビームCT

X線CTを利用した医療用撮像法の1種。X線が円錐状に拡がり、回転撮影を行い、撮影データをコンピューターで処理をして立体画像が得られる。必要な領域を1回で照射するため、従来のX線CT装置に比べて時間短縮や精密な画像診断が可能。

―――――― さ ――――――

サイクロトロン

素粒子加速器の1つ。中性子線治療などに用いられる。

最大許容線量【さいだいきょようせんりょう】

最大被曝許容線量。放射線に携わる職業人が、身体に障害を起こさないためには、1年あたり0.05シーベルト以上の被曝を受けてはならないとされている。職業人以外の一般の人はその1/10。

サーベイメーター

放射能探知器。ガイガー・ミュラー計数管またはシンチレーション計数管を利用して、放射能の有無、強さを検知する装置。

散乱線【さんらんせん】

X線が物質に当たって方向を変えられ不規則な方向に散らされたものをいう。X線写真では、その対比度を低下させる。

紫外線【しがいせん】

電磁波の一種。可視光線より波長が短い。化学作用が強いので化学線、冷線ともよばれる。

紫外線の生物学的作用【しがいせん―せいぶつがくてきさよう】

皮膚紅斑、結膜炎、新陳代謝亢進、抗病力上昇、白血球増加、ビタミンD形成、殺菌など。

紫外線療法の適応【しがいせんりょうほう―てきおう】

くる病の予防、治療、外科的結核、円形禿頭その他皮膚病、虚弱体質、貧血症など。

子宮卵管造影法【しきゅうらんかんぞうえいほう】

子宮内にカテーテルを挿入して造影剤を注入し、子宮や卵管の内宮を造影する。子宮腔の形や不妊症（卵管通過障害）診断に応用。

刺激性通電【しげきせいつうでん】

電気刺激によって神経、筋肉に収縮を起こさせ、神経麻痺の治療、診断に用いる。

自然放射性物質【しぜんほうしゃせいぶっしつ】

天然にある放射線を出す元素。ラジウム、トリウム、ウラニウムなど。

CT検査【―けんさ】

（→コンピュータ断層撮影）。

シーベルト

記号Sv。放射線がヒトに当たったときにどのような健康影響があるのか

を評価するための単位。物理的な吸収線量（Gy）に放射線の種類に応じた放射線加重係数をかけて求める。係数は、X線、γ線、β線では1である（1 Gy = 1 Sv）。α線は20倍、中性子線2.5～21倍となる。放射線防護の目的では、mSv（ミリシーベルト）、μSv（マイクロシーベルト）といったごくわずかな数値が求められる。

腫瘍線量【しゅようせんりょう】
病巣線量ともいう。腫瘍に到達した線量。

腫瘍内照射【しゅようないしょうしゃ】
組織内照射。腫瘍内に放射性同位元素などをとり込ませて照射する方法。注射、注入、刺入、服用の各方法がある。甲状腺癌はヨード131服用、舌癌はラジウム針刺入など。

消化管造影検査【しょうかかんぞうえいけんさ】
食道、胃、腸管の造影法。造影剤はバリウム液などの造影剤を入れ、画像の濃淡がはっきり出る状態にして撮影をする。バリウム液と空気や発泡剤のガスを利用した二重造影法といわれる検査法は、消化管粘膜の状態を詳細に描出できる。

照射野【しょうしゃや】
体表面の放射線が照射される部分。

照射録【しょうしゃろく】
人体に放射線を照射（診断、治療）した際の記録。記録すべき事項：患者の住所、氏名、年齢、性別、照射年月日、照射方法、医師名と指示内容。

小線源治療【しょうせんげんちりょう】

ラジウム、コバルト60、セシウム137などの管、針を用いて、体腔内あるいは組織内照射をする方法。

焦点【しょうてん】
X線管の陽極で、熱電子が衝突してX線を発生する部分。小さい方が写真が鮮鋭である。

職業被曝【しょくぎょうひばく】
放射線診療や放射線業務に従事する作業者が受ける放射線被曝のこと。法令で総量限度（5年間で100ミリシーベルト、特定の1年間に50ミリシーベルト）が定められており、その線量を超える就労は認められていない。

腎盂造影法【じんうぞうえいほう】
腎盂に造影剤を入れて撮影する方法である。造影剤を静脈に投与し、造影剤が腎臓から尿中に排泄される過程を撮影（静脈性腎盂造影検査）、膀胱鏡を使用し、膀胱内の尿管口から尿管を造影（逆行性腎盂造影検査）がある。

人工放射性同位元素【じんこうほうしゃせいどういげんそ】
同位元素のうち、不安定で放射線を出しながら壊変するものを放射性同位元素といい、このうち人工的に作り出されたものを人工放射性同位元素という。ラジウムは天然の放射性同位元素であるし、ヨード131、コバルト60などは人工的である。ラジオアイソトープ、人工放射性核種。

シンチレーションカメラ
単光子放出核種を含んだ放射性医薬品を投与した患者を撮影するカメラ。一定時間、体内からの放射線を計数

して、RIの体内分布を画像化する。

シンチグラフィ

シンチレーションカメラを用いて撮影された平面撮像（図16-1）。骨シンチグラフィ、甲状腺シンチグラフィ、副腎皮質シンチグラフィがある。

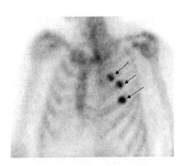

図16-1　骨シンチグラフィ

深部線量【しんぶせんりょう】

放射線治療で、身体の表面の線量に対し、深在部分における線量をいう。腫瘍線量。

診療放射線技師【しんりょうほうしゃせんぎし】

国家資格。放射線を用いて画像診断（X線撮影・CTなど）や治療（癌治療）を行う。診療上、人体に放射線を照射する業をできるのは医師、歯科医師、診療放射線技師である。

ステントグラフト留置術【―りゅうちじゅつ】

動脈瘤の部位にステントグラフトとよばれる人工血管を挿入する方法。低侵襲で身体の負担が少なく、治療時間・入院期間も短い。

スペクト（SPECT）検査【―けんさ】

SPECT：Single Photon Emission Computed Tomography（→単光子放出断層撮影）。

脊髄造影検査【せきずいぞうえいけんさ】

腰椎穿刺を行ったのち、造影剤を脊髄腔に注入して、X線撮影やCT検査を行う。ミエログラフィともいう。

セルジンガー法【―ほう】

血管造影検査の方法（血管系IVR）。血管を穿刺し、ガイドワイヤーを通してカテーテルを目的の部位まで送り造影剤を注入する。

鮮鋭度【せんえいど】

写真のぼけの程度を表す言葉で、ぼけの少ないことを鮮鋭度がよい、または高いという。

線量計【せんりょうけい】

放射線の線量を測る装置。

線量率計【せんりょうりつけい】

単位時間あたりの放射線の強さを測る装置。

造影剤【ぞうえいざい】

単純撮影では分離できない器官を写すために使う。ガス体（陰性造影剤）、ヨード製剤、バリウム製剤（陽性造影剤）などがある。

造影検査【ぞうえいけんさ】

造影剤を用いてX線撮影をする方法。X線透過性の低い物質を含む造影剤を陽性造影剤、空気や二酸化炭素、水などX線透過性の高い物質を陰性造影剤とよぶ。

造影CT検査【ぞうえい―けんさ】

臓器や血管にコントラストをつけ、画像を見やすくするために造影剤を注入後に行うCT検査。

16

放射線療法

257

総合画像診断【そうごうがぞうしんだん】
　X線像、シンチグラム、超音波写真、赤外線写真などを総合して診断に役立てること。

――――――― **た** ―――――――

体内照射【たいないしょうしゃ】
　放射性同位元素を服用または注射して、体内に放射線源をおいて治療する方法。

単光子放出断層撮影【たんこうしだんそうさつえい】
　核医学検査（RI検査）の1つ。撮影するカメラが身体の周囲を回って、最終的に身体の断面図を撮影する（→SPECT検査）。

単純X線撮影【たんじゅん―せんさつえい】
　人体に放射線を照射して、イメージングプレートに投射して画像を評価することで、診断を行うもの。

断層撮影法【だんそうさつえいほう】
　トモグラフィー。一定の断面のみを選んで写し出す撮影法で、重なりあった陰影の分離、複雑な陰影の分析などに用いられる。

胆嚢造影法【たんのうぞうえいほう】
　テレパーク（経口的）、ビリグラフィン（静注）などを用いて胆嚢または胆道を造影する。

中心静脈ポート留置術【ちゅうしんじょうみゃく―りゅうちじゅつ】
　中心静脈に点滴などの薬剤を送るカテーテルを留置し、その送り先であるポートを皮下に留置する。心臓近

くの太い血管内に栄養や薬の補給、採血、輸血などを行う方法。

中性子【ちゅうせいし】
　ニュートロン。原子核内にある電気をもたない素粒子。

注腸造影法【ちゅうちょうぞうえいほう】
　薄いバリウム造影剤を大腸内に肛門から注入して造影撮影をする方法。バリウムエネマ、アインラーフ。

超音波検査【ちょうおんぱけんさ】
　超音波が人体内に発射されて、構造の違うものにぶつかると反射される。その様子から内部構造を診断する。心臓疾患、腹部腫瘍、胎児などの診断に用いる（図16-2）。

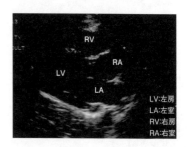

LV:左房
LA:左室
RV:右房
RA:右室

図16-2　心臓の超音波像

超高圧放射線治療【ちょうこうあつほうしゃせんちりょう】
　テレコバルト、リニアック、ベータトロンなどを用いて、エネルギーの高い放射線で治療をすること。

直接撮影法【ちょくせつさつえいほう】
　間接撮影に対し、人体を透過したX線をフィルムに直接当て、感光させる方式。普通の胸部、骨などの撮影はこれである。

定位放射線治療【ていいほうしゃせんちりょう】

三次元的に多方向から放射線を照射し、標的とするがん病巣に線量を集中させる治療法。定位照射、ピンポイント照射ともいう。

デジタル・サブトラクション・アンギオグラフィ

DSA。血管造影検査のとき、血管以外のじゃまになる陰影をコンピュータを用いて消してしまい診断しやすくする方法。

テクネチウム99m

肝、腎、骨などのシンチグラムをとるのに用いる。それぞれに適した化合物にして注射する。

電子【でんし】

エレクトロン。陰電気をもった素粒子。原子核の回りを軌道電子として取り囲み原子を形づくる。

電磁波【でんじは】

電波、光線などの波動をもった流れで、その波長によって性質が変わる。電離放射線のうち、X線やガンマ（γ）線は電磁波の一種である（→粒子線）

電子ボルト【でんし—】

記号eV。放射線のエネルギーの単位。電子が1V（ボルト）の電圧で加速された場合、電子が得るエネルギーを1eVという。放射線診療では、keV（キロ電子ボルト）、MeV（メガ電子ボルト）など大量のエネルギーが必要となる。

点滴静注胆嚢造影【てんてきじょうちゅうたんのうぞうえい】

DIC。造影剤を点滴静注しながら胆道造影をする方法。

電離【でんり】

原子の中から電子（陰電気をもつ）が飛び出して、その結果原子が荷電をもつことをいう。

電離箱【でんりばこ】

放射線が入ると内部で電離が起こり、これを電気量としてとらえ放射線の強さを測る装置。

同位元素【どういげんそ】

原子番号が等しく、化学的性質も同じで原子量のみが異なる元素をいう。放射性同位元素。

凍結療法【とうけつりょうほう】

CTやMRIのガイド下で治療用の針を腫瘍内に進め、凍結させ壊死させる治療法。アルゴンガスや液体窒素を用いる。

動注化学療法【どうちゅうかがくりょうほう】

カテーテルを足の付け根より血管内に挿入し、抗がん剤を腫瘍の栄養血管に注入する治療法。

━━━━━ **な** ━━━━━

内視鏡的逆行性膵胆管造影【ないしきょうてきぎゃっこうせいすいたんかんぞうえい】

ERCP。内視鏡を使って十二指腸から膵、胆管に造影剤を注入する方法。

内部被曝への低減【ないぶひばく—ていげん】

放射線源となる放射性同位元素の取り込みを抑制する。

二重造影法【にじゅうぞうえいほう】

胃、腸などで、管腔を陰性造影剤

16

放射線療法

（空気、CO_2）で膨らませ、粘膜ひだに陽性造影剤（バリウム液）を入り込ませて、粘膜面の微細な変化をよく写し出す方法。

尿路造影検査【にょうろぞうえいけんさ】

経静脈的に造影剤を注入し、腎臓から尿路に排泄されていく様子を経時的に観察する。

━━━━━━━ **は** ━━━━━━━

肺紋理【はいもんり】

胸部写真で血管が写し出す模様。

波長【はちょう】

電磁波の1振幅の長さ。メートル単位で表す。

パノラマX線撮影【―せんさつえい】

歯科・口腔外科領域で用いられる。歯列弓の曲面に沿った軌道を回転しながら撮影を行う断層撮影。

バリウム

上部消化管X線検査の際に使用する造影剤。X線を吸収する性質をもつ重晶石を砕いて粉末状にしたバリウム製剤を水に溶かして使用する。

晩期有害事象【ばんきゆうがいじしょう】

放射線治療後、数か月や数年してから現れる有害事象のこと。神経細胞や骨細胞の壊死、筋の萎縮などがある。

半減期【はんげんき】

放射性物質が崩壊して、もとの量の半分になるまでの期間をいう。

ハンド・フット・クロスモニター

手、足、着衣のアイソトープ汚染を検出する装置。アイソトープ取り扱

いの後には必ず確かめるべきである。

パントモグラフィ

歯全体の様子や顎の骨（上顎骨・下顎骨）をX線で撮影する画像検査。歯や顎の全体像を平面的な1枚の画像で表す。

被曝防護の三原則【ひばくほうご―さんげんそく】

（→放射線防護の三原則）

皮膚紅斑量【ひふこうはんりょう】

1回の照射で皮膚紅斑を起こすような線量。X線、紫外線などの照射で使用。

非密封線源【ひみっぷうせんげん】

ラジウムやコバルト60などの小線源は容器に密封されているが、アイソトープ検査などに使うヨード131やテクネシウム99m などは注射用バイアルに入っているだけで、いわゆる密封はされていない。

表在治療【ひょうざいちりょう】

皮膚に対する放射線治療をいう。

病巣線量【びょうそうせんりょう】

放射線治療の際に実際に病巣に与えられる線量。腫瘍線量。

フィルムバッジ

フィルムに放射線を照射し、その黒化度から被曝線量を測定しようとする器具。ポケット、衣類につるしておけるようになっており、放射線取扱者はそのバッジを身につけ、一定の期間後に計量する。

ベクレル

記号 Bq。放射線（出す側）の強さを示す単位。1秒間に1個の原子核が崩壊して、放出される放射線を1 Bqとする。放射線診療では、kBq（キ

ロベクレル）、MBq（メガベクレル）の強い放射線が使用される。

ベータ（β）線【―せん】
放射線の一種で、高速度の電子から粒子線。ラジウムからも出る。

ベータトロン
高速度の電子線または非常に波長の短いX線を発生させる装置。超高圧放射線治療。

ペット（PET）検査【―けんさ】
Positron Emission Tomography（→陽電子放出断層撮影）

ベルゴニー・トリボンドーの法則【―ほうそく】
細胞の放射線感受性は、幼若で分化の低いものほど、再生能力の大なるものほど、分裂期間のあるものほど高い。

防護エプロン【ほうご―】
患者のそばでX線検査をするとき被曝を避けるために着る前掛。鉛ゴムなどでできている。

放射性元素【ほうしゃせいげんそ】
放射性物質。原子核から自然に放射線を放出する性質を放射能といい、そのような物質を放射性元素（放射性核種）という。ラジウムは代表的なものである。

放射性同位元素【ほうしゃせいどういげんそ】
ラジオアイソトープ。自然に存在する安定した元素と同位元素であって、かつ放射能をもつ元素をいう。原子核反応によって人工的にもつくりうる。医療ではコバルト60、ヨード131などが代表的である。

放射性ヨード【ほうしゃせい―】
ヨードの人工放射性同位元素で、ヨード131（131 I）、ヨード125（125 I）が医療上最もよく用いられる。甲状腺機能検査、甲状腺癌の治療など。

放射線潰瘍【ほうしゃせんかいよう】
レントゲン潰瘍などともいい、X線その他の放射線による高度の皮膚障害で潰瘍となったものをいう。疼痛がはなはだしく、難治である。がんになることがある。

放射線癌【ほうしゃせんがん】
放射線によって起こる癌。潰瘍または慢性放射線障害から起こる皮膚癌が最も多いが、肺癌、白血病なども起こりうる。

放射線感受性【ほうしゃせんかんじゅせい】
放射線の作用によって障害を受けやすい度合い。皮膚、造血器官、生殖腺などは感受性が大。

放射線宿酔【ほうしゃせんしゅくすい】
放射線治療をしているときに食欲不振、嘔気、頭痛など宿酔様の症状を現すものをいう。肝臓保護、ビタミン製剤などを要する。

放射線治療【ほうしゃせんちりょう】
放射線は細胞に対して破壊的に働く。これを応用して、悪性腫瘍、皮膚疾患その他の治療に用いる。

放射線治療の適応【ほうしゃせんちりょう―てきおう】
悪性腫瘍：乳癌、子宮癌、上顎癌、喉頭癌、食道癌、肺癌など。非悪性：頸部リンパ節結核、アデノイド、ケロイド、血管腫、慢性湿疹。

放射線皮膚障害【ほうしゃせんひふ

16

放射線療法

しょうがい】

短期間大量照射による急性のものは、その程度により、脱毛、発赤（紅斑）、水疱、潰瘍を起こし、長期間微量連続被曝による慢性のものでは、皮膚萎縮、角皮形成、潰瘍、癌発生などをみる。

放射線防護の三原則【ほうしゃせんぼうご—さんげんそく】

放射線に身体が被曝しないようにすること。線源から遠ざかること。放射線を扱う時間を短くすること。放射線源と人体との間に遮蔽（厚壁、鉛板、鉛ガラス、防護衣など）を置くことなどが防護の原則である。

放射線防護用具【ほうしゃせんぼうごようぐ】

放射線の被曝を少なくするための用具。防護用具には、衝立、机、前かけ、衣服、手袋、眼鏡などがある。

放射能【ほうしゃのう】

放射線を出す力。放射性元素。

ポジトロンカメラ

陽電子（ポジトロン）放出核種を含んだ放射性医薬品を投与した患者を撮影するカメラ。

ポケット線量計【—せんりょうけい】

万年筆型の線量計で、従業員の被曝量を測るために用いる。衣服、ポケットに装帯する。

ま

マイクロウェーブ

極超短波療法。ラジオテルミーよりも波長が短い。患者から離れて、アンテナから照射できる。

慢性放射線障害【まんせいほうしゃせんしょうがい】

微量ずつ長期間の被曝を受けたために起こるもので、次のような症状がみられる。全身反応：疲労感、温覚過敏、抵抗減弱、生命の短縮。局所反応：慢性皮膚炎、潰瘍、癌、白血球減少、白血病、貧血、白内障、不妊など。以上のための健康管理：常時被曝量を測定すること。血液、皮膚、眼などの検診を受けること。

マンモグラフィ

乳房専用のX線撮影。乳房を板で圧迫し、薄く伸ばした状態で撮影する。

密封線源【みっぷうせんげん】

（→非密封線源）

や

陽極【ようきょく】

電位の高いほうの電極。X線管では焦点のあるほうをいう。対陰極ともいう。

陽子【ようし】

プロトン。原子核を形づくる素粒子の1つで、陽電気をもっている。

陽性造影剤【ようせいぞうえいざい】

ヨード剤、バリウム剤などのように、人体組織よりもX線吸収が大で、フィルムには白く写るような造影剤。他に陰性造影剤がある。

陽電子放出断層撮影【ようでんしほうしゅつだんそうさつえい】

PET。陽電子（ポジトロン）放出核種で標識された薬を体内に投与し、2本のガンマ線を検出することで画像化する検査。

ヨード131

（→131I、放射性ヨード）。

ヨード造影剤【―ぞうえいざい】

ヨード化合物による造影剤。ウログラフィン、イオパミロン、テレパークなど数多くの種類がある。

───── ら ─────

ラジウム

天然の放射能物質の1つで、アルファ線、ベータ線、ガンマ線の放射線を出しながら崩壊し、最後には鉛に変化する。半減期が長く、約1,600年。癌治療に用いる。

ラジウム容器【―ようき】

ラジウムは普通粉末なので（硫酸ラジウム）、治療上、白金の筒管（チューブ）、針管（ニードル）、毛管（セル）、面型（ボタン型）などに入れて用いる。またこれによって有害なアルファ線、ベータ線を取り除く。ボタンはベータ線を利用するためのもの。小線源。

ラジウム療法【―りょうほう】

ラジウムを用いる治療。悪性腫瘍に対する近接照射、刺入照射などがある。

ラジオアイソトープ

（→放射性同位元素）。

ラジオ波凝固療法【―はぎょうこりょうほう】

RFA。超音波やCTで腫瘍の位置を観察しながら、皮膚の表面から電極針を腫瘍に直接挿入し、ラジオ波（高周波）を発生させて腫瘍を焼灼する治療法。

ラド

記号rad、物質（人体も含む）に吸収された放射線の量を表す単位。Gy（グレイ）に改正となった。

ラドン

ラジウムエマナチオン。ラジウムの崩壊途中に産出される気体状の放射性物質。半減期が短くて3.83日。

粒子線【りゅうしせん】

電磁波以外の放射線のこと。電磁波よりも細胞を傷害する作用が強く、ベータ（β）線、陽子線、重粒子線などがある。

粒子線治療【りゅうしせんちりょう】

放射線を外部照射する治療法の1つ。陽子線治療と重粒子線治療がある。

リニアック

荷電粒子を一直線上で加速させて発生した放射線を当てることで、がんなどの治療をする機器。日本語では「直線加速器」といわれる。

レノグラム

腎臓から尿となって排泄されるようなアイソトープを注射して、腎臓からの放射線の強さを経時的にグラフにしたもの。腎機能検査法の1つ。

レム

記号rem、生物学的効果を含めて考えた放射線の吸収線量の単位。シーベルトに改正。

レントゲン線【―せん】

（→ X線）。

レントゲン単位【―たんい】

記号R（レントゲン）、X線またはガンマ線の量の国際単位をいう。空気中の電離の強さで測定する。1/1,000はmR（ミリレントゲン）。

理学療法

――― あ ―――

ADL

日常生活動作のこと。この訓練がリハビリテーションの1つの課題になっている。

運動麻痺【うんどうまひ】

脳や脊髄、末梢神経が障害されることで随意的に手足などが動かしにくくなる状態。中枢性麻痺と末梢性麻痺に大別され、症状の出現する部位により、単麻痺、対麻痺、片麻痺、四肢麻痺に分けられる。また、程度により完全麻痺と不全麻痺に分けられる。

起き上がり【お―あ―】

臥位を開始姿勢として座位へ移る動作。

温罨法【おんあんぽう】

局所に温熱刺激を与える。湿性温罨法（温湿布）と乾性温罨法（カイロなどの固体および熱気）があり、鎮痛・消炎作用がある（→ p.108）。

温泉療法の禁忌【おんせんりょうほう―きんき】

温泉療法は急性疾患には不適当で、一般には慢性疾患または回復期に行われるが、高度の衰弱、肺結核、高度の心臓病、癌、高血圧などの場合は禁忌である。

温度刺激【おんどしげき】

冷・温刺激の2つに大別される。冷刺激は血管を収縮させ浸出を少なくし、温刺激は血管を拡張し吸収を迅速にする。いずれも消炎・鎮痛作用を有するが作用機転を異にしている。全身・局所温度刺激の一次的、二次的作用。

温度刺激の注意点【おんどしげき―ちゅういてん】

全身温熱：動脈硬化、高血圧、肺結核、急性炎症。局所温熱：関節捻挫、打撲、急性炎症。全身寒冷：腎臓疾患、心臓病、高血圧。局所寒冷：凍傷発生に注意すること。

温熱療法【おんねつりょうほう】

疼痛緩和、組織代謝の亢進、治癒の促進、血管拡張、血流の増大、痛覚閾値が上昇、軟部組織の伸張性増大などを目的に行われる。ホットパック、マイクロ波治療器など。

――― か ―――

間欠性跛行【かんけつせいはこう】

一定の距離、時間を歩くと、ふくらはぎなどの筋肉が痛み、歩き続けることができない状態。休息すると治まるものの、また歩き続けると再び痛み出す。腰部脊柱管狭窄症などの神経性と、閉塞性動脈硬化症（末梢動脈疾患）など血管性の2種類の疾患が原因。

関節可動域【かんせつかどういき】

ROM。自動および他動で関節を動かせる範囲。解剖学的肢位を0度として可動範囲を角度で表す。

関節可動域障害【かんせつかどういきしょうがい】

関節可動域が標準的な角度に到達せず、日常生活動作に支障をきたした状態。関節拘縮や筋力低下、外傷による骨自体の変形、麻痺などが原因。

回復期リハビリテーション【かいふくき—】

回復期は、退院に向けての大切な時期である。日常生活動作（ADL）の改善、全身管理、身体機能や意識状態の改善、自宅復帰に向けた援助など幅広いリハビリテーションの役割が求められる。

寒冷療法【かんれいりょうほう】

炎症抑制、鎮痛、リラクゼーション（筋肉の弛緩）、炎症と治癒の代謝など代謝反応速度を低下、関節リウマチや変形性関節症のコラーゲン破壊を予防・抑制の治療として行われる。

記憶障害【きおくしょうがい】

脳の損傷により現れる非進行性の症状（→健忘症候群）。

機能的自立度評価法【きのうてきじりつどひょうかほう】

FIM。日常生活動作（ADL）の評価方法の1つ。実際に行っている動作（運動項目）を13項目、認知機能（認知項目）を5項目の合計18項目に対して、7〜1の段階に評価して全体の合計点からADLの状態を判定する。

急性期リハビリテーション【きゅうせいき—】

急性期は意識レベルの低下、モニター類の装着など生命維持のための治療や処置が行われているため、廃用症候群を起こしやすい。そのため障害の予測とそれに応じた早期のリハビリテーションプログラムが必要となる。

協調性障害【きょうちょうせいしょうがい】

運動系、感覚系、あるいは両方が障害されることで起こる。運動麻痺や筋緊張亢進による協調運動障害、不随意運動による振戦やジストニア、運動失調などがある。

筋緊張異常【きんきんちょういじょう】

神経に支配されている筋は、持続的に不随意に一定の緊張状態にある。この筋緊張は姿勢保持機構・体温調節機構にかかわる。しかし、活動に応じた筋緊張の平態の破綻することを筋緊張異常とよび、活動制限につながる。痙直や硬直、弛緩などがある。

筋力増強運動【きんりょくぞうきょううんどう】

運動麻痺による筋力低下に対して、徒手抵抗や器具を用いて筋力の回復を目的とする運動。関節の動きを伴わず静かな状態で行う等尺性運動（等尺性筋収縮）、一定の抵抗に抗しながら行う等張性運動（短縮性筋収縮）、一定の速度で行う等速度運動（伸張性筋収縮）などがある。

筋力低下【きんりょくていか】

上位運動ニューロン障害、下位運動ニューロン障害、筋および筋接合部

障害、廃用性筋萎縮などが原因。

痙直【けいちょく】
錐体路障害により出現し、筋の緊張が亢進した状態。四肢の関節を他動的に動かそうとすると強い抵抗がみられるが、その後抵抗が急激に弱くなる。

経皮的末梢神経電気刺激【けいひてきまっしょうしんけいでんきしげき】
TENS。中脳の下行性疼痛抑制系を刺激することで、内因性の鎮痛効果が得られる。刺激開始が数分で鎮痛効果が現れ、4〜5時間持続する。

言語聴覚士【げんごちょうかくし】
ST：Speech Therapist。言語障害（失語症、構音障害）や聴覚障害、ことばの発達の遅れ、声や発音の障害などの問題の本質や発現メカニズムを明らかにし、対処法を見出すために検査・評価を実施。必要に応じて訓練、指導、助言、その他の援助を行う専門職。医師や歯科医師の指示のもと、嚥下訓練や人工内耳の調整なども行う。

健忘症候群【けんぼうしょうこうぐん】
健忘症状（一定期間の情報を追想できない症状）を中核とする病態。頭部外傷、脳血管障害、脳腫瘍、アルコール・薬物中毒などが原因。

構音障害【こうおんしょうがい】
音をつくる器官やその動きに問題があって発音がうまくできない状態。

高次脳機能障害【こうじのうきのうしょうがい】
脳損傷に起因する認知障害全般を指し、失語症・失行・失認のほか記憶障害、注意障害、遂行機能障害、社会的行動障害などがある。

高周波電流【こうしゅうはでんりゅう】
周波数の多く波長の短い電波でジアテルミー、ラジオテルミー、マイクロウェーブなどの療法に用いられる。

高周波療法の適応【こうしゅうはりょうほう—てきおう】
関節炎、リウマチ、神経痛、筋肉痛、深部の慢性炎症など。

硬直【こうちょく】
錐体外路障害で生じる、筋の緊張が亢進した状態。関節運動を行うと一定の抵抗感を感じる。

国際生活機能分類【こくさいせいかつきのうぶんるい】
ICF。健康の構成要素に関する分類であり、新しい健康観を提起するもの。生活機能（心身機能・構造、活動、参加）の分類と、それに影響する背景因子（環境因子、個人因子）の分類で構成され、さらに健康状態を加えた生活機能モデルを示した。

—— さ ——

作業療法士【さぎょうりょうほうし】
OT：Occupational Therapist。日常で必要となる「食事」「洗顔」「料理」「字を書く」などの応用的動作能力や、地域活動への参加、就学・就労といった社会的適応能力を維持・改善し、「その人らしい」生活の獲得を目的に、リハビリテーションを行う専門職。

弛緩【しかん】
筋は弛緩し、筋腹を触診するとやわらかく感じる。関節運動を行うと、

伸長される筋の抵抗力は低下もしくは消失している。筋緊張、腱反射ともに低下。

失行【しっこう】
自らの意思どおりに行為・行動ができなくなる状態。観念失行、観念運動失行、肢節運動失行、口腔顔面失行などがある。

失語症【しつごしょう】
「聞く」「話す」「読む」「書く」の言語様式（モダリティ）が障害された状態（→ p.138）。

自動運動【じどううんどう】
患者自身によって行われる関節運動（→他動運動）。

失認【しつにん】
脳の損傷により、感覚障害がないにもかかわらず物体や人の顔、音声、空間などが正しく認知できないこと。視覚失認、聴覚失認、触覚失認、身体失認、病態失認、空間認知の障害などがある。

ジョブコーチ
障害者の職場適応に課題がある場合に、職場にジョブコーチが出向いて、障害特性を踏まえた専門的な支援を行い、障害者の職場適応を図る。職場適応援助者。

心肺運動負荷試験【しんぱいうんどうふかしけん】
CPX。運動強度を増やしたときに急激に呼気中の二酸化炭素濃度や血中乳酸が増え始める運動強度である嫌気性代謝閾値（AT）や、最大酸素摂取量を調べる運動負荷試験。心臓に疾患のある人でも心臓に負担をかけすぎずに長時間運動が続けられる。

自転車エルゴメータやトレッドミルを使用する。

遂行機能障害【すいこうきのうしょうがい】
目標を設定し、そのプロセスを計画、効果的に行動していくこと（遂行機能）ができなくなる障害。高次脳機能障害の1つ。

水治療法【すいちりょうほう】
水、湯を用いる治療法の総称。冷水浴、温浴、罨法など。

生活（維持）期リハビリテーション【せいかつ（いじ）き―】
障害が残っていてもデイケアやデイサービスなど社会資源を活用しながら、その人らしく生活するための時期。患者や家族にかかわる多くの地域スタッフの相互協力によるリハビリテーション。

赤外線【せきがいせん】
熱線。可視光線より波長の長い電磁波。熱作用をもっているので熱線ともいわれる。

赤外線療法【せきがいせんりょうほう】
赤色塗料で着色した赤外線電球や無着色電球と赤色硝子フィルターを組み合わせて可視光線を除去して，近赤外線を照射する。腱鞘炎、関節炎、捻挫などにの鎮痛、消炎の目的で用いる。

——— た ———

立ち上がり【た―あ―】
座位から立位に到るまでの動作。下肢の諸関節や体幹の可動性、筋力、バランス能などが協働する複合動作。

他動運動【たどううんどう】
　筋肉の自動収縮がなく、他人の力あるいは器械によって行われる関節運動（→自動運動）。

短波療法【たんぱりょうほう】
　ラジオテルミー。波長30cm〜3m程度の高周波を用いる。2枚の電極の間に患部をはさむだけでよく、皮膚に直接当てなくてもよい。内部まで平等に温められる温熱療法。温熱の深達性が大きい。関節炎、リウマチ、神経痛、炎症性疾患（ことに婦人科領域）、筋肉痛など

注意障害【ちゅういしょうがい】
　注意散漫で他の刺激に気が移りやすく、1つのことに集中できなくなる注意機能の異常。

超音波療法【ちょうおんぱりょうほう】
　軟部組織損傷や創傷・潰瘍の治癒過程を促し、疼痛軽減に用いられる。受傷部位の状態に応じて周波数を設定し使用できる。リウマチ、関節炎、神経痛などに用いられる。

低周波療法【ていしゅうはりょうほう】
　一定周波数（10〜1,000ヘルツ）の電流を身体に流す治療法。神経、筋肉に対する刺激。

抵抗運動【ていこううんどう】
　相手の力あるいは器具による力に抵抗して行う運動。他に自動、他動運動がある。

電気刺激療法【でんきしげきりょうほう】
　感電および直流電気で神経、筋肉を刺激し、収縮を起こさせ、神経麻痺の治療、診断に用いる。また電気には鎮痛・血管拡張作用などもあるの

でレイノー病の治療などにも用いられる。

電気診断【でんきしんだん】
　感電および直流電気で運動神経または筋肉を刺激して、神経麻痺の部位や程度を知る方法。

電気変性反応【でんきへんせいはんのう】
　電気刺激に対して筋収縮が正常に起こらないことをいう。

等尺性運動【とうしゃくせいうんどう】
　関節の動きを伴わない運動。ギプス固定中の筋力訓練など。

徒手筋力テスト【としゅきんりょく―】
　MMT。個々の筋肉の収縮力を検査する筋力評価法。0〜5までの6段階で評価する。

トレンデレンブルク徴候【―ちょうこう】
　患肢で片脚立ちをしたとき、健肢側の骨盤が患側より下がる徴候。股関節障害の診察法の1つ。

━━━━━ **な** ━━━━━

入浴法【にゅうよくほう】
　水による温度を身体に作用させて、血行をよくし、疲労をとり、爽快にし、その他種々の目的に応用する。冷水・微温・温・高温浴などがあり全身・半身・座・手・足浴などがある。

寝返り【ねがえ―】
　仰臥位から腹臥位、腹臥位から仰臥位まで姿勢を変化させる動作。

熱気浴【ねつきよく】
　蒸気の湿熱、電光の乾熱で行う温熱

療法。

は

廃用症候群【はいようしょうこうぐん】
麻痺やギプス固定、長期臥床などで運動が行えない、加重がかけられないことなどの原因で起こる骨の萎縮、骨粗鬆化、軟部組織の萎縮、拘縮の総称。

バーゼルインデックス
BI。基本的ADLの評価尺度。食事、移乗、整容、トイレ動作、入浴、歩行、階段昇降、着替え、排便、排尿の全10項目で構成されており、0〜100点で評価される。

ハバードタンク
水の浮力を利用して四肢の運動訓練に用いる。

パラフィン浴【―よく】
パラフィンの伝導加熱を用いて行う温熱療法。温めたパラフィンに患部を入れることによりパラフィン膜で皮膚をおおう。これにより蒸発できない汗が皮膚とパラフィンの間に溜まり、結果として湿熱同様の効果が得られる。

ピアカウンセリング
ピアとは「仲間」のこと。同じ背景をもつ人同士が対等な立場で話を聞きあうことで、「障害については障害者こそが専門家」という考えのもとに、障害をもつ方の相談に障害をもつカウンセラーが相談を受けるこという。

不感温度【ふかんおんど】
入浴して温かいとも冷たいとも感じ

ない温度（35〜36度）をいう。

不関導子【ふかんどうし】
不偏、無差別導子。差別（刺激）導子は電気刺激を作用させる局所に用い、一般に面積が小さい。不関導子は単に電流の一方の通路にすぎないので面積の大きいものを用いる。

物理療法【ぶつりりょうほう】
リハビリテーションにおいてさまざまな目的で用いられる。温熱療法（ホットパック療法）、寒冷療法（アイシング）、超音波療法、経皮的末梢神経電気刺激などがある。

不連続線【ふれんぞくせん】
寒冷、温暖など2つの異なった気団の境目。2つの気団の境になるので、その付近では気象要素が急激に変化し、生体に変調をきたしやすい。

歩行障害【ほこうしょうがい】
歩行に必要な身体の各部位が、先天性または後天性の障害の影響により、歩行困難もしくは全く歩けない状態のこと。運動器疾患、疼痛、末梢性筋・神経障害、中枢神経の障害などが原因。

放射能泉【ほうしゃのうせん】
ラジウム、トリウムに由来する放射能を有する温泉。神経痛、リウマチ、痛風などに有効。

ホットパック
温熱療法の一種でパック状のゲル物質や熱線が入った物の総称。

ま

マッサージの禁忌【―きんき】
急性疾患、発熱時、衰弱高度のとき。

感染性皮膚疾患など。

マッサージの作用【—さよう】
血流促進、疲労物質の吸収、筋刺激、蠕動亢進、鎮静。

マッサージの種類【—しゅるい】
摩る（軽摩法）、揉む（強擦法）、圧迫する（圧迫法）、叩く（叩打法）、振るわせる（振せん法）、動かす（関節運動を行ないながら、強擦法などの刺激を与える方法）などがある。

マッサージの適応【—てきおう】
筋肉運動の介助、筋肉の疲労、筋萎縮、攣縮、慢性関節疾患、神経痛、慢性便秘。

—————— や ——————

湯あたり【ゆ—】
浴場反応。温泉治療を数日間続けると倦怠感、疲労感、頭痛、不眠、下痢などを起こし、病勢の一時的悪化をみることがあるのをいう。

—————— ら ——————

理学療法【りがくりょうほう】
病気、外傷、高齢、障害などによって運動機能が低下した状態にある人々に対し、運動機能の維持・改善を目的に運動、温熱、電気、水、光線などの物理的手段を用いて行われる治療法。

理学療法士【りがくりょうほうし】
PT：Physical Therapist。身体に障害のある人や障害の発生が予測される人に対して、基本動作能力の回復や維持、障害の悪化の予防を目的に、運動療法や物理療法などにより、自立した日常生活が送れるよう支援を行うリハビリテーションの専門職。

リハビリテーション
病気、外傷、高齢などによって心身が障害され、生活上に支障が生じたとき、患者や家族のもつ障害に対して、多くの専門職が連携して問題を解決していく総合的アプローチ。

冷水浴【れいすいよく】
20〜34℃の冷水による浴治法。新陳代謝亢進、循環系の鍛練、解熱などの作用がある。

良肢位【りょうしい】
関節が強直固定した場合に日常生活にもっとも便利な肢位をいう。

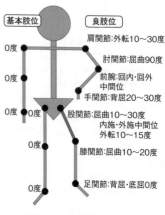

図17−1　良肢位と基本肢位

索 引

こ

そ

た

つ・て

302

312

略語集

ICU

ARDS	adult respiratory distress syndrome 成人呼吸窮迫症候群
burn	熱傷
CPA	cardiopulmonary arrest 心肺停止
CPAOA	cardiopulmonary crrest on arrival 来院時心肺停止
CPCR	cardiopulmonary cerebral resuscitation 心肺脳蘇生
DIC	disseminated intravascular coagulation 藩種性血管内凝固症候群
EV	esophageal varices 食道静脈瘤
MOF	multiple organ failure 多臓器不全
HI	head injury 頭部外傷
ICH	intracerebral hemorrhage 脳内出血
LOC	loss of consciousness 意識消失
SAH	subarachnoid hemorrhage くも膜下出血

循環器科

AAA	abdominal aortic aneurysm 腹部大動脈瘤
Af	atrial fibrillation 心房細動
AI	aortic insufficiency 大動脈弁閉鎖不全症
AMI	acute myocardial infarction 急性心筋梗塞
AP	angina pectoris 狭心症
AR	aortic regurgitation 大動脈弁閉鎖不全症
AS	aortic stenosis 大動脈弁狭窄症
ASO	arteriosclerosis obliterans 閉塞性動脈硬化症
CHF	congestive heart failure うっ血性心不全
DAA	dissecting aneurysm of aorta 解離性大動脈瘤
HCM	hypertrophic cardiomyopathy 肥大型心筋症
HF	heart failure 心不全
MI	myocardial infarction 心筋梗塞
MR	mitral regurgitation 僧帽弁閉鎖不全症
MS	mitral stenosis 僧帽弁狭窄症
VT	Ventricular Tachycardia 心室頻拍

脳神経外科 / 神経内科

AEDH	acute epidural hematoma 急性硬膜外血腫
AD	Alzheimer's disease アルツハイマー病
ALS	amyotrophic lateral sclerosis 筋萎縮性側索硬化症
BT	brain tumor 脳腫瘍
CI	cerebral infarction 脳梗塞
CVD	cerebrovascular disorder 脳血管障害
EDH	epidural hematoma 硬膜外血腫
ICH	ntracerebral hemorrhage 脳内出血
PD	Parkinson's disease パーキンソン病
SDH	subdural hematoma 硬膜下血腫 (サブドラ)

内科 / 消化器内科

AH	Acute hepatitis 急性肝炎
AIDS	acquired immunodeficiency syndrome 後天性免疫不全症候群 (エイズ)
CRC	colorectal cancer 大腸癌
DM	diabetes mellitus 糖尿病
DU	duodenal ulcer 十二指腸潰瘍
ESC	esophageal carcinoma 食道癌
GC	gastric cancer 胃癌 (ドイツ語：MK)
GERD	gastroesophageal reflux

	disease 胃食道逆流症
GU	gastric ulcer 胃潰瘍
HA	hepatitis A A型肝炎
HB	hepatitis B B型肝炎
HC	hepatitis C C型肝炎
HCC	hepatocellular carcinoma 肝細胞癌
HL	hyperlipidemia 高脂血症
LC	liver cirrhosis 肝硬変
PK	pankreaskrebs 膵臓癌
SIRS	systemic inflammatory response syndrome 全身性炎症反応症候群

血液内科

AA	aplastic anemia 再生不良性貧血
AL	acute leukemia 急性白血病
ALL	acute lymphoblastic leukemia 急性リンパ球性白血病
AML	acute myelogenous leukemia 急性骨髄性白血病
ATL	adult T cell Leukemia 成人T細胞リンパ腫
CLL	chronic lymphoblastic leukemia 慢性リンパ球性白血病
CML	chronic myelocytic leukemia 慢性骨髄性白血病
HD	Hodgkin's disease ホジキン病
IDA	iron deficiency anemia 鉄欠乏性貧血
MDS	myelodysplastic syndrome 骨髄異形成症候群
ML	malignant lymphoma 悪性リンパ腫
MM	multiple myeloma 多発性骨髄腫

呼吸器内科

AB	asthmatic bronchitis 喘息性気管支炎
ARD	adult respiratory distress syndrome 成人呼吸窮迫症候群

ARF	acute respiratory failure 急性呼吸不全
BA	bronchial asthma 気管支喘息
BE	bronchiectasis 気管支拡張症
CB	chronic bronchitis 慢性気管支炎
COPD	chronic obstructive pulmonary disease 慢性閉塞性肺疾患
LC	lung cancer 肺癌
PE	pulmonary emphaysema 肺気腫
PE	pulmonary edema 肺水腫
PE	pulmonary embolsm 肺塞栓症
PP	pulmonary tuberculosis 肺結核
Pn	pneumonia 肺炎
Pnx	pneumothorax 気胸
RF	respiratory failure 呼吸不全

腎臓内科 / 内分泌内科

CD	collagen disease 膠原病
CKD	chronic kidney disease 慢性腎臓病
LN	lupus nephritis ループス腎炎
NDI	nephrogenic diabetes insipidus 腎性尿崩症
NS	nephrotic syndrome ネフローゼ症候群
RCC	renal cell carcinoma 腎細胞癌
PKD	polycystic kidney disease 多発性嚢胞腎
PN	pyelonephritis 腎盂腎炎
PM/DM	polymyositis/dermatomyositis 多発性筋炎 / 皮膚筋炎
RA	rheumatoid arthritis 関節リウマチ
SLE	systemic lupus erythematosus 全身性エリテマトーデス
SSc	systemic scleroderma 全身性強皮症

泌尿器科

BT	bladder tumor 膀胱腫瘍
BPH	benign prostatic hypertrophy

前立腺肥大症

CaP	carcinoma of the prostate	前立腺癌
DI	diabetes insipidus	尿崩症
ED	erectile dysfunction	勃起障害
STD	sexually transmitted disease	性感染症
UTI	urinary tract infection	尿路感染症

整形外科

DIS	dislocation	脱臼
Fx	fracture	骨折
FNF	femoral neck fracture	大腿骨頚部骨折
HNP	herniated nucleus pulposus	椎間板ヘルニア
OA	osteoarthritis	変形性関節症
OI	osteogenesis imperfecta	骨形成不全症
OM	osteomalacia	骨軟化症
OS	osteosarcoma	骨肉腫
osteo	osteomyelitis	骨髄炎
SMA	spinal muscular atrophy	脊髄性筋萎縮症

産婦人科

BT	breast tumor	乳房腫瘍
EUP	extrauterine pregnancy	子宮外妊娠
GDM	gestational diabetes mellitus	妊娠糖尿病
IUFD	intrauterine fetal death	子宮内胎児死亡
IUGR	intrauterine growth retardation	子宮内胎児発育不全
IVF	in vitro fertilization	体外受精
OT	ovarian tumor	卵巣腫瘍
OVC	ovarian carcinoma	卵巣癌
TV	trichomonas vaginitis	トリコモナス腟炎
UTC	uterine cancer	子宮癌

小児科

ASD	atrial septal defect	心房中隔欠損症
CHD	congenital heart disease	先天性心疾患
CP	cerebral palsy	脳性麻痺
CP	cleft palate	口蓋裂
FC	fever convulsion	熱性痙攣
MCLS	mucosultaneous lymph node syndrome	急性皮膚粘膜リンパ節症候群（川崎病）
NEC	necrotizing eneterocolitis	壊死性腸炎
SIDS	sudden infant death syndrome	乳児突然死症候群
TOF	tetralogy of Fallot	ファロー四徴症
VSD	ventricular septal defect	心室中隔欠損症

皮膚科

AD	atopic dermatitis	アトピー性皮膚炎
AK	actinic keratosis	日光角化症
NCN	nevus cell nevus	色素性母斑

眼科

ACG	angle closure glaucoma	閉塞隅角緑内障
AMD	age-related macular degeneration	加齢黄斑変性
Cat	Cataract	白内障
DR	diabetic retinopathy	糖尿病網膜症
EKC	epidemic keratoconjunctivitis	流行性角結膜炎
gla	glaucoma	緑内障
OAG	open angle glaucoma;	開放隅角緑内障
RD	retinal detachment	網膜剥離
ROP	retinopathy of prematurity	未熟児網膜症

精神科

ASD	acute traumatic stress disorder　急性ストレス障害
ADHD	attention deficit hyperactivity disorder　注意欠陥多動障害
BP	bipolar disorder　双極性障害、躁うつ病
BPSD	behavioral and psychological symptons of dementia　認知症の行動・心理症状
GID	gender identity disorder　性同一性障害
MD	manic-depressive　躁うつ病
MR	mental retardation　精神薄弱、精神遅滞
PD	personality disorder　人格障害
PD	panic disorder　パニック障害
PTSD	post-traumatic stress disorder　外傷性ストレス障害
PDD	pervasive developmental disorder　広汎性発達障害
SZ	schizophrenia　統合失調症

放射線科

CT	computed tomography　コンピュータ断層撮影
MRI	magnetic resonance imaging　核磁気共鳴画像法
RT	radiation therapy　放射線療法
US	ultrasonography　超音波検査

理学療法

ADL	activity of daily living　日常生活動作
FIM	functional independence measure　機能的自立度評価法
ICF	International Classification of Functioning, Disability, and Health　国際生活機能分類
MMT	manual muscle test　徒手筋力テスト
ROM	range of motion　関節可動域

検査

AFP	α-fetoprotein　α-フェトプロテイン
Alb	albumin　アルブミン
ALP	alkaline phosphatase　アルカリホスファターゼ
ALT	alanine aminotransferase　アラニンアミノトランスフェラーゼ　alanine aminotransferase
AST	aspartate aminotransferase　アスパラギン酸アミノトランスフェラーゼ　aspartate aminotransferase
BS	blood sugar　血糖値
BUN	blood urea nitrogen　血中尿素窒素
Ccr	creatinine clearance　クレアチニンクリアランス
CHO	cholesterol　総コレステロール
CK	creatine kinase　クレアチンキナーゼ
CRP	C-reactive protein　C反応性タンパク
D-Bil	direct bilirubin　直接ビリルビン
Hb	hemoglobin　ヘモグロビン、血色素
HbA1c	hemoglobin A1c　ヘモグロビンA1c
Hct	hematocrit　ヘマトクリット
MCH	mean corpuscular hemoglobin　平均赤血球ヘモグロビン量
MCHC	mean corpuscular hemoglobin concentration　平均赤血球ヘモグロビン濃度
MCV	mean corpuscular volume　平均赤血球容積
Plt	platelet　血小板
RBC	red blood cell　赤血球
T-Bil	total bilirubin　総ビリルビン
T-Chol	total cholesterol　総コレステロール
TG	triglyceride　トリグリセリド

頻用カタカナ用語

ア行

アイエム	筋肉注射（i.m.：intramuscular）
アイブイ	静脈内注射（i.v.：intravenous）
アイブイエイチ	中心静脈栄養（IVH：intravenous hyperelimentation）
アストマ	喘息（asthma）
アタック	発作（attack）。心臓発作や喘息発作など
アッペ	虫垂炎（appendicitis）
アンギオ	血管造影（angiography）
アンビュー	送気バッグ（ambu bag）。人工呼吸に用いる器具
アンプタ	切断（amputation）
イービーエム	証拠（根拠）に基づく医療（EBM：evidence-based medicine）
インフェクション	感染（infection）
ウイニング	離脱（weaning）。人工呼吸から自発呼吸に戻ること
エーライン	動脈ライン（arterial line）
エデーマ	浮腫、水腫、むくみ（edema）
エピ	てんかん（epilepsy）
エピドラ	硬膜外麻酔（epidural anesthesia）
オステオ	骨粗鬆症（osteoporosis）
オペ	手術
オンコール	呼び出し

カ行

カイザー	帝王切開（Kaiserschnitt）
カウンターショック	電気的除細動器
カテ	カテーテル（catheter）
カルチ	癌、悪性腫瘍（carcinoma）。カルテには「Ca」と記載される
ガンツ	スワン・ガンツカテーテル
カンファ	カンファレンス、打ち合わせ、会議（室）（conference）
キセツ	気管切開
キャリア	保菌者（carrier）
キューオーエル	生活の質、生命の質（QOL：quality of life）
キョクマ	局所麻酔。
クランプ	鉗子（clamp）または鉗子でドレーン類をはさんで流出を一時的に止めること
グル音	腸蠕動音。「gul音」と記載される
クロスマッチ	輸血血液と患者の血液の適合を調べること（cross matching）
ケアマネ	介護支援専門員（care manager）
ケモ	化学療法（chemotherapy）。主に抗癌薬を指す
ケモラジ	化学療法＋放射線療法（chemo ＋ radiation）

コーマ　　　　　　　昏睡状態（coma）
コンタミ　　　　　　汚染（contamination）

サ行

サーフロー　　　　　静脈留置針
サチュレーション　　動脈血酸素飽和度（arterial oxygen saturation）
サブドラ　　　　　　硬膜下血腫（subdural hemorrhage）
サンカツ　　　　　　三方活栓
シーピーアール　　　心肺蘇生法（CPR：cardio-pulmonary resuscitation）
シーブイ　　　　　　中心静脈（ライン）〔CV：central venous（line）〕
ジギ　　　　　　　　①ジギタリス（digitalis）、②（直腸）指診
シンカテ　　　　　　心臓のカテーテル検査（catheter）
スティグマ　　　　　徴候（stigma）
ステる　　　　　　　死亡（Sterben：独語）
ストーマ　　　　　　人工肛門（stoma）
スパズム　　　　　　発作、痙攣（spasm）
セイカ　　　　　　　生化学検査
セカンドオピニオン　別の医師の意見（second opinion）
セキソン　　　　　　脊髄損傷
セデーション　　　　不穏や疼痛コントロールなどのために、眠剤や鎮静剤で患者を眠
　　　　　　　　　　らせること（sedation）

タ行

ターミナル　　　　　終末期（terminal）
タキる　　　　　　　頻脈（tachycardia）。⇔徐脈（bradycardia）
チアノーゼ　　　　　血液中の酸素が欠乏して皮膚や粘膜が青色になること（cyanosis）
チュウチョウ　　　　注腸造影
ツモール　　　　　　腫瘍（tumor）
ディーエム　　　　　糖尿病（DM：diabetes mellitus）
ディーオーエー　　　来院時死亡（DOA：dead on arrival）
ディスポ　　　　　　ディスポーザブル（disposable）の略
ディプレション　　　うつ病（depression）
ドナー　　　　　　　臓器を提供する人、部位（donor）。⇔レシピエント
トラウマ　　　　　　（精神的）外傷（trauma）
ドレッシング　　　　包帯など皮膚保護に用いる絆創膏類（dressing）
ドレナージ　　　　　排液法（drainage）

ナ行

ナート　　　　　　　縫合（Naht）
ナウゼア　　　　　　吐き気、悪心（nausea）
ニトロ　　　　　　　ニトログリセリン（nitroglycerin）
ネクる　　　　　　　壊死（necrosis）
ノルアド　　　　　　昇圧薬（noradrenalin）

ハ行

バージョン	電気的除細動器（cardioversion）
バースコントロール	受胎調節（birth control）
ハートマーマー	心雑音（heart murmur）
バーン	熱傷（burn）
バイオプシー	病理生検（biopsy）
ハイティー	高血圧（HT：hypertension）
ハイパー	高カロリー輸液。もしくは高い（高血圧）、過剰（hyper-）
バリアティブケア	緩和ケア（palliative care）
バリアフリー	障壁を取り除いた生活空間（barrier-free）
パルス	脈（pulse）
バルン	膀胱留置カテーテル（baloon cathter）
ビーエス	血糖（BS：blood sugar）
ブイ、ブイライン	静脈〔vein（line）〕
ブースター	追加免疫（booster）
プシコ	精神病（psychiatry）
プラシーボ	偽薬（placebo）。プラセボともいう
フラット	心電図モニターの心拍数・呼吸数がゼロになること（flat）
ブラディ	徐脈（bradycardia）。⇔頻脈（tachycardia）
プレメディ	（手術などの）前投薬、予備与薬（premedication）
ヘモ	痔核（hemorrhoid）
ホウコウ	包帯交換

マ・ヤ行

マーゲン	胃（Magen）。独語だがストマックより常用されている
マルク	骨髄（穿刺）（Mark）
マンマ	乳房、乳癌（Mamma, mammary cancer）
マンモ	乳房X線撮影法（mammography）
メタ	転移（metastasis）。腫瘍が転移していること
ユーリン	尿（urine）
ヨウマ	腰椎麻酔

ラ・ワ行

ライン	管（line）。点滴の管のこと。ルート
ラウンド	病棟・病室内の見回り、もしくは回診（round）
リーク	漏れ（leak）。主に呼吸関係で使われる。
リオペ	創部が化膿して再手術（reoperation）になること
リハ	リハビリテーション（rehabilitation）。機能訓練
ルンバール	腰椎穿刺（lumbar puncture）。腰椎麻酔（lumbar anesthesia）
レシピエント	臓器をもらう人、受領者（recipient）。⇔ドナー
ワン・ショット	静脈注射。少量の薬剤を静脈内に三方活栓から1回で注入すること（one shot）

難読漢字・難読病名

1画

一側性　いっそくせい

2画

七日熱　なぬかやみ

3画

三叉神経　さんさしんけい
三尖弁　さんせんべん
上擾　じょうじょう
大彎　だいわん
大脳鎌　だいのうかま
大菱形筋　だいりょうけいきん
子癇　しかん
小口病　おぐちびょう
小層　しょうせつ
小菱形筋　しょうりょうけいきん
小彎　しょうわん
小人症　こびとしょう、しょうじんしょう
下縁　かえん
下外側　かがいそく
下角　かかく
下顎前突　かがくぜんとつ
下脚　かきゃく
下極下筋　かきょくかきん
下血　げけつ
下後鋸筋　かこうきょきん
下甲状腺動脈　かこうじょうせんどうみゃく
下行結腸　かこうけっちょう
下斜筋　かしゃきん
下焦　げしょう
下唇　かしん
下垂手　かすいしゅ
下垂体後葉　かすいたいこうよう
下膳　げぜん
下双子筋　かそうしきん
下足関節　かそくかんせつ
下直筋　かちょくきん

下殿　かでん
下鼻道　かびどう
下品　げほん
下壁梗塞　かへきこうそく
下矢状静脈洞　かしじょうじょうみゃくどう
下痢　げり
下疳　げかん
下瞼　したまぶた
丸剤　がんざい
弓下窩　きゅうかか
弓状核　きゅうじょうかく
弓倉症状　ゆみくらしょうじょう
口蓋帆挙筋　こうがいはんきょきん
口渇　こうかつ
口蹄疫　こうていえき

4画

王水　おうすい
犬吠　けんぽう
犬咬症　いぬこうしょう
内眥　ないし
内套　ないとう
円回内筋　えんかいないきん
円蓋　えんがい
円索　えんさく
円背　えんはい
片麻痺　かたまひ
欠伸　あくび
欠趾　けっし
切截　せっさい
切石位　せっせきい
毛嚢　もうのう
亢進　こうしん
収斂　しゅうれん
心悸　しんき
心腔　しんくう
心嚢　しんのう
爪郭　そうかく
爪下皮　そうかひ
爪甲鉤彎症　そうこうこうわんしょう
天疱瘡　てんぽうそう
止咳薬　しがいやく

止瀉薬　ししゃやく
止痒　しよう
止痢薬　しりやく
巴布　ぱっぷ
反芻　はんすう
反肘　はんちゅう
日和見　ひよりみ
不感蒸泄　ふかんじょうせつ
幻暈　げんうん
毛瘡　もうそう
手掌　しゅしょう
手足口病　てあしくちびょう
手足煩熱　しゅそくはんねつ
手足蕨逆　しゅそくけつぎゃく
手袋状皮膚剥脱創　てぶくろじょうひふは
　くだつそう
手白癬　てはくせん
不定愁訴　ふていしゅうそ
勾配　こうばい

5画

凹窩　おうか
圧痕　あっこん
圧挫　あつざ
圧痛　あっつう
圧排　あっぱい
外顆　がいか
外寒内熱　がいかんないねつ
外腔　がいくう
外鞘　がいしょう
外邪　がいじゃ
外旋　がいせん
外鼠径　がいそけい
外側上顆　がいそくじょうか
外反股　がいはんこ
外反膝　がいはんしつ
外反肘　がいはんちゅう
可撓　かとう
甲心　よろいしん
氷枕　ひょうちん
失外套　しつがいとう
包埋　ほうまい
冬瓜草　とうかそう

白湯　さゆ
白暈黒色腫　はくうんこくしょくしゅ
白癬　はくせん
白体　はくたい
白蝋病　はくろうびょう
半夏　はんげ
広濶　こうかつ
広汎性天疱瘡　こうはんせいてんぽうそう
母趾　ぼし
末梢　まっしょう
目瞼　がんけん
矢状面　しじょうめん
右脚　うきゃく
右心耳　うしんじ　みぎしんじともいう
右総頚動脈　うそうけいどうみゃく、みぎ
　そうけいどうみゃく
右尿管　うにょうかん
右肺　うはい、みぎはい
右葉　（肝臓の）うよう
加虐嗜愛　かぎゃくしあい
加減方　かげんほう
加療　かりょう
加齢　かれい
牙関緊急　がかんきんきゅう
石綿沈着症　せきめんちんちゃくしょう
石綿肺　いしわたはい、せきめんはい
叩打　こうだ

6画

安息香酸　あんそくこうさん
安堵　あんど
会陰　えいん
会厭　ええん
合趾症　ごうししょう
汗孔角化症　かんこうかくか（かっか）
　しょう
汗疱　かんぽう
臼蓋形成　きゅうがいけいせい
臼歯　きゅうし
多趾　たし
仮骨　かこつ
仮肋　かろく
気腎法　きじんほう

汚穢　おわい
仰臥位　ぎょうがい
血漿　けっしょう
血痰　けったん
血乳糜尿　けつにゅうびにょう
血餅　けっぺい
米杉喘息　べいすぎぜんそく
弛緩　しかん
弛張熱　しちょうねつ
羊歯　しだ
充填　じゅうてん
吸啜　きゅうてつ
舌咽　ぜついん
舌口蓋筋　ぜつこうがいきん
舌苔　ぜったい
尖圭　せんけい
吐瀉　としゃ
肉牙　にくげ
肉芽　にくげ
肉荳蔲肝　にくずくかん
灰白　かいはく
帆状弁　はんじょうべん
汎　はん
汎下垂体　はんかすいたい
耳垢　じこう
耳茸　じじょう、みみたけ
耳鍼　じしん
耳朶　じだ
耳鼻咽喉科　じびいんこうか
耳痒　じよう
耳瘻　じろう
耳漏　じろう
有棘　ゆうきょく
有鉤　ゆうこう
有鞘　ゆうしょう
迂回状紅斑　うかいじょうこうはん
印環細胞（腺）癌　いんかんさいぼう（せん）がん
回旋枝　かいせんし
回旋性眼振　かいせんせいがんしん
回内運動　かいないうんどう
回盲弁　かいもうべん
自殺念慮　じさつねんりょ

7画

亜鈴状　あれいじょう
足趾　そくし
足蹠　そくしょ
杆体細胞　かんたいさいぼう
疔　ちょう
含嗽　がんそう
肘筋　ちゅうきん
肝円索　かんえんさく
肝鎌状間膜　かんかま（れん）じょうかんまく
肝憩室　かんけいしつ
肝充織　かんじゅうしき
肝蛭　かんてつ
肝庇護薬　かんひごやく
肘窩　ちゅうか
沈渣　ちんさ
呈味成分　ていみせいぶん
尿嚢　にょうのう
尿瘻　にょうろう
妊孕　にんよう
呑気症　どんきしょう
禿髪性毛嚢炎　とくはつせいもうのうえん
禿頭症　とくとうしょう
吻合　ふんごう
麦穂帯　ばくすいたい
沐浴　もくよく
卵管采　らんかんさい
佝僂病　くるびょう
囲繞麻酔　いにょうますい
忌避　きひ
克山病　こくざんびょう
児心音　じしんおん
児頭大　じとうだい
吹入　すいにゅう
折衷派　せっちゅうは
扼死　やくし

8画

盂　う
炙　しゃ
疝　せん

采　さい
乖離　かいり
青蒿　せいこう
軋歯　あっし
軋轢音　あつれきおん
兎唇　としん
兎糞　とふん
易感染　いかんせん
易疲労　えきひろう
季肋　きろく
果殻　かかく
苔癬　たいせん
昏迷　こんめい
昏蒙　こんもう
杯細胞　さかずきさいぼう
侏儒症　しゅじゅしょう
呻吟　しんぎん
咀嚼　そしゃく
空壺音性共鳴音　くうこおんせいきょうめ
　　いおん
直達牽引　ちょくたつけんいん
泥膏　でいこう
苦味　くみ
乳暈　にゅううん
乳糜　にゅうび
昇汞　しょうこう
披裂　ひれつ
拇指　ぼし
奔馬調　ほんばちょう
松果体　しょうかいたい
味蕾　みらい
夜驚症　やきょうしょう
夜啼　やてい
芽細胞　がさいぼう
芽腫　がしゅ
芽殖弧虫　がしょくこちゅう
芽胞　がほう
茎状突起　けいじょうとっき
肩手症候群　かたてしょうこうぐん
肩峰腸稜示数　けんぽうちょうりょうしす
　　う
肩峰幅　けんぽうふく
姑息的治療　こそくてきちりょう

拘急　こうきゅう
拘縮　こうしゅく
拘攣　こうれん
刺入　しにゅう
刺絡法　しらくほう
垂涎　すいぜん

9画

胡座　あぐら
紅暈　こううん
眉間　みけん
疣　ゆう、いぼ
疣痔　いぼじ
疣贅　ゆうぜい
胝　たこ
秋疫　あきやみ
脂漏性皮膚炎　しろうせいひふえん
按手　あんしゅ
按摩　あんま
胃角　いかく
胃気　いき
胃憩室　いけいしつ
胃軸捻　いじくねん
胃小窩　いしょうか
胃皺壁　いすうへき
胃体部　いたいぶ
胃中不和　いちゅうふわ
胃底部　いていぶ
胃反　いほん、いはん
胃瘻　いろう
疥癬　かいせん
疫痢　えきり
咽喉頭　いんこうとう
咽後膿瘍　いんこうのうよう・いんごのう
　　よう
咽中炎爛　いんちゅうしゃれん
咽頭後膿瘍　いんとうこうのうよう
咽頭側索炎　いんとうそくさくえん
咽頭扁桃肥大症　いんとうへんとうひだい
　　しょう
後嚢　こうのう
後鋸筋　こうきょきん
後彎　こうわん

326

後篩骨洞　こうしこつどう
後産　あとざん
後乳　あとにゅう
後産期陣痛　こうさんきじんつう
重篤　じゅうとく
風棘　ふうきょく
風癩　ふうらい
柑皮症　かんぴしょう
閂症状　かんぬきしょうじょう
茸状　じじょう
急峻型　きゅうしゅんがた
急奔性　きゅうはんせい
臥位　がい
臥床　がしょう
臥褥療法　がじょくりょうほう
限外濾過　げんがいろか
神経鞘腫　しんけいしょうしゅ
砂嚢　さのう
砒素　ひそ
咳嗽　がいそう
背臥　はいが
穿孔　せんこう
胎嚢　たいのう
胎芽　たいが
肺瘻　はいい
肺紋理　はいもんり
発赤　ほっせき
発露　はつろ
飛蚊症　ひぶんしょう
飛沫　ひまつ
扁桃　へんとう
星膠腫　せいこうしゅ
星芒　せいぼう
前彎　ぜんわん
巻綿子　けんめんし
指趾　しし
屎尿　しにょう
歪視　わいし
海馬　かいば
海綿体　かいめんたい
咬筋痙攣　こうきんけいれん
咬合　こうごう
咬耗症　こうもうしょう

咬痙　こうけい
枯燥　こそう
枯草菌　こそうきん
狐惑病　こわくびょう
砕石位　さいせきい
柔痙　じゅうけい
信憑性　しんぴょうせい
泉熱　いずみねつ
泉門　せんもん
炭疽　たんそ
面疔　めんちょう
面皰　めんぽう
恍惚　こうこつ

10画

痂　か
痂皮　かひ
疼　とう
疳　かん
疽　そ
疱　ほう
皰　にきび
倚褥感　いじょくかん
疲憊期　ひはいき
恙虫　つつがむし
烏賊骨　うぞくこつ
烏口腕筋　うこうわんきん
烏啄下脱臼　うたくかだっきゅう
馬杉腎炎　ますぎじんえん
馬反足　ばはんそく
馬鼻疽筋　ばびそきん
補綴　ほてつ
起坐呼吸　きざこきゅう
套管針　とうかんしん
宦官症　かんがんしょう
記銘障害　きめいしょうがい
挙睾筋　きょこうきん
唇状瘻　しんじょうろう
珪肺　けいはい
原発疹　げんぱつしん
被嚢　ひのう
骨梁　こつりょう
骨稜　こつりょう

骨粗鬆症　こつそしょうしょう
骨釘　こってい
骨盤闊部　こつばんかつぶ
骨柩　こつきゅう
骨棘　こつきょく
粉瘤　ふんりゅう
索状　さくじょう
索痕　さくこん
莢膜　きゅうまく
残渣　ざんさ
洒渣　しゅさ
書痙　しょけい
浸潤　しんじゅん
浸煎剤　しんせんざい
脆弱　ぜいじゃく
脊索　せきさく
脊髄　せきずい
脊椎　せきつい
閃輝　せんき
造瘻　ぞうろう
帯下　たいげ
高安動脈炎　たかやすどうみゃくえん
凍瘡　とうそう
流涎　りゅうぜん
涙丘　るいきゅう
涙腺　るいせん
涙嚢　るいのう
涙瘻　るいろう
粃糠　ひこう
根尖部　こんせんぶ
這行　しゃこう
破瓜型　はかがた
剥離　はくり
挺子　ていし
恥垢菌　ちこうきん
破綻　はたん
被曝　ひばく
浮腫　ふしゅ
粉塵　ふんじん
振盪　しんとう
胼胝　べんち
紡錘状　ぼうすいじょう
娘染色体　じゅうせんしょくたい

胸膝位　きょうしつい
胸悶　きょうもん
胸下痞硬　きょうかひこう
胸骨柄　きょうこつへい
胸痹　きょうひ
眩暈　げんうん
破壺音　はこおん
留飲　りゅういん
留鍼　りゅうしん
益気　えっき
荻野式　おぎのしき
格子状角膜変性　こうしじょうかくまくへ
　　んせい
陥凹　かんおう
陥入爪　かんにゅうそう
陥没呼吸　かんぽつこきゅう
挫滅腎　ざめつじん
挫瘡　ざそう
狼瘡　ろうそう
破爪型　はかがた
紋画症　もんかくしょう
涎沫　ぜんまつ
疢癖　げんぺき
眥部眼瞼炎　しぶがんけんえん
翅脈　しみゃく
蚋刺症　ぶよししょう
衄血　じくけつ

11画

痒　よう
痔　じ
球麻痺　きゅうまひ
萎黄病　いおうびょう
萎縮　いしゅく
黒子　ほくろ、こくし
黒苔　こくたい
視交叉　しこうさ
産湯　うぶゆ
産瘤　さんりゅう
産褥　さんじょく
陰萎　いんい
陰窩　いんか
陰虚　いんきょ

328

陰茎海綿体　いんけいかいめんたい
陰茎絞扼症　いんけいこうやくしょう
陰股部　いんこぶ
陰唇　いんしん
陰嚢　いんのう
陰嚢水瘤　いんのうすいりゅう
陰陽　いんよう
黄汗　おうかん
黄径　おうけい
黄色髄　おうしょくずい
黄体　おうたい
黄苔　おうたい
黄疸　おうだん
黄斑　おうはん
黄斑皺襞症　おうはんしゅうへきしょう
黄疸　おうげん
黄癬　おうせん
悪液質　あくえきしつ
悪寒戦慄　おかんせんりつ
悪心　おしん
悪阻　おそ
悪露　おろ
悪風　おふう
郭清　かくせい
偏倚現象　へんきげんしょう
脚気　かっけ
眼窩　がんか
眼白子症　がんしらこしょう
眼瞼縁炎　がんけんえんえん
眼瞼下垂　がんけんかすい
桿菌　かんきん
桿状　かんじょう
乾癬　かんせん
乾酪化　かんらくか
乾嘔　かんおう
黄靱帯　おうじんたい
黄癬　おうせん
剪刀　せんとう
偽脊髄癆　ぎせきずいろう
魚鱗癬様皮膚　ぎょりんせんようひふ
牽引　けんいん
衒奇　げんき
梗塞　こうそく

粗鬆　そしょう
匙状　さじじょう
痔瘻　じろう
悉無律　しつむりつ
羞明　しゅうめい
宿主　しゅくしゅ
視蓋　しがい
雀卵斑　じゃくらんはん
清拭　せいしき
剪断　せんだん
掻爬　そうは
掻破　そうは
掻痒　そうよう
側隙　そくげき
側彎　そくわん
躯幹　くかん
断綴　だんてつ
動悸　どうき
鳥媒　ちょうばい
貪食　どんしょく
梨状窩　りじょうか
軟膏　なんこう
猫喘　びょうぜん
粘稠　ねんちゅう
脳振盪　のうしんとう
脳穿通枝　のうせんつうし
脳梁　のうりょう
梯形筋　ていけいきん
絆創膏　ばんそうこう
菲薄　ひはく
菱形窩　りょうけいか
菱脳　りょうのう
眸　ぼう、む、ひとみ
笛声音　てきせいおん
娩出　べんしゅつ
萌出遅延　ほうしゅつちえん
焔状母斑　えんじょうぼはん
麻痺　まひ
野兎　やと
淋疾　りんしつ
異嗅症　いきゅうしょう
異所性　いしょせい
異味症　いみしょう

移植片対宿主病　いしょくへんついしゅく
　しゅびょう（GVHD）
渇感　かつかん
渇熱　かつねつ
葛湯　くずゆ
葛藤　かっとう
亀甲帯　きっこうたい
虚言妄想　きょげんもうそう
虚煩　きょはん
虚無妄想　きょむもうそう
経緯　いきさつ　けいい
経絡　けいらく
混沌　こんとん
進捗　しんちょく
陳旧性　ちんきゅうせい
徘徊癖　はいかいへき
毫鍼　ごうしん

12画

項　うなじ、こう
項部硬直　こうぶこうちょく
痙　けい
痙咳　けいがい
痙攣　けいれん
痞塞　ひそく
痩身長躯　そうしんちょうく
痘瘡　とうそう
喀痰　かくたん
棍毛　こんもう
喘鳴　ぜんめい
喘ぎ　あえぎ
間代性　かんたいせい
間歇（欠）的　かんけつてき
集蔟　しゅうぞく
落屑　らくせつ
覚醒　かくせい
椎間板　ついかんばん
蛔虫　かいちゅう
粥腫　じゅくしゅ
粥状　しゅくじょう
硝子　しょうし
間隙　かんげき
間擦疹　かんさつしん

距骨　きょこつ
距踵　きょしょう
結紮　けっさつ
結痂　けつか
減感作　げんかんさ
腔内　くうない
腋窩　えきか
腓骨　ひこつ
脾腫　ひしゅ
犀角　さいかく
詐病　さびょう
軸索　じくさく
絞窄輪　こうさくりん
絞扼　こうやく
絨毛　じゅうもう
歯槽膿漏　しそうのうろう
猩紅熱　しょうこうねつ
舒筋　じょきん
遂娩　すいべん
過蓋咬合　かがいこうごう
過角化　かかくか
過強陣痛　かきょうじんつう
毳毛　ぜいもう
粟粒　ぞくりゅう
粟粒性丘疹状結核疹　ぞくりゅうせいきゅ
　うしんじょうけっかくしん
粟粒性痘瘡　ぞくりゅうせいとうそう
短頸　たんけい
散腫　さんしゅ
散瞳　さんどう
掌蹠　しょうせき
掌蹠膿疱症　しょうせきのうほうしょう
貼付　ちょうふ
棘間　きょくかん
棘孔　きょくこう
棘突起　きょくとっき
無棘　むきょく
喃語　なんご
鈍匙　どんぴ
歯齦　しぎん
撥水音　はっすいおん
撥指　ばちゆび
嵌頓　かんとん

跛行　はこう
開咬　かいこう
開放隅角緑内障　かいほうぐうかくりょく
　　ないしょう
琺瑯質　ほうろうしつ
無鈎　むこう
揉捏法　じゅうねつほう
焼灼　しょうしゃく
裂溝窩洞　れっこうかどう
裂隙　れつげき
裂肛　れっこう
渙散　かんさん
腕尺関節　わんしゃくかんせつ
腕木　わんぼく
渦状癬　かじょうせん
運動野　うんどうや
営衛不和　えいえふわ
温覚　おんかく
温感四肢　おんかんしし
温浸　おんしん
温湯　おんとう
温病　うんびょう
温補剤　おんぽざい
温薬　おんやく
温罨法　おんあんぽう
温鍼　おんしん
割球　かっきゅう
割髄症　かつずいしょう
割創　かっそう
稀有　けう
尋常性乾癬　じんじょうせいかんせん
尋常性魚鱗癬　じんじょうせいぎょりんせ
　　ん
尋常性白斑　じんじょうせいはくはん
尋常性毛瘡　じんじょうせいもうそう
尋常性狼瘡　じんじょうせいろうそう
尋常性疣贅　じんじょうせいゆうぜい
葡行性迂回状紅斑　ほこうせいうかいじょ
　　うこうはん
傀儡　かいらい
厥陰病　けっちんびょう
厥逆　けつぎゃく
厥冷　けつれい

13画

鈎　こう
鉗　かん
痺　ひ
掻痒　そうよう
馴化　じゅんか
蜂窩織炎　ほうかしきえん
蜂巣　ほうそう
溢飲　いついん
溢血斑　いっけつはん
溢水状態　いっすいじょうたい
溢乳　いつにゅう
溢流尿失禁　いつりゅうにょうしっきん
暗紫　あんし
罨法　あんぽう
裏急後重　りきゅうこうじゅう
裏熱　りねつ
蓋膜　がいまく
頑癬　がんせん
楔　くさび
楔状　きつじょう
楔入圧　きつにゅうあつ
楔舟関節　けっしゅうかんせつ
楔状　けつじょう
楔状骨　けつじょうこつ（せつじょうこ
　　つ）
較正　こうせい
腱鞘炎　けんしょうえん
腸絨毛　ちょうじゅうもう
腸嵌頓　ちょうかんとん
腮弓　さいきゅう
腺腫　せんしゅ
腹臥　ふくが
睫毛　しょうもう
解痙　かいけい
解毒　げどく
解熱・下熱　げねつ
解肌　げき
解表　かいひょう
触瘡　しょくそう
嗜愛　しあい
嗜眠　しみん

嗜癖　しへき
嗄声　させい
腫瘤　しゅりゅう
腎盂　じんう
腎髄質　じんずいしつ
腎瘻　じんろう
鼓桴状指　こふじょうし
蓄膿　ちくのう
溺液　できえき
殿　でん
鉛疝痛　えんせんつう
鉛毒性脳症　えんどくせいのうしょう
塗抹　とまつ
鼠径　そけい
煩渇多飲症　はんかつたいんしょう
煩驚　はんきょう
煩燥　はんそう
酩酊　めいてい
酪酸　らくさん
矮小　わいしょう
寛骨　かんこつ
猿手　さるて
遠点　えんてん
塊椎形成　かいついけいせい
隔世遺伝　かくせいいでん
滑液包　かつえきほう
滑車神経　かっしゃしんけい
滑脳回　かつのうかい
禁忌　きんき
催奇形性　さいきけいせい
催吐　さいと
愁訴　しゅうそ
槌指（趾）　つちゆび
槌状指（趾）　ついじょうし
頓挫　とんざ
嗚咽　おえつ
斟酌　しんしゃく
溲瓶　しびん

14画

皸　あかぎれ
窩　か
瘍　よう

綴　てつ、てい
厭世　えんせい
嘔気　おうき
誤嚥　ごえん
誤謬　ごびゅう
疑徴　ぎちょう
廓清　かくせい
関係念慮　かんけいねんりょ
睾丸　こうがん
酸石榴　さんせきりゅう
酸蝕症　さんしょくしょう
静臥　せいが
塵埃感染　じんあいかんせん
塵肺　じんぱい、じんはい
滲出　しんしゅつ
精嚢　せいのう
截石位　せっせきい
鼻茸　はなたけ
稗粒腫　ひりゅうしゅ
膀胱　ぼうこう
増悪　ぞうあく
蜜蝋　みつろう
漏洩　ろうえい
漏斗　ろうと
蝋様　ろうよう
暦年齢　れきねんれい
演繹　えんえき
遮光　しゃこう
遮蔽　しゃへい
截石位　せっせきい
塹壕熱　ざんごうねつ

15画

瘤　りゅう
噎　いつ
槽　そう
踝　くるぶし
瘡　そう
瘢　はん、あと
瘢痕　はんこん
頬　ほお、きょう
頬骨弓幅　きょうこつきゅうふく
慧眼　けいがん

遺残　いざん
遺精　いせい
遺尿　いにょう
遺糞　いふん
遺屎　いし
遺伝性掌蹠角化症　いでんせいしょうせき
　　かくか（かっか）しょう
遺伝性象牙質形成不全症　いでんせいぞう
　　げしつけいせいふぜんしょう
遺伝性尋常性魚鱗癬　いでんせいじんじょ
　　うせいぎょりんせん
潰瘍　かいよう
蝸牛　かぎゅう
緘黙症　かんもくしょう
緩衝作用　かんしょうさよう
緩下剤　かんげざい
窮迫　きゅうはく
緊満　きんまん
緊縛法　きんばくほう
稽留　けいりゅう
漿液　しょうえき
漿膜　しょうまく
膠原病　こうげんびょう
膠様稗粒腫　こうようはいりゅうしゅ
緩下　かんか
膝蓋　しつがい
膝窩　しっか
膵臓　すいぞう
膵嚢　すいのう
皺襞　しゅうへき
皺曲　しゅうきょく
皺眉筋　しゅうびきん
蕁麻疹　じんましん
褥瘡　じょくそう
鋭性亀背　えいせいきはい
鋭匙　えいひ
蝶形動脈　ちょうけいどうみゃく
蝶番　ちょうつがい
蝶番運動　ちょうばんうんどう
糊化　こか
糊膏　ここう
播種　はしゅ
瞑眩　めんげん

範疇　はんちゅう
賦活　ふかつ
僻地医療　へきちいりょう
魯鈍　ろどん
鋤骨　じょこつ
褥婦　じょくふ
鞍関節　くらかんせつ、あんかんせつ
鞍鼻　あんび
暴露　ばくろ＝曝露（ばくろ）
横臥位　おうがい
横行結腸　おうこうけっちょう
横骨折　おうこっせつ
横指　おうし
横静脈洞　おうじょうみゃくどう
横線　おうせん
横中隔　おうちゅうかく
横紋筋　おうもんきん
億劫　おっくう
潜函病　せんかんびょう
遷延横位　せんえんおうい
憔悴　しょうすい

16画

頤　い、おとがい
頤前方　いぜんぽう
瘻　ろう
篩　ふるい
篩骨　しこつ
瘻孔　ろうこう
閾値　いきち
緻密質　ちみつしつ
謡人結節　ようじんけっせつ
諧謔　かいぎゃく
機序　きじょ
嘴管　しかん
嘴部　しぶ
頸髄　けいずい
踵　かかと
踵骨　しょうこつ
壊死　えし
壊疽　えそ
錆色　さびいろ
樽形　たるがた

橈骨　とうこつ
橈屈　とうくつ
鋸歯　きょし
鋸状縁　きょじょうえん
蹄状紋　ていじょうもん
憑依妄想　ひょういもうそう
輻輳　ふくそう
膨瘤　ぼうりゅう
罹患　りかん
燐脂質　りんししつ
蟒蛇　うわばみ
襁褓　おしめ
懈怠　けたい
衛気　えき
燕麦　えんばく
橋　きょう
橋出血　きょうしゅっけつ
錯綜　さくそう
錯味症　さくみしょう
錘体筋　すいたいきん
積聚　しゃくじゅ
噫気　あいき
縊死　いし
蹂躙　じゅうりん
霍乱　かくらん

17画

癆　ろう
鼾　いびき
曖気　あいき
膿漿　のうしょう
潤部　かつぶ
癌腫　がんしゅ
矯正　きょうせい
蹉跌　さてつ
趨勢　すうせい
瞳孔　どうこう
膿瘡　のうそう
膿盆　のうぼん
膿痂疹　のうかしん
膿疱　のうほう
鍼麻酔　はりますい
糜粥　びじゅく

糜爛　びらん
頻回　ひんかい
頻脈　ひんみゃく
朦朧　もうろう
螺旋　らせん
螺子　らし
鍍銀染色　とぎんせんしょく
翼突筋静脈叢　よくとっきんじょうみゃく
　そう
燥屎　そうし
邂逅　かいこう

18画

鬆　しょう
叢　そう
叢生　そうせい
嚢　のう
嚢疱　のうほう
燻蒸　くんじょう
癒す　いやす
癒合　ゆごう
癒合歯　ゆごうし
顔貌　がんぼう
顎補綴　がくほてつ
顎嚢胞　がくのうほう
観念奔逸　かんねんほんいつ
蟯虫　ぎょうちゅう
燻煙剤　くんえんざい
鎖肛　さこう
鎮驚　ちんきょう
鎮痒薬　ちんようやく
鎮痙薬　ちんけいやく
鎮咳薬　ちんがいやく
癜風　でんぷう
瀉下　しゃげ
瀉血　しゃけつ
覆髄法　ふくずいほう
臍　さい、へそ
臍囲　さいい
臍窩　さいか
臍帯　さいたい
臍傍悸　さいぼうき
瞼球癒着　けんきゅうゆちゃく

瞼板　けんばん
鞭虫　べんちゅう
鞭毛　べんもう
類宦官症　るいかんがんしょう
類洞　るいどう
類鼾音　るいびおん
類狼瘡　るいろうそう
鵞口創　がこうそう
鵞足炎　がそくえん

19画

嚥下　えんげ
蟹足腫　かいそくしゅ
蟻走感　ぎそうかん
髄鞘　ずいしょう
蹲踞　そんきょ
濾胞　ろほう
鶏状歩行　けいじょうほこう
蟾蜍皮膚　せんじょひふ
離被架　りひか

20画

譫言　うわごと
譫妄　せんもう
鰓管　さいかん
鰓嚢　さいのう
鰓弓　さいきゅう
霰粒腫　さんりゅうしゅ
灌流　かんりゅう
灌注膿瘍　かんちゅうのうよう
懸鉤　けんこう
懸吊　けんちょう
懸濁液　けんだくえき
蠕動　ぜんどう
蠕虫　ぜんちゅう
躁鬱　そううつ
瀰慢　びまん

21画

齧歯類　げっしるい
癩球　らいきゅう
癩腫癩　らいしゅらい
露蜂　ろほう

嚼語　じご

22画

彎　わん
癬　せん
驚悸　きょうき
聾唖　ろうあ
轢創　れきそう
驕り　おごり

23画

癰　よう
黴　かび
鱗茎　りんけい
鱗屑　りんせつ
鱗翅　りんし
攣縮　れんしゅく
鷺皮反応　がひはんのう
鷲手　わして

24画

癲癇　てんかん
齲窩　うか
齲歯　うし
齲蝕　うしょく
鷹揚　おうよう

26画

鑷子　せっし

29画

鬱血　うっけつ
鬱結　うっけつ
鬱帯　うったい

新訂版
看護医学用語の読み方と意味
第3版

2015 年 2 月 15 日	第 1 版第 1 刷発行
2016 年 3 月 1 日	第 2 版第 1 刷発行
2023 年 2 月 1 日	第 3 版第 1 刷発行

監修者	山口瑞穂子
	やまぐち み ほ こ
発行人	中村雅彦
発行所	株式会社サイオ出版
	〒101-0054
	東京都千代田区神田錦町 3-6 錦町スクウェアビル 7 階
	TEL 03-3518-9434 　FAX 03-3518-9435

カバーデザイン	Anjelico
DTP	株式会社メデューム
本文イラスト	日本グラフィックス、渡辺富一郎
印刷・製本	株式会社朝陽会

ISBN 978-4-86749-011-2 　　Ⓒ Mihoko Yamaguchi
●ショメイ：シンテイバンカンゴイガクヨウゴノヨミカタトイミダイサンハン
乱丁本、落丁本はお取り替えします。